AF120888

Mit freundlicher Empfehlung
milupa
Milupa AG · 61381 Friedrichsdorf

B. Koletzko (Hrsg.)

Ernährung chronisch kranker Kinder und Jugendlicher

Mit 34 Abbildungen und 35 Tabellen sowie
einem Anhang mit Empfehlungen zum Nährstoffbedarf
für gesunde Kinder und Jugendliche

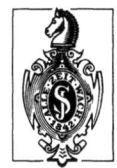

Springer-Verlag
Berlin Heidelberg New York London Paris
Tokyo Hong Kong Barcelona Budapest

Prof. Dr. med. Berthold Koletzko
Kinderpoliklinik der Universität München,
Pettenkoferstr. 8a, 80336 München

ISBN-13:978-3-540-56569-7

Die Deutsche Bibliothek – CIP-Einheitsaufnahme
Ernährung chronisch kranker Kinder und Jugendlicher: mit 35 Tabellen sowie einem Anhang mit Empfehlungen zum Nährstoffbedarf für gesunde Kinder und Jugendliche / B. Koletzko (Hrsg.). – Berlin; Heidelberg; New York; London; Paris; Tokyo; Hong Kong; Barcelona; Budapest: Springer, 1993
ISBN-13:978-3-540-56569-7   e-ISBN-13:978-3-642-78146-9
DOI: 10.1007/978-3-642-78146-9
NE: Koletzko, Berthold (Hrsg.)

Dieses Werk ist urheberrechtlich geschützt. Die dadurch begründeten Rechte, insbesondere die der Übersetzung, des Nachdrucks, des Vortrags, der Entnahme von Abbildungen und Tabellen, der Funksendung, der Mikroverfilmung oder der Vervielfältigung auf anderen Wegen und der Speicherung in Datenverarbeitungsanlagen, bleiben, auch bei nur auszugsweiser Verwertung, vorbehalten. Eine Vervielfältigung dieses Werkes oder von Teilen dieses Werkes ist auch im Einzelfall nur in den Grenzen der gesetzlichen Bestimmungen des Urheberrechtsgesetzes der Bundesrepublik Deutschland vom 9. September 1965 in der jeweils geltenden Fassung zulässig. Sie ist grundsätzlich vergütungspflichtig. Zuwiderhandlungen unterliegen den Strafbestimmungen des Urheberrechtsgesetzes.

© Springer-Verlag Berlin Heidelberg 1993

Die Wiedergabe von Gebrauchsnamen, Handelsnamen, Warenbezeichnungen usw. in diesem Werk berechtigt auch ohne besondere Kennzeichnung nicht zu der Annahme, daß solche Namen im Sinne der Warenzeichen- und Markenschutz-Gesetzgebung als frei zu betrachten wären und daher von jedermann benutzt werden dürften.

Satz: K+V Fotosatz GmbH, Beerfelden.
25/3130-5 4 3 2 1 0 – Gedruckt auf säurefreiem Papier

Geleitwort

Ernährungstherapie und Prophylaxe von Krankheiten durch angepaßte Zufuhr von Nahrungsbestandteilen haben in der Pädiatrie einen festen Platz. Sie haben ihre Effektivität auf vielen Gebieten bewiesen. Hier sei nur an die Fortschritte der Frühgeborenenernährung, der diätischen Therapie von Stoffwechselkrankheiten, z. B. der Phenylketonurie, und die Vermeidung der Vitamin-D-Mangelrachitis erinnert.
Dennoch ist die klinische Ernährungswissenschaft in der deutschen Pädiatrie wissenschaftlich ein stark vernachlässigter Spezialbereich. Entsprechend unzureichend sind auch die Forschungsaktivitäten auf diesem Gebiet und die Kenntnisse bei den meisten Pädiatern.
Um ein vernachlässigtes Spezialgebiet wieder in den Blickpunkt der Fachöffentlichkeit zu rücken, sind neben guten Lehrbüchern auch Monographien notwendig, in denen forschungsaktive Fachleute nicht nur eine Übersicht geben, sondern auch auf ungelöste Probleme, laufende Forschungsarbeiten und zukünftige Entwicklungen hinweisen.
Herrn Prof. Dr. Koletzko ist es in hervorragender Weise gelungen, hochqualifizierte Fachleute zu nahezu allen Spezialbereichen der klinisch-pädiatrischen Ernährungswissenschaften zu gewinnen, die einen solchen Überblick geben konnten.
Ich bin sicher, daß damit ein großer Bereich pädiatrisch-klinischer Ernährungslehre adäquat und zeitgemäß, mit all seinen noch offenen Fragen dargestellt wird. Dieses Buch füllt eine Lücke, und es verdient wirklich, intensiv studiert zu werden. Ich wünsche dem Buch deshalb, daß es dazu anregt, Kenntnisse über klinisch-pädia-

trische Ernährungsfragen zu erlangen, und daß es jüngere Nachwuchswissenschaftler stimuliert, ernährungswissenschaftliche Fragen in der Pädiatrie zu bearbeiten.

Heidelberg im August 1993　　　　Prof. Dr. med. H. J. Bremer
　　　　　　　　　　　　　　　　　Direktor der
　　　　　　　　　　　　　　　　　Universitätskinderklinik

Vorwort

In der Diagnostik und Behandlung chronischer Erkrankungen bei Kindern und Jugendlichen wurden in der jüngeren Vergangenheit wesentliche Fortschritte erreicht, und bei vielen Erkrankungen hat sich die Prognose sehr deutlich verbessert. So haben z. B. Kinder mit angeborenen Stoffwechselstörungen, Erkrankungen des Magen-Darm-Traktes, Herzfehlern, chronischen Lungenkrankheiten und bösartigen Tumoren mit den heute zur Verfügung stehenden Möglichkeiten überwiegend gute Chancen für ihre Lebenserwartung und Lebensqualität. Mit diesen erfreulichen Entwicklungen hat die Bedeutung der klinischen Ernährungstherapie für chronisch kranke Kinder und Jugendliche, ihre Familien und die betreuenden Ärzte ganz wesentlich zugenommen. Bei einigen Erkrankungen bildet eine Diät die Grundlage der Behandlung. Bei anderen Kindern kann eine hochwertige Ernährung als unterstützende Behandlungsmaßnahme einen günstigen Einfluß auf den Erkrankungsverlauf nehmen. Schließlich bedingt bei vielen Patienten eine chronische Erkrankung mit vermehrtem Nährstoffbedarf ein erhöhtes Risiko für das Auftreten von Nährstoffdefiziten oder Untergewicht. Der Entstehung einer ernsthaften Mangelernährung muß unbedingt vorgebeugt werden, denn Malnutrition beeinträchtigt das normale Wachstum, schwächt das Immunsystem und führt so zu gehäuften und oft schwer verlaufenden Infektionen, und sie gefährdet langfristig die kindliche Entwicklung. Eine konsequente Ernährungstherapie benötigen besonders Kinder und Jugendliche, deren Erkrankung einen erhöhten Nahrungsbedarf und/oder eine verminderte Nahrungsaufnahme hervorruft (z. B. bei schweren Herzfehlern, Krebserkrankungen, hochgradigen

Leberschäden und chronischen Lungenkrankheiten wie der Mukoviszidose). Eine wirksame Verbesserung des Ernährungszustandes hat bei solchen Kindern vielfach günstige Auswirkungen auf den Erfolg anderer Behandlungsmaßnahmen. So sind bei altersgemäß normalem Körpergewicht z. B. Herzoperationen eher und mit höheren Erfolgschancen durchführbar als bei stark untergewichtigen Kindern, die Chemotherapie gegen bösartige Tumoren wird besser und in höherer Dosierung vertragen, und die Erfolgschancen einer Lebertransplantation steigen. Wissenschaftliche Untersuchungen belegen eine weitaus höhere Lebenserwartung durch guten Ernährungszustand bei Kindern mit schweren Erkrankungen wie hochgradiger Leberschädigung oder Mukoviszidose. Andererseits werden vielfach mit dem Einsatz von Diäten oft aber auch Hoffnungen und Erwartungen verbunden, die einer kritischen Überprüfung nicht standhalten.

In dieser Situation erfordert die Betreuung chronisch kranker Kinder mehr denn je fundierte ernährungstherapeutische Kenntnisse. Im vorliegenden Band wird deshalb versucht, einen Überblick über Aufgaben, Möglichkeiten und Grenzen der pädiatrischen Ernährungsmedizin zu geben. Im ersten Teil sind theoretische und praktische Grundlagen dargestellt. Diese werden im zweiten Teil durch praxisbezogene Zusammenfassungen zur Ernährungstherapie bei wichtigen pädiatrischen Krankheitsbildern ergänzt, die eine konkrete Umsetzung im Alltag von Klinik, Praxis und häuslichem Umfeld der Patienten ermöglichen sollen.

München im August 1993   B. Koletzko

Inhaltsverzeichnis

Teil 1. Grundlagen der klinischen Ernährungstherapie

Primäre und sekundäre Unterernährung im Kindesalter
und ihre Folgen für Wachstum und Entwicklung
R. Uauy und B. Koletzko 3

Mangelernährung und Immunsystem
H. Schroten 45

Beurteilung des kindlichen Ernährungszustandes
und der Nahrungszufuhr
C. Huemer, C. Male, M. Litschauer und F. Haschke 55

Praxis der enteralen Ernährungstherapie
und Sondenernährung
A. Ballauff und S. Koletzko 67

Techniken und Probleme implantierbarer Kathetersysteme
bei langzeitiger parenteraler Nährstoffzufuhr
im Kindesalter
H. Lochbühler 87

Psyche, Verhalten und Compliance bei Diättherapie
im Kindes- und Jugendalter
B. Blanz 97

Teil 2. Erkrankungsbezogene Ernährungstherapie

Malabsorption, Kurzdarmsyndrom und Zöliakie
M. J. Lentze 109

Chronisch entzündliche Darmerkrankungen
W. Nützenadel 121

Lebererkrankungen und Lebertransplantationen
M. Burdelski 141

Akute und chronische Nahrungsmittelunverträglichkeiten:
Fakten und Hypothesen
S. Strobel 151

Zystische Fibrose – Normalernährung oder
Ernährungstherapie?
S. Koletzko und B. Koletzko 167

Einfluß von Ernährungsfaktoren auf Entstehung
und Verlauf der chronischen Lungenerkrankung
nach Frühgeburt (BPD)
M. Griese 191

Nierenerkrankungen
C. Fabian-Bach, E. Bürkel, A.-M. Wingen und O. Mehls   207

Onkologische Erkrankungen und Abwehrschwäche
C. Bender-Götze und U. Rampf 221

Kongenitale Herzfehler und Herztransplantation
H. Netz und U. Brandl 233

Komplexe neurologische Erkrankungen
und Behinderungen
D. Karch und U. Haug 243

Diät bei Kindern und Jugendlichen mit Diabetes mellitus
E. Heinze und R. W. Holl 255

Fortschritte in der diätetischen Behandlung
angeborener Störungen des Aminosäure- und
Kohlenhydratstoffwechsels
H. Böhles 267

Phenylketonurie: Praktische Aspekte der Diätetik
B. Szczerbak 287

Primär genetische Hyperlipoproteinämien im Kindesalter
B. Koletzko 303

Anhang: Empfehlungen zum Nährstoffbedarf
für gesunde Kinder und Jugendliche
B. Koletzko 319

Sachverzeichnis 325

Verzeichnis der Erstautoren

Ballauff, A., Dr. med.
Universitäts-Kinderklinik, Moorenstr. 5, 40225 Düsseldorf

Bender-Götze, C., Prof. Dr. med.
Oberärztin und Leiterin des Bereiches Hämatologie-Onkologie,
Kinderpoliklinik der Universität München, Pettenkoferstr. 8a,
80336 München

Blanz, B., Dr. med.
Oberarzt der Kinder- und Jugendpsychiatrischen Klinik
am Zentralinstitut für Seelische Gesundheit, J5,
68159 Mannheim

Böhles, H., Prof. Dr. med.
Direktor der Abteilung Allgemeine Pädiatrie T,
Zentrum der Kinderheilkunde, Theodor-Stern-Kai 7,
60596 Frankfurt am Main

Burdelski, M., Prof. Dr. med.
Oberarzt und Leiter des Bereiches Gastroenterologie,
Universitäts-Kinderklinik, Martinistr. 52, 20251 Hamburg

Fabian-Bach, C., Dr. oec. troph.
Gastroenterol., Onkologische Ambulanz,
Medizinische Universitätsklinik, Bergheimer Str. 58,
69115 Heidelberg

Griese, M., Dr. med.
Kinderpoliklinik der Universität München, Pettenkoferstr. 8a,
80336 München

Huemer, C., Dr. med.
Wiener Universitätsklinik für Kinderheilkunde,
Währinger Gürtel 18–20, A-1090 Wien

Heinze, E., Prof. Dr. med.
Oberarzt der Universitätskinderklinik,
Prittwitzstr. 43, 89075 Ulm

Karch, D., Prof. Dr. med.
Klinik für Kinderneurologie und Sozialpädiatrie,
Knittlinger Steige 21, 75433 Maulbronn

Koletzko, B., Prof. Dr. med.
Oberarzt und Leiter des Bereiches Stoffwechselstörungen
und Ernährung, Kinderpoliklinik der Universität München,
Pettenkoferstr. 8a, 80336 München

Koletzko, S., Dr. med.
Oberärztin und Leiterin des Bereiches Gastroenterologie,
Kinderpoliklinik der Universität München,
Pettenkoferstr. 8a, 80336 München

Lentze, M. J., Prof. Dr. med.
Direktor der Universitäts-Kinderklinik, Adenauerallee 119,
53113 Bonn

Lochbühler, H., Priv.-Doz. Dr.
Oberarzt der Kinderchirurgischen Klinik im Dr. von Hauner'schen
Kinderspital der Universität, Lindwurmstr. 4, 80337 München

Netz, H., Prof. Dr. med.
Oberarzt und Leiter des Bereiches Kinderkardiologie
der Kinderpoliklinik München, Klinikum Großhadern,
Marchioninistr. 15, 81377 München

Nützenadel, W., Prof. Dr. med.
Oberarzt und Leiter des Bereiches Gastroenterologie,
Universitäts-Kinderklinik, Im Neuenheimer Feld 150,
69120 Heidelberg

Szczerbak, Beate, Dr. rer. nat.
Wissenschaftliche Information Milupa AG, Bahnstr. 14–30,
61381 Friedrichsdorf

Schroten, H., Priv.-Doz. Dr. med.
Universitäts-Kinderklinik, Moorenstr. 5, 40225 Düsseldorf

Strobel, S., Prof. Dr. med.
Department of Cellular and Molecular Biology,
Institute of Child Health, University of London,
30, Guilford Street, London WC1N1EH, UK

Uauy, R., Prof. Dr. med.
Instituto de Nutricion y Tecnologia de los Alimentos,
Universidad de Chile, Casilla 138-11, Santiago, Chile

Teil 1
Grundlagen
der klinischen Ernährungstherapie

Primäre und sekundäre Unterernährung im Kindesalter und ihre Folgen für Wachstum und Entwicklung

R. Uauy und B. Koletzko

Einführung

Ein Mangel an Protein und Energie stellt für Kinder weltweit ein außerordentlich häufiges Problem dar. Protein-Energie-Malnutrition (PEM) ist eine entscheidende Ursache für die kindliche Morbidität und Mortalität in Entwicklungsländern [87, 105]. In Industriegesellschaften tritt PEM meist aufgrund von chronischen Krankheiten auf, welche die Nahrungsaufnahme und -utilisation beeinträchtigen, seltener auch durch Armut, kindliche Vernachlässigung und neuerdings zunehmend durch Fehlernährung bei sog. „alternativer" Ernährung. Auch das ärztliche und klinische Vorgehen bei der Diagnostik und Behandlung einer kindlichen Erkrankung führt nicht selten zu einer ernsten Störung einer angemessenen Nahrungszufuhr, deren Bedeutung im klinischen Alltag oft unterschätzt wird. Die durch klinische Maßnahmen ausfallenden Mahlzeiten werden vielfach nicht ersetzt, obwohl hinreichend bekannt ist, daß bei vielen kindlichen Erkrankungen ein erhöhter metabolischer Bedarf besteht. Bei Patienten, die zuvor adäquat ernährt wurden und bei denen keine chronische Erkrankung vorliegt, können endogene Körperspeicher für einige Tage effektiv utilisiert werden, ohne daß dabei ein relevanter Verlust der eigentlichen Körpersubstanz auftritt. Eine bereits vorbestehende Unterernährung jeglicher Art verkürzt jedoch diese Periode der endogenen Nährstoffverfügbarkeit und erhöht das kindliche Risiko, einen klinisch bedeutsamen Verlust an Körpermasse zu erleiden. Anthropometrische und biochemische Parameter, die zur Definition von Unterernährung bei hospitalisierten Patienten herangezogen werden, zeigen Mangelernährung bei bis zu 50% der in Kliniken behandelten Patienten [9, 26, 31, 62]. Wiederholte Perioden ohne adäquate Nahrungszufuhr oder -supplementierung, beispielsweise wegen anderer durchgeführter diagnostischer oder therapeutischer Maßnahmen, können hierbei die Malnutrition verstärken und zu verlängerten Krankenhausaufenthalten führen. Ein besonders hohes Risiko besteht für Kinder mit niedrigem Geburtsgewicht, für unterernährte Kinder und für chronisch kranke Kinder, die über verminderte Reserven verfügen. Diese Kinder können Perioden mit einem erhöhten Nahrungsbedarf kaum kompensieren, weil ihre geringen endogenen Nährstoffreservoirs schnell erschöpft sind. Entsprechend sind sie vermehrt gefährdet, ein Substratdefizit oder einen relativen Hungerzustand mit Protein-Energie-Malnutrition zu entwickeln, selbst bei gezielten Interventionsmaßnahmen [85, 90, 92].

Die zur Entstehung einer Unterernährung beim hospitalisierten pädiatrischen Patienten beitragenden Faktoren betreffen das Individuum, seine Umgebung und seine Ernährung.

Faktoren, die zur Unterernährung pädiatrischer Patienten in der Klinik beitragen

Individuum:
Physiologie (Alter, Aktivität, Wachstum) und Pathologie (Infektionen, Trauma, Streß, Operationen, gastrointestinale Erkrankungen, reduzierte Nährstoffreserven, genetische und metabolische Erkrankungen, Anorexie, Neoplasmen, Verbrennungen, Medikamenten-Nahrungs-Interaktionen);

Umgebung:
thermische Bedingungen, psycho-physiologische Faktoren (Streß), mikrobiologisches Milieu, iatrogene Unterernährung;

Diät:
chemische Zusammensetzung, biologische Verwertbarkeit und Verwendung von Nahrungsmitteln, metabolische und gastrointestinale Toleranz, ausgewogene Zufuhr aller essentiellen Nährstoffe, parenterale/enterale Ernährung.

Individuelle Faktoren umfassen sowohl physiologische als auch pathologische Bedingungen, die Nahrungsbedürfnisse modifizieren. Zu den Faktoren, die den Nährstoffbedarf bei pädiatrischen Patienten erhöhen, zählen schwere Erkrankungen mit vermehrtem metabolischem Bedarf (z. B. respiratorische Insuffizienz mit erhöhter Atemarbeit, Fieber, Infektionen, Trauma, Operation), protrahierte Nahrungsverluste (z. B. Kurzdarmsyndrom, chronische Diarrhöe und Malabsorption, Fanconi-Syndrom), vorbestehendes Untergewicht oder in jüngerer Vergangenheit aufgetretener Gewichtsverlust von 10% oder mehr (z. B. intrauterine Dystrophie, Tumor, Kachexie) sowie Einnahme von Medikamenten mit katabolen oder nährstoffantagonisierenden Effekten (z. B. Tetrazykline, Kortikosteroide, Antimetabolite) [25, 49, 50, 57, 60, 107].

Zu den relevanten *Umgangsfaktoren* zählen die thermischen Außenbedingungen (die von besonders großer Bedeutung für Neugeborene, für mangelernährte Kinder und für Verbrennungspatienten sind), Streß einschließlich Schmerzen (welche durch erhöhte Katecholamin- und Kortikoidsekretion die Nährstoffutilisation beeinträchtigen) und mikrobiologische Bedingungen, die das Infektionsrisiko und damit auch den Nährstoffbedarf erhöhen können [3, 8, 29]. Iatrogen induzierte Unterernährung ist unter klinischen Bedingungen eine durchaus gängige Praxis, wenn Patienten ohne enterale Zufuhr ausschließlich parenterale Lösungen mit extrem niedriger Nährstoffdichte erhalten (z. B. nur 5- oder 10%ige Glukose-Elektrolyt-Lösungen).

Schließlich sind *diätetische Faktoren* von Bedeutung, die sowohl die Menge als auch die Qualität der Nährstoffzufuhr umfassen. Die Nährstoffutilisation hängt von einem ausgewogenen Gleichgewicht aller essentiellen Nahrungsbestandteile ab. Wenn im Nahrungsprotein eine essentielle Aminosäure unzureichend enthalten ist, wird die Stickstoffutilisation durch die fehlende Aminosäure limitiert. Darüber hinaus wird der relative Überschuß der übrigen Aminosäuren zu Harnstoff abgebaut, wodurch die metabolische Belastung der Leber und der Niere erhöht wird. Somit wird nicht nur die Proteinsynthese behindert, sondern es können auch hepatische und renale Funktionen beeinträchtigt werden. In der frühen Säuglingszeit ist die chemische Beschaffenheit der Nährstoffzufuhr von kritischer Bedeutung für die gastrointestinale Verträglichkeit (v. a. hinsichtlich der enteralen osmotischen Belastung), für die renale Belastung mit katabolen Produkten (renale Molenlast) und für eine regelrechte Knochenmineralisation (ausgewogenes Kalzium-Phosphor-Verhältnis). Das Gleichgewicht aller essentiellen Nährstoffe ist für eine optimale Utilisation kritisch. Wenn z. B. eine mangelhafte Versorgung mit Zink vorliegt, wird die Proteinverwertung und das Wachstum eingeschränkt. Neuere Ergebnisse weisen darauf hin, daß sogar nichtessentielle Aminosäuren wie Arginin eine wichtige Rolle für das hormonelle Milieu spielen, welches den Anabolismus reguliert. Glutamin wurde als wichtiges Substrat und als stickstoffhaltiger Basenpräkursor für intestinale und immunkompetente Zellen erkannt [91, 94].

Folgen von primärer und sekundärer Unterernährung

Das Syndrom der Malnutrition ist das Endresultat der körperlichen Reaktion auf eine ungenügende Energie- und Proteinversorgung. Das Grundmodell ist eine länger bestehende Unterernährung. Die Adaptation an einen Mangel an Energie und Protein umfaßt eine Abfolge von Mechanismen einer Überlebensstrategie, welche die Funktion von Schlüsselorganen weitgehend erhält, während die Organfunktionen mit weniger essentieller Bedeutung für das Überleben geopfert werden. Energiereserven des Körpers in Form von Glykogen, Fett und Muskulatur werden als Energiequelle verwandt. Das Glykogen der Leber wird bei Hungern in weniger als einem Tag verbraucht. Fett aus dem Fettgewebe wird als Energiespender genutzt, während Muskelproteine als Quelle für Aminosäuren dienen, um die viszerale Proteinsynthese aufrechtzuerhalten. Marasmus wird vielfach als erfolgreiche Adaptation an eine verminderte Nahrungsaufnahme angesehen. Marasmische Patienten leben auf Kosten ihrer Gewebereserven, während Kinder mit Kwashiorkor unfähig sind, ihre körpereigenen Depots zu mobilisieren und damit als mangelhaft adaptiert betrachtet werden. Der Muskelschwund bei Marasmus geht allerdings nicht ohne Einbußen einher, sondern führt zu Schwäche und Muskelhypotonie,

wodurch insbesondere die Lungenfunktion kompromittiert werden kann. Bei schweren Formen von Marasmus ist auch die Immunfunktion proportional zum Verlust an Körpermasse beeinträchtigt [32, 33, 67, 91].
Die ersten offensichtlichen Folgen eines Protein-Energie-Defizits bei Kindern sind eine verminderte körperliche Aktivität und ein gestörtes somatisches Wachstum [1, 3, 4]. Da es extrem schwierig ist, Veränderungen im Aktivitätsgrad zu objektivieren, verläßt man sich zur Diagnose früher Formen von PEM auf Messungen des Wachstums und der Körperzusammensetzung. Während der ersten 6 Lebensmonate repräsentiert das Wachstum bis zu 30% des Energiebedarfs, nach 12 Monaten sind es nur noch 5%. Entsprechend ist eine reduzierte Wachstumsrate Teil der Adaptation an eine PEM. Die verminderte Körpermasse ist mit einem erniedrigten Energieumsatz und reduzierten Spiegeln an Schilddrüsenhormonen assoziiert. Gleichzeitig sind die Konzentrationen an Insulin und Wachstumshormon sowie die IGF 1-Produktion erniedrigt. Proteinsynthese und -katabolismus sowie die Harnstoffproduktion gehen zurück, während die Reutilisation von Aminosäuren zunimmt [7, 94, 103].
Veränderungen allgemeiner Organfunktionen bei milder bis mäßiger Unterernährung reflektieren signifikante und gelegentlich schwere Dysfunktionen, abhängig vom Schweregrad und der Selektivität des Nährstoffdefizits. Marasmus und Kwashiorkor als reine klinische Syndrome sind eher selten, aber auch ein marginales Protein-Energie-Defizit, mit oder ohne selektive Nährstoff-, Mineral- oder Kofaktorendefizienzien, kann suboptimale Funktionen einer Vielzahl von Organsystemen bedingen [92].

Funktionelle Konsequenzen der Unterernährung beim pädiatrischen Patienten

– Herabgesetzter Aktivitätsgrad,
– beeinträchtigtes Wachstum,
– gestörte Abwehrmechanismen,
– Interaktion von Ernährungszustand und Infektion,
– Muskelabbau und herabgesetzte Lungenfunktion,

- verzögerte Reparations- und Heilungsprozesse,
- verminderte Neurotransmitterbildung,
- herabgesetzter hepatischer Medikamentenmetabolismus,
- kardiale und renale Dysfunktionen,
- intestinale Malabsorption.

Beeinträchtigte digestive Funktionen bei Marasmus hängen mit der gestörten intestinalen Zellproliferation zusammen. Die Reifung der Enterozyten ist gestört, und sie weisen eine verminderte Enzymaktivität der Einzelzellen auf. Die intestinale Barriere gegenüber Antigenen und Bakterien wird alteriert. Die Magensäureproduktion sowie die Pankreassekretion sind signifikant vermindert. Intestinale Dysfunktion und verminderte resorptive Oberfläche, die beide zur eingeschränkten enteralen Substratabsorption führen, können sich durch weiter fortschreitende Unterernährung zunehmend verschlechtern, weil die intestinale Muskelmasse sowie die Proteinsynthese der Mikrovilli zurückgehen. Der villöse Transport wird schwerwiegend gestört [12, 85]. Besonders die zelluläre Immunität, aber auch die sekretorische und humorale Immunität können gehemmt oder pathologisch verändert sein [56]. Als Beispiel sei die verminderte Antikörperantwort auf neu präsentierte Antigene erwähnt. Häufig resultiert eine pathologische intestinale Besiedlung mit Bakterien und Pilzen, und das Risiko für eine Sepsis, lokalisierte Infektionen sowie für eine verzögerte Heilung von Infektionen und Wunden steigt selbst bei leichten Formen der PEM [76]. Darüber hinaus kann es durch Translokation bakterieller Toxine und intakter Proteinbestandteile zur Triggerung der Zytokinausschüttung oder auch zu einer Zunahme des allergenen Potentials von Nahrungsbestandteilen kommen. Weitere Einzelheiten der immunologischen Veränderungen bei Malnutrition werden im Beitrag Schroten in diesem Band aufgezeigt.

Die Leberfunktion ist bei Kwashiorkor stärker als bei Marasmus geschädigt. Trotz der verminderten Insulinsekretion bei Marasmus wird die Leber gut mit aus der Peripherie mobilisierten Aminosäuren versorgt. Ultrastrukturelle Veränderungen der Hepatozyten reflektieren die funktionellen Störungen [85, 99]. Die reduzierte Anzahl und Schwellung der Mitochondrien und die Abnahme der Po-

lyribosomen tragen zur Erklärung der sowohl auf zellulärer Ebene als auch im Gesamtorganismus gestörten Proteinsynthese bei [7, 69]. Bei Kwashiorkor sind die meisten der herausragenden klinischen und biochemischen Veränderungen auf die eingeschränkte hepatische Proteinsynthese zurückzuführen. Schließlich wird auch die Albuminsynthese der Leber weitgehend eingeschränkt, wodurch Hypoalbuminämie und Ödeme entstehen. Es kommt zu signifikanten Einschränkungen der funktionellen Stoffwechselleistungen der Leber, so auch des hepatischen Medikamentenabbaus aufgrund einer reduzierten Aktivität derjenigen Enzymsysteme, die Drogen metabolisieren. Hierdurch werden die biologischen Halbwertszeiten verlängert und die pharmakokinetische Clearance diverser Medikamente wie z. B. Cefoxitin, Chloramphenicol, Phenobarbital und Thiopental verändert [10].
Die Resorption, die Proteinbindung, der Metabolismus und die Ausscheidung vieler Medikamente wird durch Unterernährung verändert. Bei Marasmus vermindert eine herabgesetzte Absorption die Bioverfügbarkeit zahlreicher Medikamente. Allgemein werden die meisten Medikamente bei Einnahme vor den Mahlzeiten besser absorbiert, was für Medikamente mit geringer therapeutischer Breite besonders bedeutsam ist. Die meisten Antibiotika werden bei Einnahme nach den Mahlzeiten vermindert resorbiert. Plasmaproteine dienen als Träger für die meisten Medikamente. Saure Medikamente werden primär an Albumin gebunden, während basische Medikamente vorwiegend in der Globulinfraktion transportiert werden. Ein niedriges Serumalbumin führt zu einem höheren Anteil des ungebundenen Medikaments und erhöht damit das Risiko einer Toxizität. Auch das Verteilungsvolumen wird durch den Ernährungszustand beeinflußt. Das verminderte Fettgewebe führt zu einem reduzierten Verteilungsvolumen für lipophile Substanzen, so daß sich ein relativer Anstieg der Plasmaspiegel solcher Medikamente ergibt. Metabolismus und Biotransformation vieler Medikamente laufen in der Leber ab und werden unmittelbar durch Einflüsse des Ernährungszustandes auf die Leberfunktion beeinflußt. Eine Ernährung mit niedriger Proteinzufuhr setzt den oxidativen Abbau von Theophyllin herab, so daß bei gleicher Dosis höhere Spiegel erreicht werden. Es ist berichtet worden,

daß asthmatische Kinder bei Zufuhr proteinarmer Diäten höhere Theophyllinplasmaspiegel und ein selteneres Auftreten expiratorischer Dyspnoe aufwiesen. Unterernährung vermindert die Konjugation verschiedener Medikamente, wie z. B. Chloramphenicol, wodurch deren Ausscheidung verzögert wird. Dieses Phänomen kann die verminderte Absorption von Antibiotika bei Marasmus partiell kompensieren. Die renale Ausscheidung von Substanzen wie Penicillin, Aminoglykosiden und Cephalosporinen ist in der Akutphase des Marasmus reduziert, während der Erholung aber vermehrt. Die klinischen Auswirkungen des veränderten Drogenmetabolismus bei Kindern mit Marasmus können derzeit nicht vollständig übersehen werden. Es erscheint jedoch wichtig, diese möglichen Zusammenhänge in Betracht zu ziehen, um Therapieversager sowie mögliche toxische Wirkungen der Medikation möglichst zu vermeiden.

Auch die renale Funktion ist von einer PEM betroffen, da die Proteinaufnahme eine wichtige Determinante der glomerulären Filtrationsrate und des renalen Plasmaflusses ist. Harnstoff als im Interstitium des Nierenmarks gelöste Substanz spielt eine wesentliche Rolle für die tubuläre Reabsorptionsfähigkeit von Wasser. Daher nimmt die renale Konzentrationsfähigkeit bei Malnutrition ab, und das unterernährte Kind wird gegenüber einer übermäßigen Flüssigkeitszufuhr und einer Hyperhydratation besonders vulnerabel. Der Anstieg des Blutvolumens bei schwerem Proteinmangel erhöht die Gefahr einer Herzinsuffizienz. Obwohl ein manifestes Herzversagen eher ungewöhnlich ist, wurde bei marasmischen Kindern ein vermindertes Herzzeitvolumen und eine reduzierte myokardiale Kontraktilität nachgewiesen [90, 99]. Die Depletion der kardialen Muskelmasse bei schwerem Proteinmangel kann die kardiale Hämodynamik noch weiter einschränken. Die respiratorische Funktion ist beeinträchtigt, mit verminderter und geschwächter Atemhilfs- und interkostaler Muskulatur, verminderten Gasaustauschraten und eingeschränkter Fähigkeit zur Sekretmobilisation, wodurch ein erhöhtes Pneumonierisiko resultiert. Zusätzlich führt die geschwächte Leistungsfähigkeit der Atemmuskulatur, die verminderte funktionelle Residualkapazität und die veränderte Reaktion auf Kohlendioxid zu der für den unterernährten Patienten typischen Hypoventilation. Es wird oft beobachtet, daß beatmete Patienten mit Mangelernährung nicht vom Respirator entwöhnt werden können, solange sie nicht in einen anabolen Zustand kommen. Die gestörte Funktion des exokrinen Pankreas, selektive endokrinologische Veränderungen (z. B. ein erhöhtes thyroxinbindendes Globulin), die renale Funktionsstörung mit erhöhter Gefahr der Bakteriurie, die insuffiziente Kontrolle der Körpertemperatur und psychomotorische Veränderungen sind alle bei Kindern mit langzeitiger, nicht selektiver Unterernährung beobachtet worden. Die Reifung hämatopoetischer Stammzellen ist verzögert, Anämien sowie eine verminderte Sauerstofftransportkapazität treten auf, und es kommt zu diversen hämatologischen Alterationen wie z. B. ein veränderter erythrozytärer Membrantransport und eine erhöhte Anfälligkeit für disseminierte intravasale Gerinnung (DIC-Syndrom) in Zusammenhang mit erhöhter Antithrombinaktivität. In einigen Fällen reflektieren diese Manifestationen offenbar Auswirkungen einer inadäquaten Zufuhr separater Einzelnährstoffe, während bei anderen Patienten mit einer insgesamt gravierend suboptimalen Ernährung zahlreiche Symptomenkomplexe sequentiell oder gleichzeitig auftreten können. Darauf können sich zusätzlich spezifische Vitamin- und/oder Mineralmangelsyndrome aufpropfen [92].

Malnutrition beeinträchtigt Funktionen des Nervensystems. Die Leitungsgeschwindigkeit peripherer Nerven kann herabgesetzt sein. Selbst nach relativ kurzen Perioden einer Unterernährung ist eine Retardierung des Kopfwachstums beobachtet worden [19, 38]. Die zerebralen Neurotransmitter werden durch den Mangel ihrer Aminosäurenpräkursoren beeinträchtigt. Tryptophan wird für die Serotoninproduktion und Phenylalanin oder Tyrosin für die Katecholaminsynthese benötigt. Glutamin und Glyzin spielen für die Nervenleitung eine wesentliche Rolle. Der veränderte mentale Zustand marasmischer Kinder und die vermehrte Irritabilität bei Kwashiorkor wird mit dem abnormen Aminosäurenmetabolismus in Zusammenhang gebracht.

Diagnose und Behandlung von primärer Protein-Energie-Malnutrition

Die Diagnose der Mangelernährung wird üblicherweise aufgrund anthropometrischer Befunde gestellt, die eine Gedeihstörung belegen [101, 102]. Die Auswirkungen der Mangelernährung auf das Wachstum hängen vom Alter des Kindes sowie von Schweregrad und Dauer des Nährstoffdefizites ab. Kinder im Alter unter einem Jahr sind besonders gefährdet wegen ihrer hohen Wachstumsgeschwindigkeit und ihrer vermehrten Anfälligkeit gegenüber Durchfall und anderen Infektionserkrankungen, besonders wenn sie frühzeitig abgestillt werden und damit die antiinfektiösen Schutzmechanismen der Muttermilch verlieren [77]. Die spezifische Kombination von Umgebungs- und Wirtsfaktoren, die bei einem Individuum zur Malnutrition führen, hängt von den ökologischen Gegebenheiten ab. Obwohl die Anzahl der Todesfälle, die direkt auf PEM zurückgeführt werden, in Entwicklungsländern klein ist, stellt Unterernährung eine grundlegende Ursache für die meisten kindlichen Todesfälle durch Infektionen dar [88, 105]. Die Häufigkeit und die Mortalität von viralen und bakteriellen Infektionen nehmen durch Unterernährung dramatisch zu. Das ist auf die gestörten Abwehrmechanismen des mangelernährten Wirts sowie den erhöhten Nährstoffbedarf bei Infektionen zurückzuführen. Die Interaktion zwischen Infektion und Ernährungszustand ist ein wesentlicher Kausalfaktor für die hohe Säuglings- und Kindersterblichkeit in den Entwicklungsländern [88]. Malnutrition trägt auch zu verlängerten Krankenhausaufenthalten bei und kann den Ausgang vieler spezifischer Erkrankungen beeinflussen, indem die Immunfunktionen der T-Lymphozyten und andere Abwehrmechanismen des Wirts gestört werden [56].

Protein-Energie-Malnutrition kann sich in 2 klassischen klinischen Syndromen manifestieren, welche die gegenüberliegenden Extreme eines kontinuierlichen, breiten Spektrums an Befunden und Symptomen darstellen [54]. *Marasmus* ist eine schwere Form der Malnutrition mit besonders häufigem Auftreten bei in städtischen Armutsvierteln aufwachsenden Säuglingen, die nicht gestillt oder frühzeitig abgestillt werden oder aber eine Formelnahrung mit inadäquater Nährstoffzufuhr und/oder mikrobieller Kontamination erhalten [33]. Marasmus tritt üblicherweise im 1. Lebensjahr nach wiederholten Episoden von Diarrhöen und inadäquater Nahrungszufuhr auf. Das Wachstum ist stark retardiert, sowohl die Skelettmuskulatur als auch das subkutane Fettgewebe ist reduziert. *Kwashiorkor* tritt meist nach dem 1. Lebensjahr bei Kindern auf, die im Säuglingsalter gestillt werden oder eine andere adäquate Säuglingsernährung erhalten, später aber mit einer vorwiegend aus Kohlenhydraten bestehenden Diät ernährt werden. Ein Ungleichgewicht zwischen Protein- und Energieaufnahme führt zu relativ hohen Insulin- und niedrigen Kortisolspiegeln im Plasma, wodurch die Mobilisation von Muskelprotein aus den peripheren hin zu viszeralen Kompartimenten gehemmt wird [66]. Der daraus entstehende Proteinmangel kompromittiert in erster Linie die hepatische Proteinsynthese. Die klinischen Zeichen des Kwashiorkors können am besten durch die erniedrigten Konzentrationen der Plasmaproteine erklärt werden, besonders Albumin (Ödeme), Ferritin (Anämie), Zöruloplasmin (Haardepigmentierung), retinolbindendes Protein (Xerophthalmie) und Lipoproteine (Fettleber). Trotz dieser floriden Symptomatologie, die multiple spezifische Nährstoffdefizienzien vermuten lassen könnte, spricht Kwashiorkor therapeutisch gut auf eine Proteinsupplementierung der Nahrung an [32, 103, 105]. Der Proteinmangel stört den Transport essentieller Nährstoffe, die normalerweise im Plasma an Trägerproteine gebunden sind. Deshalb verbessert die Korrektur der Proteinsynthese den scheinbaren Mangel an spezifischen Nährstoffen. Auch der hepatische Nährstoffmetabolismus ist bei Kwashiorkor gestört, so beispielsweise die Desaturation und Kettenelongation essentieller Fettsäuren [55]. Mit der Pathogenese des Kwashiorkors wurde auch eine Störung des antioxidativen Systems in Zusammenhang gebracht, das auf Spurenelemente (Cu, Se, Zn) und schwefelhaltige Aminosäuren (Cystein) angewiesen ist [33, 89]. Global betrachtet ist Marasmus die häufigste Form von PEM, obwohl in einigen ländlichen Gegenden, besonders in Afrika, Kwashiorkor häufiger angetroffen wird. Mischformen (marasmischer Kwashiorkor) treten auf und können z. B. bei einem bereits marasmischen Kind durch hinzutretende schwere Infektionen ausgelöst

Tabelle 1. Typische Befunde bei Marasmus und Kwashiorkor als den beiden extremen Manifestationen einer Protein-Energie-Mangelernährung

	Marasmus	Kwashiorkor
Alter	Unter 1 Jahr	Über 1 Jahr
Umwelt	Städtische Armut	Ländliche Armut
	Frühes Abstillen, danach insgesamt ungenügende Nahrung	Spätes Abstillen auf kohlenhydratreiche Nahrung
Körperlicher Verfall („wasting")	Vorwiegend Verlust von subkutanem Fett und Muskulatur	Geringer oder kein Verlust von Fett und Muskel
Gewicht für das Alter („stunting")	Stark reduziert	Geringe Abnahme oder sogar erhöht bei Ödemen
Ödeme	Keine	Gesicht und untere Extremitäten
Mentale Veränderungen	Keine	Erhöhte Erregbarkeit
Haare und Haut	Milde Veränderungen durch Verlust des subkutanen Fettgewebes	Dermatitis, Haardyspigmentierung, spärliches Haar
Albumin und andere hepatisch synthetisierte Proteine	Normal	Niedrig
Immunfunktion	Mäßig eingeschränkt	Schwere Beeinträchtigung der T-Zellen, Lymphopenie
Leber	Normal	Hepatomegalie mit Fettinfiltration
Vitaminmangel	Keiner oder milder	Schwerer Mangel durch erniedrigte Plasmaträgerproteine

werden [85, 91, 99]. Die Diagnose wird häufig allein aufgrund der klinischen Untersuchung gestellt. Frühe Formen von Kwashiorkor können nur durch die Messung von Serumproteinkonzentrationen erfaßt werden. Tabelle 1 zeigt die Hauptmerkmale der beiden klassischen Typen der Protein-Energie-Mangelernährung. Marasmus kann in schweren Fällen durch die klinischen Befunde diagnostiziert werden. Die hervorstechenden Merkmale sind reduzierte

Tabelle 2. Wellcome-Klassifikation der Protein-Energie-Malnutrition (PEM) auf der Basis von Untergewicht („wasting") und Minderwuchs („stunting")

PEM-Kategorie	Gewicht (% der Norm, bezogen auf die Länge)	Länge (% der Norm, bezogen auf das Alter)
Normal	90–110	95–105
Leicht	80–89	90–94
Mäßig	70–79	85–89
Schwer	<70 oder mit Ödemen	<85

Körperfett- und Skelettmuskelmasse mit einem Aussehen wie „Haut und Knochen" durch den Schwund des subkutanen Fettgewebes. Typisch ist ein greisenhaftes Aussehen mit einem eingefallenen Gesicht, Verminderung von Körpergewicht und Körpermasse im Verhältnis zu Körperlänge und Reduktion der Muskelkraft und des Muskeltonus. Mildere Formen von Marasmus können nicht allein durch Inspektion diagnostiziert werden, sondern erfordern die Bestimmung von Gewicht und Länge. Die praktisch einfachste Methode bei der Diagnostik der PEM stellt die Kombination von Gewichts- und Längenmessung dar. Hierdurch stellt man ein akutes Gewichtsdefizit in bezug auf die Körperlänge (Auszehrung oder „wasting") und einen Minderwuchs in bezug auf das Alter (Minderwuchs oder „stunting") als Indikator für chronische Folgen einer frühen PEM fest [101]. Tabelle 2 zeigt die von Waterlow vorgeschlagene, sog. Wellcome-Klassifikation. Als zusätzliche Methoden zur diagnostischen Sicherung des Marasmus dienen Bestimmungen der Körperzusammensetzung durch Messung von Hautfaltendicken, Gesamtkörperkalium, Körperimpedanz, renale Kreatininausscheidung oder Densitometrie. Diese Methoden können das Defizit an Körperfett und Muskelgewebe bestätigen. Kwashiorkor kann durch das Vorhandensein von Ödemen oder besser durch die Messung von Plasmaproteinen wie Albumin oder retinolbindendes Protein diagnostiziert werden.

Die *Behandlung* des schweren Untergewichts kann in 3 Phasen eingeteilt werden: 1) die Initialbehandlung mit Rehydratation, Behandlung der Infektionen und Korrektur von Störungen des Elektrolythaushaltes; 2) die frühzeitig beginnende Nahrungszufuhr, die eine rasche Auffüllung der Körperreserven an Protein und Energie und einen Wiederbeginn normalen Wachstums induzieren soll, sowie 3) eine soziale und entwicklungsbezogene Rehabilitation, die als eine essentielle Komponente der Therapie bei PEM angesehen werden sollte.

Die initiale Phase der Therapie sollte innerhalb einer Klinik erfolgen, da sie die Behandlung von potentiell lebensbedrohlichen Komplikationen schwerer Marasmusformen einschließt. Flüssigkeits- und Elektrolytentgleisungen müssen korrigiert werden. Die richtige Einschätzung des Dehydratationsgrades beim marasmischen Kind kann dadurch erschwert werden, daß gleichzeitig Merkmale von Marasmus und Kwashiorkor vorliegen. Bei Marasmus werden häufig ein verminderter Hautturgor und eingesunkene Augäpfel beobachtet. Bei Kwashiorkor sind Ödeme das klassische Leitsymptom, obgleich der Patient dabei gleichzeitig hypovolämisch sein kann. Schwere Dehydratationen sind meist von Verminderungen der Urinausscheidung, des Blutdrucks und der Pulsfrequenz begleitet. Kinder mit PEM sind meist hyponatriämisch, weisen ein niedriges Gesamtkörperkalium auf und haben eine begleitende Azidose, besonders wenn die Nahrungszufuhr zeitweise unterbrochen wurde. Diese Veränderungen können mit einer leichten bis mäßigen Ketose einhergehen, die aufgrund einer vergrößerten Anionenlücke vermutet werden kann. Die Kalzium- und Magnesiumspiegel sind zumeist niedrig, und in schweren Fällen kann eine Hypoglykämie auftreten. Da diese Patienten meist leicht azidotisch und hypoalbuminämisch sind, ist ihre Toleranz gegenüber Hypokalzämien gut, denn trotz des niedrigen Gesamtkalziums im Serum bleibt die Konzentration des ionisierten Kalziums meist normal.

Typischerweise präsentieren sich Kinder mit PEM mit einer hypoosmolaren oder normoosmolaren Dehydratation. Die Nierenfunktion marasmischer Kinder ist durch eine Unfähigkeit zur Urinkonzentrierung sowie durch die mangelnde Toleranz gegenüber einer Wasserbelastung charakterisiert. Es können renale Natrium- und Bikarbonatverluste auftreten. Zusätzliche Verluste an Natrium, Kalium und Bikarbonat können mit Durchfällen und Erbre-

chen auftreten. Die Rehydratation erfolgt initial bevorzugt auf parenteralem Wege, obwohl in Entwicklungsländern auch gute Resultate mit oralen Rehydratationslösungen erzielt werden. Die Patienten sollten eine orale Flüssigkeitszufuhr erhalten, sobald diese ohne Erbrechen toleriert wird, auch wenn noch eine parenterale Zufuhr erfolgt. Die Vorteile der oralen Rehydratation hinsichtlich Kostenersparnis, niedriger Komplikationsraten und praktischer Anwendbarkeit auch unter schwierigen äußeren Bedingungen sind offensichtlich.
Ein essentieller Teil der initialen Therapie ist die Infektionsbehandlung. Das unterernährte Kind ist als immundefizient und besonders anfällig gegenüber lebensbedrohlichen Infektionen anzusehen [56]. Marasmische Säuglinge zeigen häufig nur wenige klinische Manifestationen einer Infektion wie Fieber, Tachykardie oder Leukozytose. Oft kommt es erst nach erfolgtem Nahrungsaufbau mit wieder beginnender Zytokinausschüttung zum Fieberanstieg. In einigen Fällen stellen Hypothermie und Leukopenie die Leitsymptome dar. Unterernährte Patienten, insbesondere solche mit schwerer Proteindefizienz, weisen fehlende oder abgeschwächte T-Zellfunktionen auf. Die Progression einer zunächst lokalisierten Infektion in eine fulminante Sepsis kann innerhalb einer kurzen Zeit erfolgen. Antibiotika sollten großzügig eingesetzt werden, sobald eine Infektion vermutet und Blutkulturen entnommen sind. Vielfach werden routinemäßig bei allen Fällen schwerer PEM Breitspektrum-Antibiotika gegeben.
Der Gastrointestinaltrakt ist häufig mit enteropathogenen E. coli, Shigellen, Salmonellen, Klebsiellen oder anderen gramnegativen Bakterien infiziert, auch ohne das Vorhandensein von Diarrhöen. Infektionen im Urogenitalbereich können leicht übersehen werden und sollten besonders bei Kindern in Erwägung gezogen werden, die auf die initiale Therapie nicht ansprechen und abnorme Urinbefunde aufweisen. Die Beteiligung des unteren Respirationstraktes z. B durch Pneumonie oder Empyem wird aufgrund des klinischen Untersuchungsbefundes und des Schweregrades der respiratorischen Symptome diagnostiziert. Eine Otitis media kann ungewöhnlich schwer verlaufen und von einer Mastoiditis begleitet sein. Die Wahl des Antibiotikums stützt sich auf die vermutete

Keimart und auf das Resistenzspektrum je nach geographischer Region. Wenn eine Sepsis vermutet wird, sollte eine Kombination von Breitspektrum-Antibiotika intravenös appliziert werden. Dabei kann der veränderte hepatische Metabolismus das Risiko der Toxizität erhöhen. Deshalb sollte Chloramphenicol nur dann verwendet werden, wenn die Möglichkeit zur Blutspiegelkontrolle besteht oder wenn keine anderen Antibiotika verfügbar sind.
Jüngere Untersuchungen in Entwicklungsländern (Afrika, Indonesien, Indien) mit hoher Prävalenz eines Vitamin-A-Mangels zeigten, daß eine einmalige sehr hohe Dosis von Vitamin A (200000–400000 IU) bei Kindern unter 5 Jahren dramatische günstige Effekte auf die mit Unterernährung und Infektion assoziierte Mortalität hat. Randomisierte Studien mit frühen Vitamin-A-Gaben bei Kindern, die wegen Diarrhöen und schwerer Masernverläufe hospitalisiert wurden, zeigte eine um 30–70% verminderte Mortalität in der mit Vitamin A behandelten Gruppe [46].
Die Initialphase der Rehydratation und die Behandlung von lebensbedrohlichen Komplikationen erfordert bei den meisten Patienten etwa 3–5 Tage, sie kann jedoch bei Patienten mit schweren Infektionen oder kardiovaskulärem Kollaps auch länger dauern. In der zweiten Phase erfolgt der Nahrungsaufbau. Ein grundlegendes Prinzip ist hierbei der äußerst langsame und vorsichtige Aufbau der enteralen Nahrungszufuhr, um die absorptiven Mechanismen nicht zu überlasten und weitere gastrointestinale Funktionsstörungen zu vermeiden. Dieser schrittweise Aufbau ermöglicht auch die Normalisierung von hormonellen und neuroendokrinen Reaktionen, die für einen optimalen Anabolismus von Bedeutung sind, da Unterernährung mit schwereren metabolischen und hormonellen Entgleisungen verbunden ist. Gleichzeitig kann die Niere ihre Funktion wieder anpassen, um die erhöhte osmolare Belastung durch Protein, Elektrolyte und metabolische Abfallprodukte zu bewältigen.
Bewährt hat sich der Beginn des Nahrungsaufbaus mit einer verdünnten Formelnahrung, wodurch das Risiko einer hyperosmolaren Überladung vermieden wird. Häufig besteht eine Kohlenhydrat- oder Disaccharidintoleranz. Eine kontinuierliche Nahrungszufuhr oder häufige kleine Einzelportionen werden besser toleriert

und utilisiert als die Fütterung weniger großer Portionen. Hierdurch wird auch das Auftreten von Erbrechen reduziert und eine bessere Glukosehomöostase begünstigt. Die Steigerungsrate von Volumen und Konzentration der Formelnahrung sollte individuell an die Toleranz des Patienten angepaßt werden. Es kann 7–10 Tage bis zum Erreichen einer optimalen Nahrungszufuhr dauern.
Die Normalisierung der gastrointestinalen Funktionen geht langsam vor sich. Die Aktivität der Bürstensaumdisaccharidasen normalisiert sich oft erst nach Wochen. Daher kann ein gewisser Grad an Malabsorption über Wochen bis Monate nach Therapiebeginn bestehen bleiben. Dies muß aber die Erholung und das Aufholwachstum nicht beeinträchtigen, wenn Nährstoffe in ausreichender Menge zugeführt werden, um auch mögliche erhöhte Verluste auszugleichen. Bei einigen ausgewählten Kindern mit schwerer protrahierter Diarrhöe kann eine ergänzende periphervenöse parenterale Ernährung sinnvoll sein, die aber bei den meisten Kindern mit Marasmus aufgrund von Nahrungsmangel unnötig ist. Eine totale parenterale Ernährung (TPE) ist nicht indiziert, sofern nicht eine intraktable Diarrhöe oder eine fehlende Toleranz des Gastrointestinaltrakts gegenüber einer ausreichenden enteralen Nahrungszufuhr vorliegt.
Der Nährstoffbedarf steigt erheblich bei einem rapiden Aufholwachstum an, das typischerweise in der Erholungsphase nach PEM eintritt [3, 22, 101, 103]. Die Wachstumsgeschwindigkeit ist eine Hauptdeterminante des Nährstoffbedarfs. Protein-, Energie- und Mineralbedarf verhalten sich direkt proportional zur Wachstumsrate. Der Bedarf an verschiedenen Kofaktorvitaminen steigt ebenfalls mit der zunehmenden Protein- und Energiezufuhr, da diese Substanzen eine wichtige Rolle für ihre Utilisation spielen. Ein normales 1jähriges Kind nimmt täglich ungefähr 1 g/kg KG zu. Hierzu wird eine tägliche Mindestzufuhr von 1,2 g Protein und 100 Kcal/kg KG benötigt. Während eines Aufholwachstums kann die Gewichtszunahme 20 g und mehr pro Kilogramm und Tag betragen. Unter der Annahme eines Energieaufwandes von 4 Kcal pro 1 g Gewichtszunahme können bis zu 180 Kcal/kg KG benötigt werden [80]. Aufgrund der Proteinakkretion im neu gebildeten Gewebe kann der Bedarf an Proteinen um 3,5–4,5 g pro Kilogramm

und Tag betragen. Obwohl sowohl die Protein- als auch die Energieerfordernisse enorm ansteigen, erhöht sich der relative Bedarf an Protein im Verhältnis zur Gesamtenergie auf mehr als das Doppelte. Diese Bedarfsanalyse rechtfertigt die Empfehlung, daß die Gabe größerer Mengen der gleichen Nahrung allein nicht ausreichend ist, sondern eine Anpassung der Nahrungszusammensetzung hinsichtlich des hohen Proteinbedarfs notwendig ist [41, 42, 65].

Die während des Aufholwachstums zugeführte Nahrung muß Proteine mit hoher biologischer Wertigkeit sowie gut verdaubare Energiequellen enthalten. In den meisten Fällen kann diese Forderung durch eine auf Milch basierende und zusätzlich mit weiteren Energielieferanten wie Saccharose, Dextrinmaltose, vorgekochter Stärke und Zuckerpolymeren angereicherte Nahrung erfüllt werden. Langkettige mehrfach ungesättigte Fette werden in großem Umfang benötigt [55] und meist gut toleriert. Wenn sehr große Fettmengen zugeführt werden sollen, kann ein 20- bis 30%iger Anteil mittelkettiger Triglyzeride die Absorption verbessern. In der praktischen Anwendung können Formelnahrungen auf Kuhmilchbasis mit pflanzlichen Ölen (Maiskeim-, Soja- oder Distelöl) in Kombination mit Kokosöl oder mittelkettigen Triglyzeriden angereichert werden.

Obwohl Milch die bevorzugte Proteinquelle für Kinder in der Erholungsphase von einer PEM darstellt, stellt sie nicht die einzige Proteinquelle mit adäquaten Gehalten an essentiellen Aminosäuren dar. Vergleichbare Ergebnisse werden mit geeigneten Mischungen pflanzlicher Proteine erzielt, wenn diese angemessen aufbereitet sind. Kombinationen aus Gemüse und Getreide, Mais mit Soja und Weizen, Weizen und Kichererbsen oder andere Mischungen wurden während der Ernährungsrehabilitation bei PEM mit Erfolg eingesetzt. Die Utilisation dieser Proteine kann aus ihrer Aminosäurezusammensetzung („chemical score") nach Adaptation für ihre Resorptionsquote vorhergesagt werden. Viel Aufmerksamkeit wurde dem Problem der Laktoseintoleranz gewidmet, die bei Erwachsenen und Kleinkindern in Entwicklungsländern eine hohe Prävalenz aufweist. Dennoch kann laktosehaltige Milch bei den meisten Patienten mit primärer Unterernährung ohne Risiken ein-

gesetzt werden. Im Laufe des letzten Jahrzehntes durchgeführte kontrollierte Studien zeigten, daß die Toleranz gegenüber 250 ml Milch nicht mit den Ergebnissen einer klassischen Belastung mit bis zu 50 g Laktose in einer Dosis korreliert [85, 99].
Von wichtiger Bedeutung während der Erholungsphase nach PEM ist die Energiedichte der Nahrung und damit ihre aufzunehmende Menge, besonders wenn eine Energieaufnahme von mehr als 150 Kcal/kg KG erreicht werden soll. Kleine Kinder sind oft nicht in der Lage, die erforderliche Nahrungsmenge zu konsumieren, wenn die Kaloriendichte niedrig und das Volumen hoch ist. Pflanzliche Proteine sind entsprechend aufzubereiten, wenn sie in der Erholungsphase eines Marasmus eingesetzt werden. Ballaststoffe und andere bei diesen Patienten potentiell nachteilige Bestandteile pflanzlicher Nahrung sollten so weit als möglich entfernt werden, um das Volumen zu vermindern. Saccharose und vorgekochte Stärke werden am besten toleriert, während die Kapazität zur Verdauung komplexer Kohlenhydrate bei kleinen Kindern begrenzt ist. Die Anreicherung der Nahrung mit Pflanzenölen ist der optimale Weg für eine kalorische Anreicherung. Energie aus Nahrungsfetten trägt den größten Anteil der erhöhten Energiezufuhr in der Aufbauphase nach PEM bei. Die mit solcherweise angereicherten Nahrungen erzielte Energiedichte überschreitet 1 Kcal/ml und kann bis zu 1,5 Kcal/ml erreichen, wenn geeignete Energiequellen genutzt werden.
Wenn Magermilchpulver für die Herstellung der Milchformel verwendet wird, müssen unbedingt ausreichende Mengen der fettlöslichen Vitamine A, D und E zugegcbcn werden, da diese mit dem Milchfett entfernt wurden. Milch ist darüber hinaus eine unzureichende Quelle für Eisen und Spurenelemente, die für eine optimale Erholung zugesetzt werden müssen. In der Tat findet man während des Aufholwachstums bei Gabe von nicht angereicherter Kuhmilch häufig einen Mangel an Eisen, Zink und Kupfer [13, 14, 15]. Mit dem Wiederbeginn des Längenwachstums und der osteogenen Aktivität ist eine Vitamin-D-Gabe notwendig, um einer Rachitis vorzubeugen. Auch ein Phosphormangel kann während der Erholungsphase auftreten, da Weichteilgewebe und Knochen erhebliche Mengen an Phosphor benötigen. Ein schwerer Phosphormangel

geht mit Muskelschwäche einher und kann zum Funktionsverlust des Zwerchfells führen [6]. Als allgemeine Richtlinie kann gelten, daß der Nährstoffbedarf während des Aufholwachstums nach PEM etwa das 2- bis 3fache des für Gesunde empfohlenen Nährstoffbedarfs beträgt. Dieser hohe Bedarf beruht auf der erhöhten Wachstumsrate sowie auf der verminderten Nährstoffabsorption [90].

Nicht nur die absolute Zufuhr der einzelnen essentiellen Nährstoffe, sondern auch ein ausgewogenes Verhältnis zwischen den Einzelkomponenten sind für den Therapieerfolg wesentlich. Eine Wachstumsstörung kann durch eine inadäquate Zufuhr eines jeden der nahezu 50 essentiellen Nährstoffe resultieren. Eine unzureichende Eisenzufuhr mit Entwicklung einer Eisenmangelanämie kann psychomotorische Entwicklungsverzögerungen hervorrufen, selbst wenn das somatische Wachstum nicht betroffen ist. Bei Säuglingen in der Erholungsphase nach einer PEM muß gezielt nach Anzeichen spezifischer Nährstoffmangelsituationen gefahndet werden, selbst wenn sie eine angemessene Gewichtszunahme aufweisen. Auch eine überschüssige Zufuhr eines Nährstoffes kann den Bedarf für eine andere Substanz verändern: ein Beispiel ist der erhöhte Vitamin-E-Bedarf während der üblicherweise in der Aufbauphase von PEM verabreichten hohen Zufuhr an mehrfach ungesättigten Fettsäuren (PUFA) [52].

Die Erholungsphase nach PEM ist durch eine rasche Zunahme des Gewichts und der fettfreien Körpermasse gekennzeichnet, insbesondere von Muskulatur und viszeralen Proteinkompartimenten. In dieser Phase betragen die energetischen Kosten des Wachstums etwa 2–3 Kcal/g Gewichtszunahme. Nach der ersten Erholungsphase nimmt üblicherweise die Geschwindigkeit der Gewichtszunahme ab. Die energetischen Kosten der Gewichtszunahme steigen an, wenn eine Fettdeposition beginnt. Dabei können Werte von 5–6 Kcal/g Gewichtszunahme beobachtet werden [75]. Der Säugling wird schließlich sein normales Gewicht im Verhältnis zu seiner Körperlänge erreichen, und der Appetit nimmt ab. Diese Phase ist gewöhnlich 4–8 Wochen nach Therapiebeginn erreicht. Die meisten Behandlungszentren betrachten es als ausreichend, wenn das Kind ein normales Gewicht bezogen auf die Länge erreicht. Eine

fortgesetzte Ernährungstherapie wird in der Regel eine weitere Gewichtszunahme mit vermehrter Fettgewebsdeposition induzieren. Obwohl dies oft als Zeichen einer Adipositas angesehen wird, stellt der Überschuß an Fettgewebe eine wertvolle Energiereserve dar, die dem Kind einen Schutz gegen Belastungssituationen bei Rückkehr in seine übliche Umgebung bieten. Darüber hinaus kann ein leichter Überschuß von Körperfett hormonelle Prozesse stimulieren, die mit der Induktion des Längenwachstums assoziiert sind. Deshalb ist das Erreichen eines mäßigen Übergewichtes bezogen auf die Körperlänge bei diesen Patienten durchaus wünschenswert und kann Rückfällen einer PEM nach Entlassung aus der Krankenhausbehandlung vorbeugen [1].
Die 3. Behandlungsphase ist die soziale und entwicklungspsychologische Rehabilitation des unterernährten Kindes. Primäre Unterentwicklung tritt bevorzugt unter vielfältig benachteiligten Umgebungssituationen auf und ist nicht nur Folge eines mangelnden Nahrungsangebots, sondern spiegelt gleichzeitig eine Vielzahl anderer konditionierender Probleme wider. Um Rückfälle zu vermeiden und die Wirkung der Behandlung zu verbessern, ist es von kritischer Bedeutung, sich mit dem psychosozialen Umfeld der Entstehung einer Malnutrition zu befassen. Von wichtiger Bedeutung sind Programme zur Ausbildung und sozialen Unterstützung, welche versuchen, die grundlegenden Ursachen in den Familien und den betroffenen Wohnvierteln zu korrigieren [68]. Dies kann nur erreicht werden, wenn die Gesellschaft insgesamt die Bedeutung eines regelrechten kindlichen Wachstums und einer normalen Entwicklung als einer Investition für die Zukunft erkennt und wertschätzt. Ein solches Konzept überschreitet die Grenzen einer medizinischen Behandlungseinrichtung und erfordert nicht nur das Engagement von Ärzten und Mitarbeitern aus anderen Gesundheitsberufen, sondern auch die Unterstützung der Gemeinschaft und der politischen Entscheidungsträger.
Die Ernährungsrehabilitation sollte auch Maßnahmen einschließen, welche die typischerweise beim marasmischen Kind vorhandene mentale und motorische Entwicklungsverzögerung korrigieren [68]. Untersuchungen in Entwicklungsländern haben gezeigt, daß viele der bei PEM auftretenden neuropsychologischen und

kognitiven Veränderungen durch adäquate psychomotorische Stimulation erfolgreich behandelbar sind. Ebenso wie beim körperlichen Wachstum kann auch bei der kindlichen Entwicklung ein Aufholen und ein Ausgleich von Verzögerungen erreicht werden. Somit steht heute gegenüber der aus den 60er Jahren stammenden Hypothese einer irreversiblen Gehirnschädigung nach PEM nunmehr eine hoffnungsvollere Perspektive entgegen: mit angemessener multifaktorieller Intervention können viele Beeinträchtigungen behoben und die Lebensperspektive wirksam verbessert werden [30, 61, 68].

Diagnose und Behandlung von sekundärer Unterernährung

Die Diagnose einer sekundären Malnutrition umfaßt die gesamte Breite der klinischen Pädiatrie. Nahezu jede pädiatrische Erkrankung kann eine Ursache für eine sekundäre Unterernährung darstellen. Dieser Beitrag soll deshalb nicht den gesamten Inhalt eines pädiatrischen Lehrbuchs wiedergeben, sondern eher ein logisches und folgerichtiges Vorgehen bei der Diagnose und der Therapie sekundärer Unterernährung ableiten. Der Begriff „sekundäre Malnutrition" impliziert, daß die Ursache für die Unterernährung nicht der Mangel an Nahrung ist, sondern durch eine Erkrankung mit beeinträchtigter Nahrungsaufnahme, vermehrten Nährstoffverlusten oder herabgesetzter metabolischer Effizienz der Nährstoffutilisation bedingt ist [100].
Ein vereinfachtes Schema zum diagnostischen Vorgehen stellt Abb. 1 dar. Den ersten Schritt stellt die sorgfältige Anamneseerhebung sowie die gründliche klinische Untersuchung dar. Anthropometrische Messungen erfassen die körperliche Entwicklung und in jüngerer Zeit aufgetretene Veränderungen der Gewichtszunahme und der Wachstumsgeschwindigkeit. Die Symmetrie oder Asymmetrie von Gewichts-, Längen- und Kopfumfangsdefiziten erlaubt Rückschlüsse auf mögliche Ursachen der sekundären Malnutrition. Eine symmetrische Beeinträchtigung weist auf eine frühe und schwere Schädigung hin, die das Wachstumspotential behindert hat. Genetische Syndrome, kongenitale Infektionen oder die Ein-

Primäre und sekundäre Unterernährung im Kindesalter 25

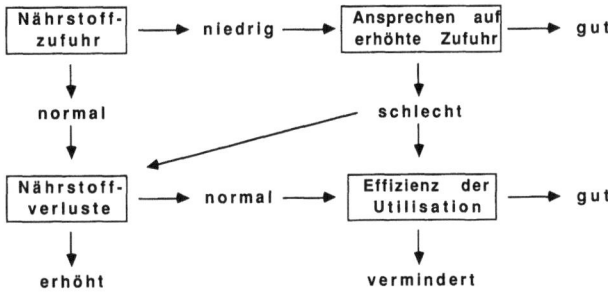

Abb. 1. Vereinfachtes Schema zum diagnostischen Vorgehen bei Malnutrition

wirkung von Umweltgiften können das Wachstum in einem frühen Stadium hemmen und somit alle anthropometrischen Parameter betreffen [36, 51]. Typischerweise führen Nährstoffdefizite zunächst zu einer Verminderung der Gewichtszunahme und später des Längenwachstums, während das Kopfwachstum zunächst unbeeinträchtigt bleibt und nur bei prolongiertem oder schwerem Nährstoffdefizit gestört wird [37]. Wenn das Kopfwachstum verlangsamt ist, muß eine potentielle Störung der psychomotorischen Entwicklung in Betracht gezogen werden [38]. Zur Beurteilung der kindlichen Längenentwicklung ist auch die Elterngröße in Betracht zu ziehen, da kleine Eltern auch kleine Kinder haben. Die mütterliche Größe korreliert eher als die des Vaters mit der Längenperzentile des Kindes, obwohl auch zur väterlichen Größe eine signifikante Beziehung besteht. Wenn beide Elternteile klein sind und das Kind einen symmetrischen Kleinwuchs aufweist, sind wahrscheinlich eher konstitutionelle und nicht nahrungsbedingte Faktoren für den Kleinwuchs verantwortlich. Normalität kann am besten durch Standardabweichungen vom Medianwert definiert werden, wobei Normalwerte im Bereich zwischen minus 2 und plus 2 Standardabweichungen liegen. Kinder in den ersten 18 Lebensmonaten, die unter -1 Standardabweichung des Gewichtes für das Alter oder ≤ -1 Standardabweichung des Gewichtes für die Länge aufweisen, sollten bis zum Abschluß einer eingehenden Diagnostik als unterernährt betrachtet werden. Um die Situation zu klären, erhöht man gewöhnlich die Nahrungszufuhr und überprüft die Auswirkung auf Gewicht und Länge [27, 34, 48]. Eine Mangelernährung wird auf eine adäquat gesteigerte Zufuhr ansprechen, während bei Überwiegen genetischer Komponenten zwar eine Gewichtszunahme, aber nur eine geringfügige oder keine Zunahme der Wachstumsgeschwindigkeit erfolgt.

Der nächste diagnostische Schritt ist die Beurteilung der Nahrungsaufnahme [24]. Wenn die Zufuhr niedrig ist, sollte nach anatomischen oder anderen organischen Ursachen für eine geringe Nahrungsaufnahme gefahndet werden. Wesentlich ist eine sorgfältige Beobachtung des kindlichen Eßverhaltens. Die Suche nach möglichen anatomischen und funktionellen Anomalien des oberen Verdauungstrakts kann den Einsatz radiologischer Methoden erfordern. Ein gastroösophagealer Reflux ist ein sehr häufiger Grund für eine ineffektive Nahrungsaufnahme, da Erbrechen die Menge an tatsächlich im Darm verwertbarer Nahrung erheblich einschränken kann. Organische Störungen wie akute oder chronische Infektionen, Stoffwechselstörungen, Neoplasmen oder neurologische Erkrankungen sind häufig mit Anorexie assoziiert, so daß die Nahrungsaufnahme gering ist [5, 20, 74]. Als Screening für Organschäden sollte eine Anzahl grundlegender Laboruntersuchungen durchgeführt werden. Wenn eine erniedrigte Nahrungsaufnahme vorliegt, ist die beste Strategie ein Therapieversuch mit erhöhter Zufuhr auf oralem Weg oder mit einer Sondenernährung, um einen verminderten Appetit als Regulator der Nahrungsaufnahme zu umgehen [40, 79, 98]. Wenn das Kind bei einer erhöhten Zufuhr gedeiht, wird dies die Verdachtsdiagnose einer Kausalbeziehung zwischen niedriger Nahrungszufuhr und Malnutrition erhärten. Wenn ein schlechtes Ansprechen auf die erhöhte Nahrungszufuhr zu beobachten ist, müssen andere Faktoren in Betracht gezogen werden. Dabei sollten im nächsten Schritt mögliche vermehrte Nährstoffverluste in Stuhl oder Urin erwogen werden. Nährstoffverluste im Urin können bei Diabetes mellitus, beim nephrotischen Syndrom und bei seltenen tubulären Funktionsstörungen wie dem Fanconi-Syndrom erhöht sein. Häufiger sind relevante Verluste im Gastrointestinaltrakt. Auf mögliche Ursachen für eine Malabsorption und chronische Diarrhöe wird in anderen

Beiträgen dieses Bandes ausführlicher eingegangen. Stets sollte die Möglichkeit einer vorliegenden Mukoviszidose, einer Zöliakie, einer Kuhmilch- oder anderen Nahrungsproteinintoleranz oder einer Kohlenhydratmaldigestion in Erwägung gezogen werden [35, 59, 63, 72]. Parasitäre Erkrankungen werden aufgrund von positiven Laborbefunden nicht selten als Ursache für eine Malabsorption erwogen, kommen aber in der Regel nur bei massiver Infestation als Ursache in Frage. Die Bestimmung der Gliadin- und Endomysiumantikörper, des Karotinspiegels im Plasma nach einer Karotinbelastung sowie der D-Xylosetest können das Screening nach einer Malabsorption ergänzen. Dünndarmbiopsien mit histologischen und biochemischen Untersuchungsverfahren werden gezielt zur Abklärung der Ätiologie eines Malabsorptionssyndroms eingesetzt.

Wenn der renale und fäkale Nährstoffverlust normal ist, liegt die Ursache der Gedeihstörung möglicherweise in einer ineffizienten Verwertung der resorbierten Nahrungsbestandteile. Die Effizienz der Nahrungsverwertung kann am besten als die Gewichtszunahme pro absorbierter Kalorie ausgedrückt werden. Wenn dieser Quotient niedrig ist, kann die Gedeihstörung durch erhöhten Nährstoffbedarf oder durch ineffizienten Stoffwechsel der absorbierten Nahrung verursacht sein. Akute und chronische Infektionen, Streß jeglicher Art, Neoplasmen, Hyperthyreoidismus und andere Umstände können den Nährstoffbedarf erheblich ansteigen lassen und dadurch das Gedeihen beeinträchtigen [43, 47, 71, 81, 97, 108]. In solchen Situationen sollte bei einem Therapieversuch die Energiezufuhr auf mehr als 150 KCal/kg erhöht werden, um eine positive Wirkung zu erzielen. Wenn die Nahrungsaufnahme normal ist, die Nährstoffverluste nicht erhöht sind und kein Grund für einen erhöhten Nährstoffbedarf gefunden werden kann, kann die Ursache der sekundären Unterernährung in einer ineffizienten Nahrungsverwertung liegen. Metabolische, hepatische und endokrine Erkrankungen, neurologische Schädigungen, genetische und kongenitale Syndrome, kongenitale Infektionen und Exposition gegenüber toxischen Substanzen und ionisierender Strahlung können alle das Wachstum beeinträchtigen [23, 44, 45, 64, 73, 84]. Die Mechanismen für die schlechte Nahrungsutilisation in dieser Kategorie von Erkrankungen sind derzeit nur unzulänglich verstanden. Bei einigen Stoffwechselstörungen und bei Lebererkrankungen wird ein vermehrter Energieverbrauch durch ineffektive Stoffwechselvorgänge („futile cycles") angenommen [73]. Auf der Grundlage des momentanen Wissens über die Wachstumsregulation ist es wahrscheinlich, daß die Reaktion auf Wachstumsfaktoren alteriert ist entweder durch eine veränderte Produktion wachstumsstimulierender Faktoren oder durch veränderte Zellrezeptoren, die für die Signaltransduktion durch Hormone und andere Wachstumsregulatoren erforderlich sind [21, 96]. Viele offene Fragen sind noch zu beantworten, um zu klären, wie diese heterogene Gruppe von Störungen zu einem gestörten Wachstum führt.

Das Spektrum der spezifischen Erkrankungen, die dem Syndrom der sekundären Unterernährung zugrundeliegen, variiert je nach der Selektion der untersuchten Population [17, 58]. In den meisten klinischen Studien stammt die untersuchte Population aus einer Klinik der tertiären Versorgungsstufe oder aus einer besonderen Ambulanz für Gedeihstörungen, wodurch die Art und Häufigkeit der gestellten Diagnosen beeinflußt wird. Wenn man die Population eines pädiatrischen Zentrums betrachtet, das sich auf onkologische Erkrankungen, Transplantationen, kongenitale Mißbildungen, psychosoziale Probleme, zystische Fibrose und gastrointestinale Erkrankungen konzentriert, werden diese Fälle naturgemäß überrepräsentiert sein. Wenn man dagegen die Fälle eines Pädiaters in der Primärversorgung betrachtet, wird man ein sehr unterschiedliches Spektrum an zugrundeliegenden Diagnosen finden. In den meisten Studien überwiegen gastrointestinale Ursachen der sekundären Malnutrition. Chirurgische, neurologische und hereditäre Erkrankungen sind ebenfalls häufige Ursachen. Chronische Infektionen auf der Grundlage von erworbenen Immundefekten, insbesondere bei HIV-Infektion, werden zunehmend zu einer wichtigen Ursache der kindlichen Malnutrition. Kardiale, bronchopulmonale, renale, metabolische und endokrine Ursachen sind ebenfalls von Relevanz. Psychosoziale Gründe und spezifische Nährstoffdefizienzien sollten trotz eines guten Familieneinkommens nicht vorschnell ausgeschlossen werden, denn gestörte Mutter-

Kind-Verhältnisse und abwegige Ernährungsgewohnheiten finden sich in allen sozioökonomischen Gruppen.

Häufigere Ursachen einer sekundären Malnutrition bei Kindern und Jugendlichen

Gastrointestinal:	chronische Diarrhöe, Zöliakie, Milchproteinunverträglichkeit, gastroösophagealer Reflux;
bronchopulmonal:	chronische Bronchitis, Asthma, bronchopulmonale Dysplasie, zystische Fibrose;
Herzerkrankungen:	Herzinsuffizienz (atriovenöser Shunt), Zyanose (Hypoxämie);
genetisch:	Down-Syndrom, Turner-Syndrom, Silver-Russell-Syndrom, Cornelia-de-Lange-Syndrom;
andere kongenitale Schädigung:	Zytomegalie, Röteln, Toxoplasmose, Medikamente, Toxine, Strahlenschäden;
neurologisch:	hypoxiebedingte Schäden, intrakranielle Blutungen, degenerative Erkrankungen;
metabolisch:	Aminoazidopathien, Organoazidurien, Glykogenosen, Hyperammonämien, Mukopolysaccharidosen, Kohlenhydratintoleranzen, Atmungskettendefekte;
endokrin:	Hypoparathyreoidismus, adrenale Insuffizienz,

	Diabetes mellitus,
	Diabetes insipidus,
	Hypopituitarismus;
chronische Infektionen:	Immundefekte,
	chronische Harnwegsinfektionen,
	Osteomyelitis,
	Tuberkulose,
	rekurrierende Pneumonien;
renal:	vesikoureteraler Reflux,
	chronisches Nierenversagen,
	tubuläre Azidose,
	nephrogener Diabetes,
	Bartter-Syndrom;
psychosozial:	körperliche Mißhandlung,
	Hospitalismus,
	sensorische Deprivation;
spezifische Defizienzien:	Zink und Kupfer,
	essentielle Fettsäuren,
	Vitamine;
andere Ursachen:	Gallenwegsatresie,
	chronische Hepatitis,
	Neoplasmen,
	chronische Entzündungszustände.

Die Liste erhebt keinen Anspruch auf Vollständigkeit, aber mag eine gewisse Hilfe bei der Differentialdiagnose der möglichen Ursachen einer Unterernährung ohne Hinweis für mangelnde Nahrungszufuhr geben.

Die Behandlung der sekundären Unterernährung ist sehr verschieden von derjenigen der primären Malnutrition. Während bei primärer Malnutrition die Lösung stets in mehr und besserer Nahrung liegt, muß bei der sekundären Form zunächst die korrekte ätiologische Diagnose gestellt werden, um zu korrigieren was korrigierbar ist [82]. Das ist bei der Vielzahl der Ausgangskonstellationen, die zu Unterernährung führen, leichter gesagt als getan. Wenn die Grunderkrankung nicht und jedenfalls in der aktuellen Situation des Patienten nicht kausal behandelbar ist, muß Nahrung in ausreichender Menge und Qualität substituiert werden, um den spezifischen Anforderungen des Patienten nachzukommen und ein seiner Situation entsprechend optimales Wachstum zu erreichen. Das Beispiel von hereditären Aminosäurestoffwechselstörungen oder anderer Stoffwechselkrankheiten zeigt deutlich, daß eine geeignete Ernährungsform individuell auf den einzelnen Patienten abgestimmt werden muß. Ein wesentlicher Teil der Behandlung ist die unbedingt notwendige engmaschige Überwachung des Therapieerfolges und ggf. auch die Modifikation der Diät. Da in vielen Fällen eine chronische Ursache zugrunde liegt, stellt sich ein Therapieeffekt oft nur langsam ein. Bei Kindern und Jugendlichen mit chronischen Erkrankungen liegt der Schlüssel zum Therapieerfolg oftmals in Verhaltens- und Umweltfaktoren, deren Beeinflussung außerhalb der üblichen Qualifikation von Ärzten liegen, so daß ein multidisziplinär zusammengesetztes therapeutisches Team solche Probleme systematisch angehen sollte [83]. Die bereits zuvor dargestellten ernährungsphysiologischen Therapieprinzipien bei der primären Unterernährung gelten im wesentlichen auch für Patienten mit sekundärer Unterernährung, besonders wenn ursächliche pathologische Faktoren für die Gedeihstörung bereits korrigiert werden konnten.

Einschätzung des Nährstoffbedarfs bei Erkrankungen

Die Schätzung des Nahrungsbedarfs basiert auf der empfohlenen Nahrungszufuhr für Gesunde, die an Defizite, erhöhte Verluste und verminderte Verwertbarkeit des einzelnen Patienten angepaßt werden müssen. Unter optimalen Bedingungen können die individuellen Bedürfnisse des Patienten mit Hilfe der indirekten Kalometrie, der Stickstoffbilanz und von Substratumsatzbestimmungen mit stabilen Isotopen ermittelt werden, die aber in den allermeisten Kliniken nicht zur Verfügung stehen. Ein wesentlicher Schritt ist in jedem Fall die Dokumentation des Ernährungszustandes und der Reserven des Patienten sowie die gezielte Modifikation der Nahrungszufuhr.
Der quantitative Bedarf an Protein, Energie sowie den Kofaktoren kann durch die physiologischen Reaktionen auf Streß und Erkran-

Tabelle 3. Anhaltswerte für den mittleren Energie- und Proteinbedarf unter Krankheitsbedingungen

Bedingung	Klinische Diagnose	% Energiebedarf	% Proteinbedarf
Gesundes Kind	Normale Population	100	100
Leichter Streß	Anämie, Fieber, milde Infektion, elektive kleinere Operation	100 – 120	150 – 180
Mittlerer Streß	Skeletttraumata schwächende chronische Erkrankungen	120 – 140	200 – 250
Großer Streß	Sepsis, schwere Skelettmuskeltraumata, größere Operationen	140 – 170	250 – 300
Bedrohlicher Streß	Verbrennungen, schneller Aufbau nach Unterernährung	170 – 200	300 – 400

kung unerwartet hoch sein. Bei Patienten mit hypermetabolischen Zuständen durch Operationen und schwere Erkrankungen kann der Ruheenergieumsatz auf das Doppelte der Norm erhöht sein, mit einem Streubereich von etwa 120 – 200% der Referenzwerte. Tabelle 3 zeigt den geschätzten mittleren Bedarf an Protein und Energie unter unterschiedlichen Krankheitsbedingungen.

Katabole Zustände können zum Substratangebot für den erhöhten metabolischen Umsatz führen, wodurch wiederum Gewebereparaturmechanismen, Wundheilung und die Synthese von Schlüsselproteinen gefördert werden. Dies ist bedeutsam, da der Proteinumsatz unabhängig davon fortschreitet, ob der Patient unterernährt ist oder nicht. Bei einem Kind mit schwerer Protein-Energie-Malnutrition erreicht die gesamte Proteinsynthese und der -abbau Werte von 4 – 6 g/kg Tag, bei schnellem Aufholwachstum steigen sie bis zu 9 – 10 g/kg Tag und stabilisieren sich in der Erholungsphase bei 6 – 7 g/kg Tag [7, 104]. Ein wichtiger Aspekt des Proteinumsatzes ist, daß bei abnehmender exogener Proteinzufuhr der Katabolismus körpereigener Proteine zunimmt und die endogene Proteinsyntheserate unverändert bleibt. Eine relative Immobilisation kann zu Stickstoff- und Mineralverlusten führen. Dabei kann der Körperproteinpool und die eng damit verknüpfte Muskelmasse erheblich abnehmen, wenn nur inadäquate Substrate für die Proteinneusynthese zugeführt werden. Bei Patienten mit hypermetabolischen Zuständen ist überdies der Proteinumsatz gesteigert, so daß eine potentielle Stickstoffverarmung beschleunigt ablaufen kann. Andere für die Gewebesynthese notwendige Substrate wie z. B. Mineralien können eine ähnliche Umsatzkinetik aufweisen. Die in diesem metabolischen Umsatz benötigten Vitamine und essentiellen Kofaktoren können nicht synthetisiert werden, und obwohl in gewissem Umfang eine körpereigene Deposition möglich ist, wird eine relative Unterernährung viele Speicher innerhalb kurzer Zeit entleeren. Klinisch manifeste Vitamin- und Mineralmangelzustände können sich manifestieren. Besonders die begrenzten Reserven wasserlöslicher Vitamine (Niazin, Thiamin, Riboflavin, Folsäure, Pyridoxin, Zyanokobalamin und Askorbinsäure) werden schnell verbraucht, und auch die Mineralien Kalzium, Phosphor, Natrium, Kalium, Chlor und Zink sind häufig betroffen.

Die energetische Basis für Gewebestoffwechsel und -neusynthese in Form der ATP-Produktion wird aus der Oxidation von Glukose und Fettsäuren gewonnen. Endogene Fettsäuren stammen indirekt aus den quantitativ variablen Triglyzeridspeichern des Fettgewebes, das freie Fettsäuren als einen Hauptbrennstoff für den oxidativen Stoffwechsel der peripheren Gewebe liefert. Diese mit erhöhten Spiegeln an Katecholaminen und Cortisol assoziierte Fettsäureoxidation scheint auch fortzuschreiten, wenn bei schwerkranken Patienten Glukose verfügbar ist. Endogene Glukose entstammt direkt dem sehr geringen Glykogendepot und indirekt der Glukoneogenese aus Aminosäuren, in erster Linie Alanin aus der Skelettmuskulatur. Diese Quelle der Glukoseproduktion kann Aminosäuren effektiv aus dem auch der Proteinsynthese dienenden Pool entziehen, so daß ein progredienter Verlust an Muskelproteinen resultiert. Falls Glukose nicht in ausreichenden Mengen zugeführt wird, um den Glukosebedarf während Phasen der Unterernährung zu decken, kann dieser Stickstoffverlust zur allmählichen Entleerung der Körperproteinspeicher führen und schließlich zum Rückgang der endogenen Proteinsynthese beitragen. Fette dienen nicht als Quelle für die Kohlenhydratproduktion. Falls die notwendige Substrate nicht durch eine angemessene ernährungstherapeutische Intervention zugeführt werden, kommt es zur Beeinträchtigung anderer metaboli-

scher Funktionen der Zelle und zur Reduktion der Körpersubstanz. Die klinischen apparenten Folgen dieser metabolischen Veränderungen bei suboptimaler Nährstoffzufuhr umfassen eine verminderte Abwehr gegenüber Infektionen, eine reduzierte Synthese von Funktionsproteinen, eine eingeschränkte Sauerstoffversorgung der Gewebe und Einbußen spezifischer Organfunktionen.
Besondere Probleme ergeben sich bei Säuglingen mit niedrigem Geburtsgewicht, da sie weitaus geringere körpereigene Reserven an Nährstoffen besitzen als gesunde reifgeborene Kinder. Entsprechend können diese sehr begrenzten Körperspeicher im Vergleich zu termingerecht geborenen und älteren Kindern sehr schnell erschöpft werden. Die wachsenden und heranreifenden Organsysteme des unreifen Kindes mit niedrigem Geburtsgewicht metabolisieren Mineralien und Substrate mit hohen Umsatzraten, während die Absorption von Nährstoffen vielfach weniger effektiv ist als bei reifgeborenen Kindern [11, 39]. Die Einschätzung des unterschiedlichen Anteils der für das Kind tatsächlich verfügbaren im Vergleich zur zugeführten Nahrungsenergie läßt eine genauere Definition des Nahrungsbedarfs zu.
Die kalorischen Kosten der Gewichtszunahme eines normalen Säuglings werden mit ungefähr 4–5 Kcal/g Gewichtssteigerung eingeschätzt. Bei Erwachsenen mit leichtem Gewichtsverlust liegt das kalorische Äquivalent bei 3–4 Kcal/g, bei ausgeprägtem Untergewicht bei 6–8 Kcal/g. Der Energieaufwand zur Deposition von Fettgewebe liegt bei 8–9 Kcal/g, während für fettfreie Körpermasse etwa 2–3 Kcal/g aufgewendet werden müssen. Bei Patienten mit schwerer Erkrankung und hypermetabolischem Zustand muß eine zusätzliche Zufuhr an Energie und Nährstoffen erfolgen. Auch wenn zunächst keine evidente Unterernährung vorliegt, besteht ein hoher Kalorienbedarf, um die Energie für den krankheitsbedingten Hypermetabolismus zu liefern. Direkte Messungen des Energieumsatzes sind bei schwerkranken pädiatrischen Patienten in der Regel nicht möglich, aber mit Hilfe von Daten aus der Erwachsenenmedizin können Schätzungen für pädiatrische Populationen extrapoliert werden. Es ist dabei aber zu bedenken, daß die kalorischen Bedürfnisse abhängig vom jeweiligen pathophysiologischen Zustand stark variieren können.

Der Energiebedarf in der Phase des Aufholwachstums bei klassichem kindlichen Marasmus wurde klinisch recht gut definiert (150–180 Kcal/kg Tag und mehr). Schätzungen des Energieumsatzes bei schweren Erkrankungen können auf der Basis des erhöhten Sauerstoffverbrauchs und des gesteigerten Substratumsatzes erfolgen. Die exogene Zufuhr ausgewogener Aminosäuremischungen, die den für die Proteinsynthese genutzten Aminosäurepool auffüllen und die Nettokonversion endogener Aminosäuren in katabole Endprodukte bremsen, führt effektiv zu einer Proteineinsparung und einer positiven Stickstoffbilanz. Der Bedarf an einigen Spurenelementen ist definiert worden (Zink: 2 mg/kg Tag, Kupfer: 80 µg/kg Tag bei enteraler Zufuhr), jedoch konnten bisher die spezifischen Metall-Substrat-Interaktionen oder die kompetitiven Wechselwirkungen, welche die Resorption dieser Spurenelemente beeinflussen, nicht vollständig aufgeklärt werden. Die Bedeutung der Spurenelemente zeigt sich beispielsweise in der direkten Beteiligung von Zink an Immunfunktionen [56]. Vielfältige Funktionen anderer Spurenelemente als enzymatische Kofaktoren und strukturelle Bestandteile von Funktionsproteinen sind bekannt, und ihr kinetischer Umsatz verdeutlicht die Notwendigkeit einer ausreichenden Nahrungszufuhr, aber der genaue Bedarf ist derzeit nicht zuverlässig definiert. Essentielle Fettsäuren mit ihren Funktionen als Präkursoren der Lipidmediatoren und als strukturelle Membrankomponenten wird eine zunehmende Bedeutung für das marginal ernährte und das manifest unterernährte Kind beigemessen [53]. Die empfohlene Zufuhr bei gesunden Säuglingen mit normaler intestinaler Absorption beträgt 3% der Energiezufuhr als omega-6- und 0,5% der Energiezufuhr als omega-3-Fettsäuren [78]. Bei Aufholwachstum kann eine erhöhte Zufuhr erforderlich sein.

Schlußfolgerungen

Prävention ist die beste Form der Behandlung. Es besteht kein Zweifel darüber, daß ausreichende Kenntnisse vorhanden sind, um eine primäre Unterernährung bei praktisch allen Kindern zu behandeln und zu vermeiden. Primäre Malnutrition ist als vermeidbare Erkrankung anzusehen, aber ihre Ausrottung erfordert ein großes Engagement der Gesellschaft mit hoher Priorität für das Wohlergehen der Kinder. Die Veränderung der sozialen, ökonomischen und anthropologischen Faktoren, welche Malnutrition bei Kindern bedingen, sprengt bei weitem den Rahmen des rein medizinischen Handelns. Es bedarf der Zusammenarbeit von Ärzten und Politikern, um zu erreichen, daß Kinder vom Zeitpunkt ihrer Konzeption an und im Laufe ihrer konsekutiv durchlaufenen Entwicklungsstadien eine angemessene Ernährung erhalten, um ihr genetisches Potential bestmöglich entwickeln zu können. Die gesellschaftliche Zustimmung zu dieser grundlegenden Forderung ist notwendig, um effektive Präventionsstrategien realisieren zu können. Im folgenden werden einige Aspekte von Programmen zur Prävention primärer Malnutrition zusammengefaßt, die in den letzten Jahrzehnten weltweit unter unterschiedlichsten politischen und sozialen Bedingungen entwickelt wurden: 1) Förderung des Stillens während der ersten 6 Lebensmonate, besonders in Entwicklungsländern, 2) Dokumentation des Wachstums- und Ernährungsstatus durch wiederholte einfache Anthrometrie unter Einbeziehen der Mutter in den Überwachungsprozeß, 3) Impfungen zur Vorbeugung von Infektionskrankheiten und ihrer nachteiligen Auswirkungen auf den Ernährungszustand, und 4) frühe Diagnose und Behandlung von Durchfallerkrankungen mit oralen Rehydratationslösungen. Unicef und andere Organisationen der Vereinten Nationen haben sich an die Spitze dieser Strategie gestellt, die Überlebensrevolution für Kinder („child survival revolution") genannt wird. Kinderärzte sollten dabei keine passiven Zuschauer sein, sondern diese Bemühungen aktiv unterstützen. Gesündere Kinder bedeuten eine bessere Zukunft für die Menschheit. Das Problem der Mangelernährung wird nicht durch die Behandlung von Hunderten und Tausenden von betroffenen Kindern gelöst. Das Problem wird fortbestehen, sofern nicht die Gesellschaft insgesamt entschlossen dagegen angeht. Der Zugang zu Nahrung in angemessener Menge und Qualität ist ein menschliches Grundrecht und eine Grundvoraussetzung für Gesundheit.

In den industrialisierten Ländern müssen sich Kinderärzte über die Risiken der sekundären Malnutrition bewußt sein, welche die Erholung von Erkrankungen verzögern und erschweren können und bei chronisch kranken Kindern und Jugendlichen die Lebensqualität ganz wesentlich beeinflußt. Der Forderung nach einem organisierten ernährungstherapeutischen Team innerhalb eines Kinderkrankenhauses wird durch die Einzelargumente in diesem Kapitel Nachdruck verliehen. Die sorgfältige Überprüfung der Nahrungsaufnahme und des Ernährungszustandes bei akuten und besonders bei chronischen Erkrankungen ist der wichtigste erste Schritt. Der sich anschließende Schritt einer Ernährungstherapie erfordert eingehende Kenntnisse über angemessene Interventionen, um den krankheitsspezifischen Nährstoffbedarf zu decken. Hierzu werden Ärzte mit wissenschaftlich fundierten Kenntnissen im Bereich der klinischen Ernährung in Verbindung mit Teams von anderen Experten gebraucht, die Diätassistenten, Pflegekräfte mit besonderen Kenntnissen in der parenteralen Infusionstherapie und klinisch orientierte Pharmazeuten einbeziehen sollten. Industrie und Ernährungswissenschaftler stehen nicht unmittelbar am Krankenbett, aber sie liefern wertvolle Hilfen durch Produkte, welche eine Nährstoffzufuhr auch bei gestörter gastrointestinaler Funktion ermöglichen und die bestmögliche Nutzung einer limitierten metabolischen Toleranz ermöglichen. Pädiater mit speziellen Kenntnissen in der Ernährungsphysiologie sollten dazu beitragen, eine sekundäre Unterernährung zu verhindern oder mindestens zu identifizieren und zu behandeln, wenn die Prävention versagt oder bei Behandlungsbeginn nicht möglich ist.

Gesunde und gut ernährte Kinder bedeuten eine bessere Zukunft für die Menschheit.

Die Autoren danken Frau Ursula Dürr für ihre engagierte und wertvolle Hilfe bei der Erstellung dieses Beitrages.

Literatur

1. Alvear J, Artaza C, Vial M, Guerro S, Muzzo S (1986) Physical growth and bone age of survivors of protein energy malnutrition. Arch Dis Child 61:257–262
2. Arnold WC, Danforth D, Holliday MC (1983) Effects of calorie supplementation on growth in children with uremia. Kidney Int 24:205–209
3. Ashworth A (1969) Growth rates in children recovering from protein calorie malnutrition. Br J Nutr 23:835–845
4. Ashworth A (1976) Ad lib feeding during recovery from malnutrition. Br J Nutr 51:968–971
5. Bernstein IL, Bernstein ID (1981) Learned food aversions and cancer anorexia. Cancer Treat Rep 65 [Suppl 5]:43–47
6. Bertocci LA, Mize CE, Uauy R (1992) Muscle phosphorus energy state in very low birth weight infants: effect of exercise. Am J Physiol 262 (Endocrinol Metab 25):E289–E294
7. Bier DM, Young VR (1986) Assessment of whole-body protein-nitrogen-kinetics in the human infant. In: Fomon SJ, Heird WC (ed) Energy and protein needs during infancy. Academic Press, Orlando, pp 107–125
8. Bilmazes C, Kien CL, Rohrbaugh D, Uauy R, Burke JF, Munro HN, Young VR (1978) Quantitative contribution by skeletal muscle to elevated rates of whole-body protein breakdown in burned children as measured by N-Methylhistidine output. Metabolism 27:671–676
9. Bistrian BR, Blackburn GL, Vitale J et al (1976) Prevalence of malnutrition in general medicine patients. JAMA 235:1567–1570
10. Bravo ME, Barrera MG, Arancibia A, Uauy R (1989) Effect of nutritional status on chloramphenicol pharmacokinetics. Nutr Res 9:1101–1108
11. Brooke OG, Alvear J, Arnold M (1979) Energy retention, energy expenditure and growth in healthy immature infants. Pediatr Res 13:215–220
12. Brunser O, Reid A, Mockeberg P et al (1966) Jejunal biopsies in infant malnutrition. Pediatrics 38:605
13. Castillo-Duran C, Fisberg M, Valenzela A, Egana JI, Uauy R (1983) Controlled trial of copper supplementation during the recovery from marasmus. Am J Clin Nutr 37:898–903
14. Castillo-Duran C, Heresi G, Fisberg M, Uauy R (1987) Controlled trial of zinc supplementation during recovery from malnutrition: effects on growth and immune function. Am J Clin Nut 45:602–608
15. Castillo-Duran C, Vial P, Uauy R (1988) Trace mineral balance during acute diarrhea in infants. J Peds 113:452–457
16. Castillo C, Uauy R (1988) Copper deficiency impairs growth of infants recovering from malnutrition. Am J Clin Nut 47:710–714
17. Cooper A, Jakobowski D, Spiker J et al (1981) Nutritional assessment: an integral part of the preoperative pediatric surgical evaluation. J Pediatr Surg 16:554–560

Primäre und sekundäre Unterernährung im Kindesalter 39

18. Davies PSW, Valley R, Preece MA (1988) Adolescent growth and pubertal progression in the Silver-Russell syndrome. Arch Dis Child 63:130–135
19. Dobbing J (1974) The latter growth of the brain and its vulnerability. Pediatrics 53:1
20. Eisenberg LD, Merritt RJ, Sinatra FR (1987) Nutrition in hepatic disorders. In: Grand RJ, Sutphen JL, Dietz WE (eds) Pediatric nutrition: theory and practice. Butterworth, Boston, pp 513–524
21. Emler CA, Schalch DS (1987) Nutritionally-induced changes in hepatic insulin-like growth factor I (IGF-I) gene expression in rats. Endocrinology 120:832–834
22. FAO/WHO/UNU (1985) Energy and protein requirements. Report of a joint FAO/WHO/UNU Meeting (Tech Rep Ser Nr. 724 WHO Geneva)
23. Fisher DA (1988) Catch up growth in Hypothyreoidism. N Engl J Med 318:632–634
24. Fomon SJ (1974) Voluntary food intake and its regulation. In: Fomon SJ (ed) Infant nutrition, 2nd edn. Saunders, Philadelphia, pp 44–55
25. Fomon SJ, Heird WC (eds) (1986) Energy and protein needs during infancy. Academic Press, New York
26. Fuentes A, Hertrampf E, Barrera G, Heresi G, Jarpa S, Uauy R (1981) Evaluacion nutricional del paciente pediatrico hospitalizado. Rev Chil Ped 52:387–395
27. Flombaum CD, Berner YN (1989) TPN-induced catch up growth in a 22 y old male with radiation enteritis. Am J Clin Nutr 50:1341–1347
28. Fjeld CR, Schoeller DA, Brown KH (1989a) Body composition of children recovering from severe protein energy malnutrition at two rates of catch up growth. Am J Clin Nutr 50:1266–1275
29. Fjeld CR, Schoeller DA, Brown KH (1989b) A new model for predicting energy requirements of children during catch-up growth developed using double labelled water. Pediatr Res 25:502–508
30. Galler JR, Ramsey FE, Morley DS, Archer E, Salp T (1990) The long-term effects of early kwashiorkor compared with marasmus. Pediatr Res 27:235–239
31. Gattas V, Fuentes A, Jarpa S, Uauy R (1981) Situacion alimentaria de pacientes pediatricos hospitalizados. Rev Chil Ped 52:397–404
32. Golden M (1985) The consequences of protein deficiency in man and its relationship to the features of kwashiorkor. In: Blaxter KL, Waterlow JC (eds) Nutritional adaptation in man. Libbey, London, pp 169–188
33. Golden MHM (1991) The nature of nutritional deficiency in relation to growth failure and poverty. Acta Paediatr Scand 374:95–110
34. Graham GG, Adrianzen BT (1972) Late catch up growth after severe infantile malnutrition. J Hopkins Med J 131:204–210
35. Groll A, Candy DCA, Preece MA, Tanner JM, Harries JT (1980) Short stature as the primary manifestation of coeliac disease. Lancet 2:1097–1099
36. Gruenwald P, Funakawa H, Mitani S et al (1967) Influence of environmental factors in foetal growth in man. Lancet 1:1026

37. Hack M, Merkatz IR, McGrath SK, Jones PK, Fanaroff AA (1984) Catch up growth in very-low-birth-weight infants: clinical correlates. AM J Dis Child 138:370–375
38. Hack M, Breslau N, Weissman B, Aram D, Klein N, Borawski E (1991) Effect of very low birth weight and subnormal head size on cognitive abilities at school age. N Engl J Med 325:231–237
39. Heird WC, Kashyap S (1989) Protein and energy requirements of low birth weight infants. Acta Paediatr Scand [Suppl] 351:13–23
40. Hellerstein S, Holliday MA, Grupe WE, Fine RN, Fennell RS, Chesney RW, Chan JCM (1987) Nutritional management of children with chronic renal failure. Pediatr Nephrol 1:195–211
41. Jackson AA, Chir B, Picou D, Reeds PP (1977) The energy cost of repleting tissue deficits during recovery from protein-energy malnutrition. Am J Clin Nutr 30:1514–1517
42. Jackson AA, Wooton SA (1990) The energy requirements of growth and catch-up growth in activity, energy, expenditure and energy requirements of infants and children. In: Scrimshaw NS, Schurch B (eds), IDECG
43. Jaffe N (1981) Nutrition in childhood malignancy. In: Suskind RM (ed) Textbook of pediatric nutrition. Raven, New York, pp 541–551
44. Jones KL, Smith DW, Ulleland CN, Streissgut AP (1973) Pattern of malformation in offspring of chronic alcoholic mothers. Lancet 1:1268
45. Kaufman SS, Murray ND, Wood RP et al (1987) Nutritional support for the infant with biliary atresia. J Pediatr 110:679–686
46. Keusch GT (1990) Vitamin A supplements – too good not to be true. N Engl J Med 323:958–986
47. Kelts DG, Grand RJ, Shen G et al (1979) Nutritional basis of growth failure in children and adolescents with Crohn's disease. Gastroenterology 76:720–727
48. Kerr D, Ashworth A, Picou D, Poulter N, Seakins A, Spady D, Wheeler E (1973) Accelerated recovery from infant malnutrition with high caloric feeding. In: Gardner LI, Amacher P (eds) Endocrine aspects of malnutrition. The Kroc Foundation, Santa Inez, pp 476–486
49. Kokal WA (1985) The impcat of antitumor therapy on nutrition. Cancer 55:273–278
50. Kurzner IK, Garg M, Bautista BD et al (1988) Growth failure in infants with BPD: nutrition and elevated resting metabolic expenditure. Pediatrics 81:379–384
51. Kline AH, Blattner RJ, Lunin M (1964) Transplacental effect of tetracyclines. JAMA 188:178–180
52. Koletzko B (1985) Veränderungen des Fettstoffwechsels bei Protein-Energie-Malnutrition. Sozialpädiatrie 9:489–493
53. Koletzko B (1986) Essentielle Fettsäuren: Bedeutung für Medizin und Ernährung. Akt Endokrinol Stoffw 7:18–27
54. Koletzko B, Abiodun PO, Laryea MD, Bremer HJ (1986) Zufuhr und Stoffwechsel essentieller Fettsäuren bei Protein-Energie-Malnutrition. Kinderarzt 17:1013–1016

55. Koletzko B, Abiodun PO, Laryea MD, Bremer HJ (1986) Fatty acid composition of plasma lipids in Nigerian children with protein-energy malnutrition. Eur J Pediatr 145:109–115
56. Koletzko B, Schroten H (1993) Ernährung und Immunfunktion. In: Wahn U, Seeger R, Wahn V (Hrsg) Pädiatrische Allergologie und Immunologie. Fischer, Stuttgart (im Druck)
57. Krieger I (1970) Growth failure and congenital heart disease, energy and nitrogen balance in infants. Am J Dis Child 120:187
58. Leonard MF, Rhymes JP, Solnit AJ (1966) Failure to thrive in infants. Am J Dis Child 111:600
59. Levy LD, Durie PR, Pencharz PB, Corey ML (1985) Effects of long-term nutritional rehabilitation on body composition and clinical status in malnourished children and adolescents with cystic fibrosis. J Pediatr 107:225–230
60. Loeb JN (1976) Corticosteroids and growth. N Engl J Med 295:547–552
61. Lloyd-Still JD, Hurwitz I, Wolff PH, Shwachman H (1974) Intellectual development after severe malnutrition in infancy. Pediatrics 54:306
62. Merritt RJ, Suskind RM (1979) Nutritional survey of hospitalized pediatric patients. Am J Clin Nutr 32:1320–1325
63. Milne MD (1967) Hereditary abnormalities of intestinal absorption. Br Med Bull 23:279
64. Miller RW, Blot JW (1972) Small head size after in utero exposure to atomic radiation. Lancet 2:764
65. Millward DJ, Garlick PJ, Reeds PJ (1976) The energy cost of growth. Proc Nutr Soc 35:339–349
66. Millward DJ, Bates PC, Coyer P, Cox M, Dalal S, Jepson M, Pell J (1986) The effect of dietary energy and protein on growth as studied in animal models. In: Fomon SJ, Heird WC (eds) Energy and protein needs during infancy, Bristol-Myers Nutrition Symposia, vol 4. Academic Press, pp 127–156
67. Mize CC, Corbett RJT, Uauy R, Nunnally RL, Williamson SB (1988) Hypotonia of Ricketts: new insights by studies with P-31 magnetic resonance spectroscopy. Pediatr Res 24:713–716
68. Monckeberg F, Riumallo J (1983) Nutrition recovery centers: the Chilean experience. In: Underwood B (ed) Nutrition intervention strategies in national development. Academic Press, New York, pp 189–199
69. Munro HN (1964) In: Munro HN, Allison JB (ed) Regulation of protein metabolism by diet and hormones in mammalian. Protein metabolism, vol 1. Biochemical aspects of protein metabolism. Academic Press, New York, pp 381–481
70. McCance RA (1962) Food growth and time. Lancet 2:621–626
71. Nadas AS, Rosenthal A, Crigler JF (1981) Nutritional considerations in the prognosis and treatment of children with congenital heart disease. In: Suskind RM (ed) Textbook of pediatric nutrition. Raven, New York, pp 537–544
72. O'Laughlin E, Forbes D, Parsons H et al (1986) Nutritional rehabilitation of malnourished patients with cystic fibrosis. Am J Clin Nutr 43:732–737
73. Pierro A, Koletzko B, Carnielli V, Superina RA, Roberts EA, Filler RM, Smith J, Heim T (1989) Resting energy expenditure is increased in infants and children with extrahepatic biliary atresia. J Pediatr Surg 24:534–538

74. Pugliese MT, Lifshitz F, Grad G, Marks-Katz M (1983) Fear of obesity: a cause of short stature and delayed puberty. N Engl J Med 309:513–518
75. Roberts SB, Young VR (1988) Energy cost of fat and protein deposition in the human infant. Am J Clin Nutr 48:951–955
76. Schlesinger L, Uauy RD (1991) Nutrition and neonatal immune function. Semin Perinatol 15:469–477
77. Schroten H, Koletzko B, Hanisch FG (1991) Immunologische Aspekte menschlicher Milch. Ernährungs-Umschau 38:484–488
78. Scientific Committee for Food of the Commission of the European Community (1992) Nutrient and energy intakes for the European Community. Revised draft report, CS/RDA 15 Rev. 2. Brüssel, Kommission der Europäischen Gemeinschaften
79. Sokol RJ (1987) Medical management of the infant or child with chronic liver disease. Semin Liver Dis 7:155–167
80. Spady DW, Payne PR, Picou D, Waterlow JC (1976) Energy balance during recovery from malnutrition. Am J Clin Nutr 29:1073–1088
81. Stewart SM, Uauy R, Kennard BD, Waller DA, Benser M, Andrews WS (1988) Mental development and growth in children with chronic liver disease of early and late onset. Pediatrics 82:167–172
82. Stewart SM, Uauy R, Waller DA, Kennard BD, Benser M, Andrews WS (1989) Mental and motor development, social competence and growth after successful liver transplantation in children. J Peds 114:574–581
83. Stewart SM, Hiltebeitel C, Nici J, Waller DA, Uauy R, Andrews WS (1991) Neuropsychological outcome of pediatric liver transplantation. Pediatrics 87:367–376
84. Tanner JM (1989) Physical growth from conception to maturity. In: Foetus into man, 2nd edn. Castleman, Ware, UK
85. Torun B, Viteri PE (1988) Protein energy malnutrition. In: Shilds ME, Young VR (eds) Modern nutrition in health and disease, 7th edn. Lea & Febiger, Philadelphia, pp 746–773
86. Thornburg WL, Matrisian BM, Koldowsky O (1984) Gastrointestinal absorption of epidermal growth factor in suckling rats. Am J Physiol (Gastrointest Liver Physiol) 9:680–685
87. Uauy R, Chateauneuf R, Valiente S (1984) Food and nutrition problems in urbanized Latin America: misdirected development. In: White PL, Selvey N (eds) Malnutrition determinants and consequences, proceedings of the seventh WHNC. Liss, New York, pp 29–43
88. Uauy R (1985a) Health in developing countries: commentary. J Ped Infect Dis 4:536–537
89. Uauy R, Castillo-Duran C, Fisberg M, Fernandez N, Valenzuela A (1985b) Red cell superoxide dismutase activity as an index of human copper nutrition. J Nutr 115:1650–1655
90. Uauy R (1989a) Protein energy malnutrition prevention and treatment. In: Eichenwald H, Stroder (eds) Current therapy in pediatrics. Decker, Toronto, pp 169–174

91. Uauy R, Hogg R, Holliday M (1989b) Protein energy requirements of children with chronic renal insufficiency. Semin Nephrol 9:24–30
92. Uauy R, Mize C (1990) Starvation in the pediatric ICU. In: Levine D (ed) Essentials of pediatric intensive care. Quality Medical, St. Louis, pp 586–592
93. Uauy R, Mize C, Argyle C, McCracken G (1991) Metabolic tolerance to arginine: implications for the safe use of arginine salt-aztreonam combination in the neonatal period. J Peds 118:965–970
94. Uauy R, Alvear J (1992) Effects of protein energy interactions on growth. In: Schurch B, Scrimshaw N (eds) Protein energy interactions. IDECG, Lausanne (in press)
95. Uauy R, Hogg R, Brewer E, Reisch J, Cunningham C, Holliday M (1993) Effect of dietary protein intake on growth of infants with chronic renal insufficiency: a report from the infant diet protein study. Pediatr Nephrol (in press)
96. Underwood LE, Clemmons DR, D'Ercole AJ, Ketelslegers JM (1986) Regulation of somatomedin-C/insulin like growth factor I by nutrients. Horm Res 24:166–176
97. Vaisman N, Penchartz PB, Corey M et al (1987) Energy expenditure of patients with cystic fibrosis. J Pediatr 111:496–500
98. Vanderhoof JA, Hofschire PJ, Baluff MA et al (1982) Continuous enteral feedings: an important adjunct to the management of complex congenital heart disease. Am J Dis Child 136:825–827
99. Viteri FE, Torun B (1988) Protein-energy malnutrition. In: Paige DM (ed) Clinical nutrition, 2nd edn. Mosby, St. Louis, pp 531–546
100. Warshaw JB, Uauy R (1975) Identification of nutritional deficiency and failure to thrive in the newborn. Clin Perinatol 2:327–344
101. Waterlow JC (1961) The rate of recovery of malnourished infants in relation to the protein-calorie malnutrition. Br Med J 3:566–569
102. Waterlow JC, Buzina R, Keller W et al (1977) The presentation and use of height and weight data for compating the nutritional status of groups of children under the age of 10 years. Bull WHO 55:489–498
103. Waterlow JC, Golden MHM, Patrick J (1980) Protein-energy malnutrition: treatment. In: Dickerson JWT, Lee MA (eds) Nutrition in the clinical management of disease. Arnold, London, pp 49–71
104. Waterlow JC (1986) Discussion: protein-energy interactions. In: Fomon SJ, Heird WC (eds) Energy and protein needs during infancy. Academic Press, Orlando, pp 175–180
105. World Health Organization (1981) The treatment and management of severe protein malnutrition. WHO, Geneva
106. World Health Organization (1983) Measuring change in nutritional status. WHO, Geneva
107. Young VR, Steffee WP, Pencharz PB, Winterer JC, Scrimshaw NS (1975) Total human body synthesis in relation to protein requirements at various ages. Nature 253:192–193
108. Young VR (1977) Energy metabolism and requirement in the cancer patient. Cancer Res 37:2336–2347

Mangelernährung und Immunsystem

H. Schroten

Während schon im 5. Jahrhundert vor Christus in indischen Schriften die enge Beziehung zwischen Ernährung und allgemeiner Gesundheit des Menschen erwähnt wird, beschrieb J.F. Menkel (zitiert bei C.M. Jackson [11]) 1810 erstmals eine Thymusatrophie bei mangelernährten Patienten. Damit war der erste wissenschaftliche Hinweis für einen Zusammenhang zwischen Mangelernährung und Immundefekt erbracht [1]. J. Simon [23] nannte schon 1845 den Thymus ein „Barometer der Mangelernährung". Heute wissen wir, daß der Thymus ein zentrales Organ der zellvermittelten Immunität darstellt.

Da es sich einerseits beim menschlichen „Immunsystem" um ein äußerst komplexes System handelt und andererseits „Mangelernährung" meist auf ein Zusammentreffen zahlreicher Nährstoffdefizite auftritt, ist es schwierig, eindeutige Beziehungen zwischen beiden herzustellen. Beobachtungen an Labortieren, die mit Selektivdiäten ernährt wurden, und einzelne klinische Beobachtungen (z.B. Acrodermatitis enteropathica) haben aber dazu gefuhrt, daß wir heute die Immunrelevanz einer ganzen Reihe von Nahrungsstoffen sicher kennen. So darf die Mangelernährung als die häufigste Ursache für eine sekundäre Immundefizienz in der Welt gelten.

Abwehrmechanismen des Organismus (mod. nach [4])

- Antigenspezifisch:
  Antikörper,
  zellvermittelte Immunität;

- antigenunspezifisch:
  Haut (mechanische Barriere),
  Schleimhäute (Mucus, Zilien),
  Phagozyten,
  Komplementsystem,
  Lysozym,
  Interferon.

Ursachen für sekundäre Immundefizienzien (mod. nach [17])

- Infektionen: Masern, Röteln, Varizellen, Herpes simplex, Zytomegalie, Tuberkulose, AIDS;
- Neoplasmen: solide Tumoren, Leukämien;
- metabolische Erkrankungen: Glykogenose Ib;
- renale Erkrankungen: Urämie, nephrotisches Syndrom;
- *Malnutrition;*
- Iatrogen: Immunsuppressiva, Strahlentherapie.

Die besondere pädiatrische Relevanz dieser Thematik wird darin deutlich, daß zum einen nach WHO-Angaben 100 Mio. Kinder, die jünger als 5 Jahre sind, v. a. in den Entwicklungsländern an Mangelernährung leiden und zum anderen zwei Drittel der Todesfälle von Kindern dieser Altersgruppe durch Infektionen bedingt sind.

Proteinkalorische Mangelernährung

Veränderungen des Immunsystems treten v. a. bei proteinkalorischer Mangelernährung (PKM) auf. Dabei sind die *zellvermittelten Immunreaktionen* stärker betroffen als das humorale Immunsystem [14, 19]. Dieser Tatsache entspricht die vor 182 Jahren von Menkel beobachteten Thymusatrophie und die verringerte Hautreaktion auf Recallantigene (s. Abb. 1), z. B. im Multitest Merieux. Die Ursache hierfür liegt in der verminderten Zahl besonders von reifen differenzierten CD4-positiven (T-Helferzellen), aber auch von CD8-positiven (T-Suppressorzellen) Lymphozyten. Die Stimu-

Mangelernährung und Immunsystem 47

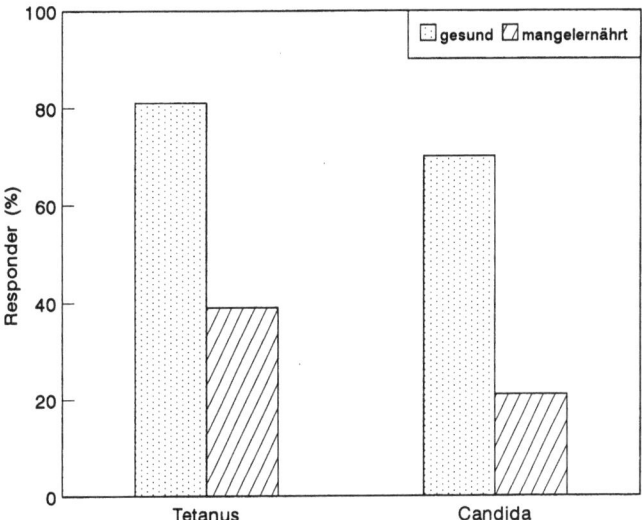

Abb. 1. Prozentsatz von gesunden und von mangelernährten Kindern, die eine positive Typ-IV-Hautreaktion auf die „Recall"-antigene Tetanus und Candida zeigen. (Nach Chandra 1991 b)

lierbarkeit von Lymphozyten proteinkalorisch Unterernährter mit Mitogenen ist ebenfalls reduziert.

Obwohl auch weniger B-Lymphozyten und Plasmazellen gefunden werden, bleibt die *humorale Antikörperantwort* auf T-zellunabhängige Antigene über längere Zeit weitestgehend intakt. Aufgrund einer geringeren Antikörperaffinität kommt es zum vermehrten Auftreten von Immunkomplexen.

Bei Untersuchungen zur Auswirkung von PKW auf das mukosaassoziierte Immunsystem konnte Chandra [2] nachweisen, daß es bei der Impfung mangelernährter Kindern mit Poliovakzinen zur verminderten Bildung von sekretorischem IgA kommt. Sekretorisches IgA ist ein Hauptbestandteil der Schleimhautimmunität.

Die *Cytokine IL1, IL2* und -Interferon werden vermindert produziert, ebenso *Komplementfaktoren* [20] (s. Tabelle 1). Daraus ergibt sich eine verringerte Opsonisierungsfähigkeit des Serums.

Tabelle 1. Komplementsystem bei Protein-Energie-Malnutrition[a]. (Nach Chandra 1991 b)

	Gesunde		Proteinkalorisch Unternährte
Totale hämolytische Komplementaktivität			
CH_{50} (kU/L)	116	±19	67±12
C3 (g/L)	1,43	±0,15	0,61 ±0,09
C5 (g/L)	0,081	±0,003	0,049±0,002
Faktor B (g/L)	2,29	±0,17	1,21 ±0,11

[a] Mittelwerte und Standardabweichungen.

PKM zeigte unterschiedliche Auswirkungen auf die *Phagozytenfunktion*. Während die Phagozytoseleistung (Ingestion) unbeeinflußt bleibt, ist die Bakterizidie deutlich reduziert. Granulozyten und Monozyten produzieren weniger Lysozyme, was eine weitere Schwächung der unspezifischen Abwehr bedeutet.

Die *Adhärenz von Bakterien* an Schleimhäute als Voraussetzung für die systemische Infektion eines Organismus ist bei PKM verstärkt (s. Abb. 2). Die Ursache hierfür könnte in einer noch nicht näher erforschten qualitativen Änderung des Mukusbelags der Zellen liegen.

Zahlreiche Studien haben gezeigt, daß auch der Mangel an Mikronährstoffen wie Vitamine und Spurenelementen die Immunkompetenz des Organismus beeinträchtigen [14]. Dabei kommt es schon nach kurzer Zeit des Mangels zur Alteration des Immunsystems [4, 5]. Andererseits ist es wichtig zu erwähnen, daß exzessive Zufuhr einiger Mikronährstoffe ebenfalls zu einer Schädigung des Abwehrsystems führen, wie z.B. durch extrem hoch dosierte Gaben von Vitamin E oder Eisen.

Vitamine

Eine Mangelversorgung mit fettlöslichem *Vitamin A* ruft eine reduzierte lymphozytäre Proliferation nach Stimulation durch Mitogene hervor. Außerdem wurde eine vermehrte bakterielle Adhärenz an Schleimhäute bei Vitamin-A-Mangel gefunden.

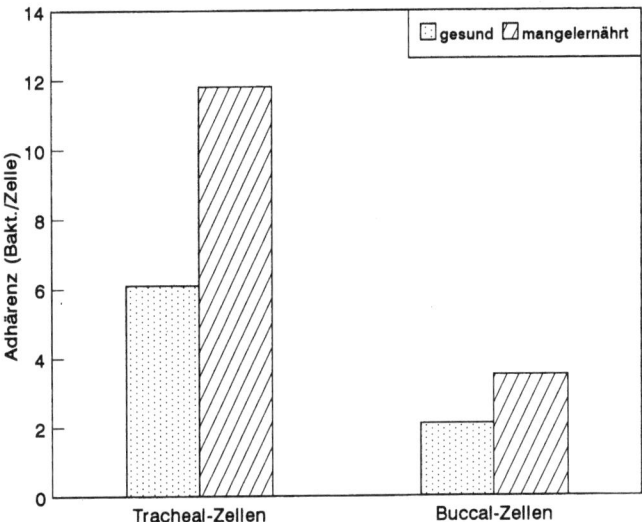

Abb. 2. Einfluß einer Malnutrition auf die Adhäsion von Klebsiella pneumoniae an Schleimhautzellen. (Nach Chandra 1991b)

Ein *Vitamin-E*-Mangel wirkt sich ebenfalls negativ auf die zelluläre Immunantwort (verzögerte Antwort im Hauttest auf „Recallantigene") sowie auf die Antikörperproduktion aus. Wie Selen und Vitamin C wirkt Vitamin E als Antioxidans und ist somit für den Schutz von Membranen vor oxidativer Schädigung von großer Bedeutung. Da gerade für die Zellen des Immunsystems zur Antigenerkennung, Antigenpräsentation und Zellinteraktion intakte Membranen von besonderer Wichtigkeit sind, werden Zellen des Abwehrsystems besonders von einem Vitamin-E-Mangel betroffen [17].
Ein *Vitamin-C*-Mangel wirkt sich außerdem noch negativ auf Beweglichkeit und Bakterizidie von Phagozyten aus. Aus diesem Grund wird dieses Vitamin auch versuchsweise zur Therapie des Phagozytendefekts beim Chediak-Higashi-Syndrom eingesetzt.
Von den wasserlöslichen Vitaminen führt besonders der Mangel an *Vitamin B_6* und *Folsäure* zu einer Alteration des Immunsystems:

v. a. das zellvermittelte System ist betroffen. Die In-vitro-Lymphozytenproliferation auf Mitogene ist wie der In-vivo-Hauttest auf „Recall"-antigene reduziert. Die Transplantatabstoßung ist verzögert. Über die Helferfunktion der T-Lymphozyten kommt es auch zur Verminderung der Antikörperproduktion.

Spurenelemente

Von den Veränderungen des Immunsystems, die durch den Mangel an Spurenelementen entstehen, sind jene, die durch *Zinkmangel* hervorgerufen werden, am besten erforscht. Dies liegt u. a. darin begründet, daß am Krankheitsbild der „Acrodermatitis enteropathica" mit seinen häufigen, schweren Infektionen die Folgen eines selektiven Zinkmangels für das menschliche Immunsystem direkt meßbar werden. Ein Zinkmangel führt auch beim Säugling sekundär zu einer schweren Störung des Stoffwechsels essentieller Fettsäuren, welcher wiederum die Funktion immunkompetenter Zellen beeinträchtigt [12, 15]. Zinkmangel kann durch verminderte Zufuhr oder erhöhte Zinkausscheidung bzw. Verlust entstehen. Werden Schwermetalle wie Kupfer und Cadmium vermehrt aufgenommen, so kann dies zur Konkurrenz mit Zinkbindungsstellen an der Darmmukosa führen. Komplexbildende Medikamente wie Penicillamin und Tetracykline erhöhen die Zinkausscheidung, ohne daß der genaue Mechanismus hierfür bekannt ist.

Störungen des zellulären Immunsystems bei Zinkmangel
(mod. nach [17])

- Atrophie von Thymus und lymphatischem Gewebe
- Typ-IV-Reaktion auf „Recall"-antigene ↓
- Lymphozytenproliferation in vitro ↓
- Natürliche Killeraktivität ↓
- Primäre und sekundäre Antikörperantwort auf ↓
  T-Zell-abhängige Antigene
- Transplantatabstoßung ↓
- Interleukin-2-Sekretion ↓

Aber auch Phagozytenfunktionen wie die Bildung von reaktiven Sauerstoffmetaboliten und die Chemotaxis werden negativ beeinflußt. Die Ursache für den starken Einfluß von Zinkmangel auf das Immunsystem liegt im wesentlichen darin, daß Zink für mehr als 60 Metalloenzyme eine wichtige Rolle spielt, so z. B. für DNA-Polymerasen und die Aktivierung der NADPH-Oxidase.
Bei *Kupfermangel* ist die mitogeninduzierte Proliferation von Lymphozyten reduziert, ebenso die Abtötungsfähigkeit von Bakterien durch Phagozyten. Auch *Eisenmangel* wirkt sich negativ auf Phagozytenfunktionen aus, da die Enzyme Myeloperoxidase und verschiedene Cytochrome eisenabhängig sind. Die immunologischen Veränderungen, die durch *Selenmangel* (s. auch Abschnitt „Vitamine") verursacht sind, zeigt die folgende Übersicht.

Immunologische Veränderungen bei Selenmangel (nach [17])

- Natürliche Killeraktivität ↓
- T-Zell-vermittelte Zytotoxität ↓
- Mikrobizide Aktitität von neutrophilen Granulozyten und Makrophagen ↓
- Lymphozytenproliferation ↓
- Immunglobulinsynthese ↓

Aminosäuren

Der Mangel an bestimmten Aminosäuren beeinflußt die Antikörperbildung negativ [7, 8]. Neuere Arbeiten konnten eine reduzierte Phagozytenaktivität und auch eine verringerte mitogeninduzierte Lymphozytenproliferation bei Patienten mit reduziertem Glutaminspiegel nach schweren Brandverletzungen nachweisen [16].

Lipide

Durch Zellmembranveränderungen kann es beim Mangel an essentiellen Fettsäuren zu Dysregulationen im Immunsystem kommen [9, 10, 13]. Indirekt kann der Mangel an Fett in der Nahrung zu Veränderungen im Immunsystem führen, indem fettlösliche Vitamine vermindert aufgenommen werden (s. Abschnitt „Vitamine").

Intrauterine Mangelernährung

Mangelernährung mit konsekutivem Immundefekt kommt nicht nur in Ländern der dritten Welt vor, sondern auch auf modernen Intensivstationen, besonders perioperativ.
Aus pädiatrischer Sicht ist die intrauterine Mangelernährung besonders zu erwähnen. Ursachen hierfür können eine Mangelernährung, Rauchen oder Hypertonie der Mutter sein. Sowohl beim Frühgeborenen als auch beim hypotrophen Neugeborenen wird neben der physiologischen immunologischen Unreife der phagozytären Chemotaxis eine verminderte zelluläre Immunantwort gefunden. Während diese sich aber bei Frühgeborenen nach 3–4 Monaten normalisiert, bleiben die Veränderungen bei den ehemals hypotrophen (intrauterinmangelernährten) Neugeborenen über Monate bis Jahre bestehen [3, 21].

Mögliche therapeutische Interventionsstrategien

Schwangere sollten auf die Konsequenzen intrauteriner Mangelernährung hingewiesen und zum strikten Nikotinverzicht angehalten werden. Postpartal sollte unbedingt die Ernährung mit Muttermilch propagiert werden, da Muttermilch nicht nur ein optimal auf die Bedürfnisse des Kindes abgestimmtes Angebot von Nahrungsstoffen bietet, sondern auch Faktoren enthält, die die Reifung des kindlichen Immunsystems fördern [22]. Bei enteralen und parenteralen Nahrungsregimen, besonders perioperativ, muß die Wichtigkeit von Vitaminen und Spurenelementen berücksichtigt werden. Eventuell müssen nachgewiesene Defizite ausgeglichen werden. Daß dies mit Erfolg möglich ist, zeigt die Zinksupplementierung bei Acrodermatitis enteropathica. In neueren Untersuchungen ergaben sich positive Ansätze durch Supplementierung der semiessentiellen Aminosäuren Arginin und Glutamin [16, 18] und von Nukleotiden [24], Funktionen des zellulären Immunsystems zu unterstützen.

Die weitere Erforschung der vielfältigen Interaktionen von Ernährung und Immunsystem wird in Zukunft mit dazu beitragen, daß durch eine begleitende spezifische Ernährungstherapie sekundäre Immundefekte besser behandelbar sein werden.

Literatur

1. Beisel WR (1991) The history of nutritional immunology. J Nutr Immunol 1:1–12
2. Chandra RK (1975a) Reduced secretory antibody response to live attenuated measles and poliovirus vaccines in malnourished children. Br Med J 2:583–585
3. Chandra RK (1975b) Antibody formation in first and second generation offspring of nutritionally deprived rats. Science 190:289–290
4. Chandra RK (1990) Micronutrients and immune functions. Ann NY Acad Sci 9–16
5. Chandra RK (1991a) Immunocompetence is a sensitive and functional barometer of nutritional status. Acta Paediatr Scand [Suppl] 374:129–132
6. Chandra RK (1991b) 1990 McCollum Award Lecture. Nutrition and immunity: lessons from the past and new insights into the future. Am J Clin Nutr 53:1087–1101
7. Chuang JC, Yu CL, Wang SR (1990) Modulation of human lymphocyte proliferation by amino acids. Clin Exp Immunol 81:173–176
8. Daly JM, Reynolds J, Sigal RK, Shou J, Liberman MD (1990) Effect of dietary protein and amino acids on immune function. Crit Care Med 18:S86–S93
9. Erickson KL, Adams DA, McNeill C (1983) Dietary lipid modulation of immune responsiveness. Lipids 18:468–424
10. Erickson KL, Adams DA, Scibienski RJ (1986) Dietary fatty acid modulation of murine B-cell responsiveness. J Nutr 116:1830–1836
11. Jackson CM (1925) The effects of inanition and malnutrition upon growth and structure. Balkiston's, Philadelphia
12. Koletzko B, Bretschneider A, Bremer HJ (1985) Fatty acid composition of plasma lipids in acrodermatitis enteropathica before and after zinc supplementation. Eur J Pediatr 143:310–314

13. Koletzko B (1986) Essentielle Fettsäuren: Bedeutung für Medizin und Ernährung. Akt Endokr Stoffw 7:18–27
14. Koletzko B, Schroten H (1993) Ernährung und Immunfunktionen. In: Wahn U, Seger R, Wahn V (Hrsg) Pädiatrische Allergologie und Immunologie, 2. Aufl. Fischer, Stuttgart (im Druck)
15. Mack DA, Koletzko B, Cunnane S, Cutz E, Griffiths AM (1989) Acrodermatitis enteropathica with normal serum zinc levels: diagnostic value of small bowel biopsy and essential fatty acid determination. Gut 30:1426–1429
16. Parry-Billings M, Evans J, Calder P, Newsholme EA (1990) Does glutamine contribute to immunosuppression after major burns? Lancet II 336:523–525
17. Reinhold U (1988) Malnutrition and Immunsystem. Vita Min Spur 3:7–13
18. Reynolds JV, Daly JM, Zhand S, Evantash E, Shou J, Sigal R, Ziegler MM (1988) Immunomodulatory mechanisms of arginine. Surgery 104:142–151
19. Reynolds JV, Shou J, Sigal R, Ziegler M, Daly JM (1990) The influence of protein malnutrition on T cell, natural killer cell, and lymphokineactivated killer cell function, and on biological responsiveness to high-dose interleukin-2. Cell Immunol 128:569–577
20. Sakamoto M, Nishioka K (1992) Complement system in nutritional deficiency. In: Simopoulos AP (ed) Nutritional triggers for health and in disease. World Rev Nutr Diet 67:114–139
21. Schlesinger L, Uauy R (1991) Nutrition and neonatal immune function. Semin Perinatol 15:469–477
22. Schroten H, Koletzko B, Hanisch FG (1991) Immunologische Aspekte menschlicher Milch. Ernährungsumschau 38:484–489
23. Simon J (1845) A physiological essay on the thymus gland. Renshaw, London
24. Uauy R (1989) Dietary nucleotides and requirements in early life. In: Lebenthal E (ed) Textbook of gastroenterology and nutrition in infancy, 2nd edn. Raven, New York, pp 265–280

Beurteilung des kindlichen Ernährungszustandes und der Nahrungszufuhr

C. Huemer, C. Male, M. Litschauer und F. Haschke

Einleitung

Der Erfassung des Ernährungszustandes kommt einerseits im Rahmen der Vorsorgemedizin, andererseits im Rahmen der Überwachung der Ernährungstherapie bei mangel- und fehlernährten Kindern große Bedeutung zu. In der Folge sollen neben der in der klinischen Praxis überwiegend angewandten Anthropometrie auch Methoden zur nichtinvasiven Messung der Körperzusammensetzung besprochen werden, die v. a. in der Ernährungsforschung eingesetzt werden.
Die Beurteilung der Nahrungszufuhr erfolgt traditionellerweise durch eine mehr oder weniger genaue Messung oder Schätzung der Zufuhr über einen bestimmten Zeitraum. Diesen konventionellen Methoden stehen jetzt moderne Techniken gegenüber, die v. a. auf dem Einsatz stabiler Isotopen beruhen.

Anthropometrie

In der täglichen Routine wird der Ernährungszustand eines Kindes durch Wiegen und Messen beurteilt, wobei dann die erhobenen Daten mit Referenzwerten [19] verglichen werden. Diese Techniken erfordern eine entsprechende Ausrüstung: Waagen mit einer Meßgenauigkeit von 10 g reichen zwar aus, die Gewichtszunahme im 1. Lebensjahr zu dokumentieren, wenn in monatlichen Abständen gemessen wird. Sie sind aber völlig insuffizient, wenn z. B. die Trinkmenge des gestillten Neugeborenen in den Tagen nach der

Geburt abgeschätzt werden soll. Wiegefehler führen nicht selten dazu, daß gestillte Neugeborene unnötigerweise zugefüttert werden. Bei der Evaluierung der Gewichtszunahme bei Frühgeborenen und beim reifen Neugeborenen in den ersten Lebenswochen ist es daher notwendig, daß Waagen mit einer Meßgenauigkeit von 1 g verwendet werden.

Das Längenwachstum ist nicht kontinuierlich, sondern scheint auch beim gesunden Säugling in Schüben zu verlaufen. Kürzlich berichteten Lampl und Mitarbeiter [24], daß bei täglichen oder 2mal wöchentlichen Längenmessungen gesunde Säuglinge bis zu 60 Tage ein Nullwachstum zeigen, dann aber innerhalb von 24 h mehr als 1 cm wachsen. Die Längenmessung ist daher sinnlos, wenn sie öfter als 1mal monatlich erfolgt und die Meßgenauigkeit des Stadiometer nur 1 cm beträgt.

Neben der Qualität der Ausrüstung ist auch eine Schulung des Personals, das die Messungen durchführt, unbedingt erforderlich. Dies gilt v. a. dann, wenn man die Messung der Hautfaltendicke zur Beurteilung des subkutanen Fettes erhebt. Diese Methode ist v. a. bei der longitudinalen Überprüfung des Erfolgs einer Ernährungstherapie bei Malnutrition von großem Wert. Die Hautfettfaltenmessung wird aber auch vielfach mißbraucht, besonders zur Abschätzung des Gesamtfettgehalts im Körper von Kindern [20].

Nahezu jedes Land in Europa hat eigene Wachstumskurven für Säuglinge und Kinder. Sie reflektieren entweder in querschnittsmäßiger oder longitudinaler Analyse das normale Wachstum. Um jedoch insbesondere das Wachstum mangel- und fehlernährter Kinder international vergleichen zu können, hat die WHO sog. internationale Referenzstandards [19]. In letzter Zeit weisen aber immer mehr Studien darauf hin (Abb. 1), daß diese Referenzwerte zumindest für den gestillten Säugling nicht adäquat sind. In der Abbildung ist das mediane Gewicht von Jungen dargestellt, wenn sie zumindest in den ersten 6 Lebensmonaten gestillt werden und Beikost ab dem Alter von 4–6 Monaten erhalten [7, 23, 34]. Das Gewicht liegt zunächst deutlich über 50. Perzentile der NCSH-Kurven [19]. Im Alter zwischen 6 und 9 Monaten nähert sich das Gewicht der 50. Perzentile oder liegt sogar darunter. Ähnliches gilt für die Körperlänge. Aus den Studien kann geschlossen werden,

Beurteilung des kindlichen Ernährungszustandes/Nahrungszufuhr 57

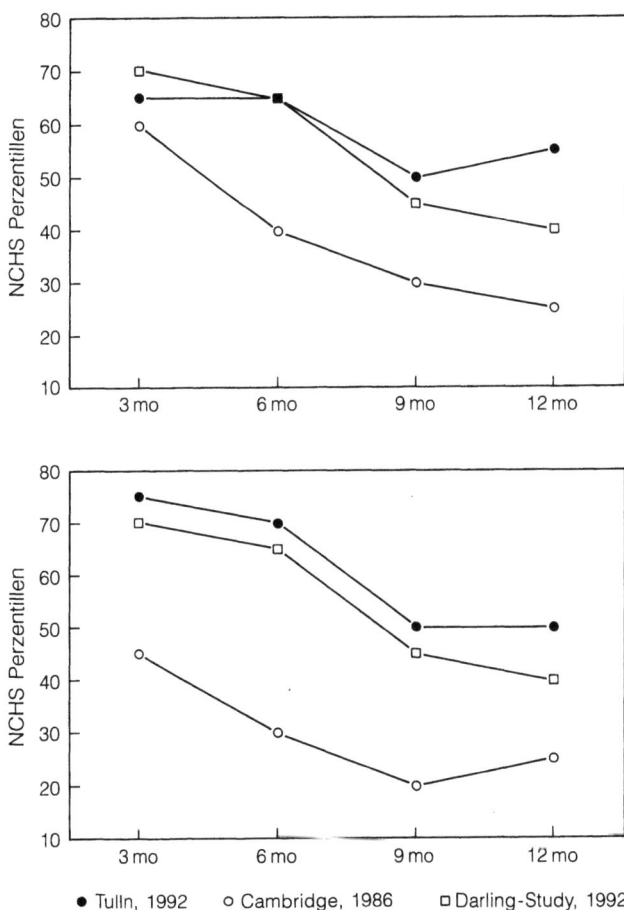

Abb. 1. 50. Perzentilen von Gewicht (*oben*) und Länge (*unten*) von gestillten Säuglingen (3 Studien: −●− [7]; −○− [34]; −□− [23]) im Vergleich mit der 50. Perzentile der internationalen Referenzwerte (*horizontale Linie* [19]

daß das normale Wachstum gestillter Kinder nicht entlang den „Percentilenkanälen" der Referenzkurven [19] erfolgt, daß also die Ernährung zumindest im Säuglingsalter einen nachhaltigen Einfluß auf das Gewicht und die Länge hat. Neue Wachstumskurven, denen das Wachstum gestillter gesunder Säuglinge zugrunde liegt, werden derzeit von der WHO erarbeitet.

Messung der Körperzusammensetzung

Die Entwicklung neuer nichtinvasiver Techniken hat das Interesse an der Messung der Körperzusammensetzung wieder aufleben lassen. Diese Methoden sind hilfreich, um die Veränderungen des Körpers bei malignen Erkrankungen, Herzfehlern, zystischer Fibrose, renaler Insuffizienz oder Anorexia nervosa zu erkennen. Sie werden in der Sportmedizin genauso verwendet, wie zur Dokumentation des Erfolgs einer Adipositasbehandlung [5, 9, 13, 17, 21, 22, 28, 30].

Klinisch gesehen wird der Körper in 2 Kompartments eingeteilt [22]: fettfreie Körpermasse (FFM) und Fett (Abb. 2). Die fettfreie Körpermasse enthält Wasser, Eiweiß, extra- und intrazelluläre Elektrolyte sowie Knochenmineralien. Der Anteil der Kohlenhydrate (Glykogen) im Körper liegt unter 1% [14, 22, 36].

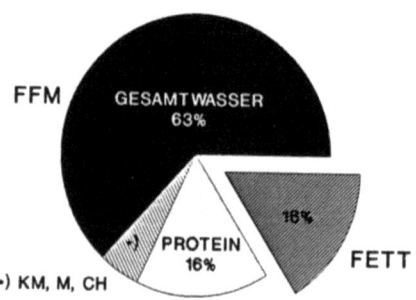

Abb. 2. Chemische Körperzusammensetzung eines 9jährigen Jungen [22] *FFM* fettfreie Körpermasse, *KM* Knochenmineralien, *M* andere Mineralien und Spurenelemente, *CH* Kohlenhydrate

Methoden zur Messung der Körperzusammensetzung [17, 26]

Traditionelle Methoden:
- Gesamtkörperwasser,
- Gesamtkörperkalium,
- Densitometrie.

Neue Methoden:
- bioelektrische Impedanz,
- „total body electrical conductivity",
- „magnetic resonance imaging".

Von den traditionellen Methoden hat nur die Messung des Gesamtkörperwassers weitere Verbreitung gefunden [20–22, 29, 33]. Densitometrische Messungen [1] sind im Säuglings- und Kleinkinderalter unmöglich [6]. Für die Kalium-40-Messung [3, 16] wird eine aufwendige Ausrüstung benötigt, die nur in wenigen Zentren vorhanden ist.
Zwei kürzlich entwickelte elektrische Techniken sind für die zukünftige Forschung bei Säuglingen und Kleinkindern von Bedeutung. Die bioelektrische Impedanzmessung („bioelectrical impedance analysis", BIA) beruht auf dem Prinzip, daß die fettfreie Körpermasse einen größeren Elektrolyt- und Wassergehalt hat und somit eine größere Leitfähigkeit als Fett und Knochengewebe [4, 26]. Ein schwacher elektrischer Strom wird durch den Körper geleitet, die Leitfähigkeit gemessen und daraus die Menge der fettfreien Körpermasse errechnet. BIA hat den Vorteil, daß sie nicht teuer und nichtinvasiv ist und in Feldstudien verwendet werden kann. Bei Erwachsenen und älteren Kindern ist die Methode bereits gegen andere indirekte Methoden zur Messung der Körperzusammensetzung validiert worden [4, 26]. Bei Säuglingen, besonders bei Frühgeborenen, zeigt sich jedoch, daß BIA die fettfreie Körpermasse noch nicht präzise messen kann [12, 27]. Die Methode ist auch nicht imstande, Änderungen der Körperzusammensetzung longitudinal mit ausreichender Genauigkeit zu dokumentieren [18]. Bei Patienten mit zystischer Fibrose [28] und mit Wachstumshormonmangel [2] wurde ebenfalls gezeigt, daß die BIA-Methode nicht im Stande ist, die Körperzusammensetzung mit ausrei-

chender Präzision zu messen. Hier wird in Zukunft noch viel Entwicklungsarbeit notwendig sein. Derzeit sind jedenfalls die zusammen mit der BIA-Ausrüstung angebotenen Softwarepakete meistens ihr Geld nicht wert.

Die Messung der Gesamtkörperleitfähigkeit („total body electrical conductivity", TOBEC) basiert auf dem Prinzip, daß ein Organismus, der in ein elektromagnetisches Feld geschoben wird, dieses ablenkt [10, 26]. Das elektromagnetische Feld wird um so mehr gestört, je mehr Wasservolumen und Elektrolyte im Körper sind. Da das Wasser und die Elektrolyte ausschließlich in der fettfreien Körpermasse sind, kann diese aus dem TOBEC-Signal errechnet werden. Mit der TOBEC-Methode ist eine schnelle, sichere und nichtinvasive Alternative für die präzise Messung der Körperzusammensetzung auf dem Markt, aber die Ausrüstung ist sehr teuer. Es war das Verdienst von Fiorotto et al. [10], daß die TOBEC-Ausrüstung für Frühgeborene und Säuglinge eingesetzt werden kann. Im Gegensatz zur BIA-Methode kann TOBEC mit ausreichender Genauigkeit die Veränderungen der Körperzusammensetzung bei Patienten mit zystischer Fibrose während einer Ernährungstherapie dokumentieren: eine von uns durchgeführte gezielte Ernährungsintervention bei 18 Patienten im Alter zwischen 8 und 17 Jahren, die über 6 Monate durchgeführt wurde, führte zu einer signifikant höheren Energie-, Eiweiß- und Fettzufuhr, wenn 3 Tage Diätprotokolle („precise weighing method" [25]) am Beginn und am Ende der Interventionsperiode ausgewertet wurden. Wir untersuchten die Gewichtszunahme und die Veränderung der Körperzusammensetzung mit der TOBEC-Methode bei dem Kollektiv der 18 CF-Pa-

Tabelle 1. Energie- und Nährstoffzufuhr bei CF-Patienten

	Vor Therapie	Nach Therapie
EQ (kcal/kg)	62,7 (16)[a]	93 (20,9)
Protein (g/kg)	1,45 (0,4)	2,2 (0,4)
Fett (g/kg)	1,94 (0,57)	3,48 (0,98)

[a] Means (sd).

Beurteilung des kindlichen Ernährungszustandes/Nahrungszufuhr 61

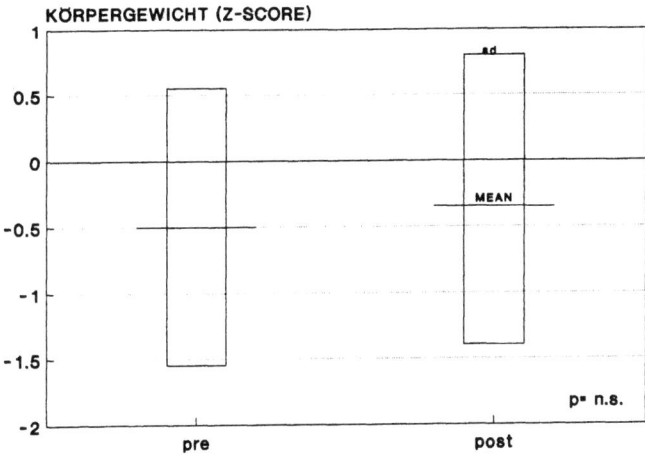

Abb. 3. Gewicht (Mittelwert, SD) von 18 CF-Patienten vor (*pre*) und nach (*post*) 6monatiger Ernährungstherapie in z-Scores [35]

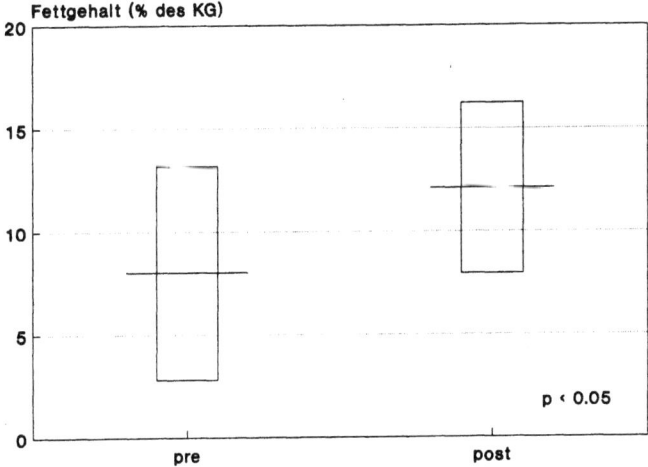

Abb. 4. Fettanteil im Körper (Mittelwert, SD) vor (*pre*) und nach (*post*) 6monatiger Ernährungstherapie. Die Zunahme war statistisch signifikant ($p < 0{,}05$)

tienten, die alle während der gesamten Studienperiode ohne Infektionen geblieben waren (Tabelle 1). Die von uns zur Beurteilung der Gewichtszunahme angewendete Z-Scoretechnik [35] erlaubt eine alters- und geschlechtsunabhängige Beurteilung der longitudinalen Gewichtsentwicklung und zeigt, daß das Körpergewicht nur geringfügig zunahm. Signifikant veränderte sich allerdings die Körperzusammensetzung. Der Fettanteil im Körper nahm signifikant zu, während sich die fettfreie Körpermasse kaum veränderte (Abb. 3, 4). Es konnte somit gezeigt werden, daß die Energiedepots bei CF-Patienten durch gezielte Ernährungsintervention vermehrt werden können, was v. a. bei kritischen Situationen wie längerdauernden pulmonalen Infektionen mit Anorexie von Bedeutung ist.

Messung der Nährstoffzufuhr

Es soll hier nicht näher auf die traditionellen Methoden eingegangen werden, die ausführlich in der Literatur dokumentiert sind [25] und weitgehend die Grundlage für internationale Ernährungsempfehlungen bilden [8, 32]. Die Verwendung stabiler Isotope erlaubt jetzt einerseits die präzise Messung der Energie-, Protein-, Kohlenhydrat- und Mineralstoffzufuhr, andererseits ist auch ein Einblick in den Stoffwechsel möglich [11]. Die Messung stabiler Isotope in biologischen Substanzen ist jedoch zeitaufwendig, und man benötigt eine teure Laborausrüstung; internationale Zusammenarbeit und die bestmögliche Nutzung von Speziallabors wird daher unumgänglich sein. In der Folge soll noch kurz auf 2 Beispiele eingegangen werden, wo stabile Isotope bereits erfolgreich im Bereich des Energie- und Eisenstoffwechsels eingesetzt werden. Die $2H_2$-^{18}O-Methode („doubly labelled water method") beruht auf dem Prinzip, daß 2 stabile Isotopen (Deuterium, Sauerstoff-18) zugleich oral verabreicht werden und der Abfall der Konzentration in einer Körperflüssigkeit (z. B. Urin) über eine Periode von 10–14 Tagen gemessen wird [33]. Der Abfall der Deuteriumkonzentration reflektiert den Wasserumsatz, der Abfall der Sauerstoff 18-Konzentration den Wasserumsatz und die CO_2-Produktion, die wieder repräsentativ für den Energieumsatz ist. Mit dieser

Methode sind auch exakte Messungen bei gestillten Säuglingen möglich [11]. Die bisher durchgeführten Untersuchungen mit $2\,H_2$-^{18}O-Methode haben beim gestillten Säugling gezeigt, daß der Energieumsatz wesentlich niedriger ist als früher angenommen. Internationale Kommissionen haben daher jetzt die empfohlene Energiezufuhr im Säuglingsalter reduziert [8, 32].

Die Eisen-58-Methode gibt Aufschluß über Zufuhr, Absorption, „wahre Absorption" und Retention von Eisen. Das stabile Isotop Eisen 58 wird zusammen mit einer Testmahlzeit aufgenommen, dann wird die Aufnahme von Eisen 58 in die Erythrozyten gemessen [15]. Diese Methode erfordert nur eine kapillare Blutabnahme und ist somit auch im Säuglingsalter vertretbar. Durch die Anwendung stabiler Isotopen ist es bereits gelungen, Einblicke in den Eisenstoffwechsel zu erhalten, die es der Industrie ermöglichen, Eisen in richtiger Menge und von hoher Bioverfügbarkeit den von ihr produzierten Nahrungen zuzusetzen.

Literatur

1. Behnke AR, Feen BG, Welham WC (1942) The specific gravity of healthy men. JAMA 118:495
2. Binnerts A, Deurenberg P, Swart GR, Wilson JHP, Lamberts SWJ (1992) Body composition in growth hormone-deficient adults. Am J Clin Nutr 55:918–923
3. Burmeister W (1965) Body cell mass as the basis of allometric growth functions. Ann Paediatr 204:65
4. Chumlea CW, Baumgartner RN, Roche AF (1988) Specific resistivity used to estimate fat-free mass from segmental body measures of bioelectrical impedance. Am J Clin Nutr 48:7
5. Cohn SH, Gartenhaus W, Sawitsky A, Rai K, Zanzi I, Vaswani A, Ellis KJ, Yasumura S, Cortes E, Vartsky D (1981) Compratmental body composition of cancer patients by measurement of total body nitrogen, potassium, and water. Metabolism 30:222
6. Dell RB (1989) Comparison of densitometric methods applicable to infants and small children for studying body composition. In: Klish WJ, Kretschmer N (eds) Body composition measurements in infants and children. 98th Ross Conference on Pediatric Research. Ross Laboratories, Columbus, p 22
7. Dewey KG, Heinig MJ, Nommsen LA, Peerson JM, Lönnerdal B (1992) Growth of breast-fed and formula-fed infants from 0 to 18 months: the DARLING study. Pediatrics 89:1035–1041

8. Dietary Reference Values for Food Energy and Nutrients for the United Kingdom (1991) Report of the Panel on Dietary Reference Values of the Committee on Medical Aspects of Food Policy. Report on Health and Social Subjects 41, Department of Health, UK
9. El-Bishti M, Burke J, Gill D, Jones RW, Counahan R, Chantler C (1981) Body composition in children on regular hemodialysis. Clin Nephrol 15:53
10. Fiorotto ML, Chochran WJ, Funk RC et al (1987) Total body electrical conductivity measurements: effects of body composition and geometry. Am J Physiol 252:R 794
11. Fjeld CR, Schoeller DA, Brown KH (1988) Energy expenditure of malnourished children during catch-up growth. Proc Nutr Soc 47:227–231
12. Fjeld CR, Freundt-Thurne J, Schoeller DA (1990) Total body water measured by ^{18}O dilution and bioelectrical impedance in well and malnourished children. Pediatr Res 27:98
13. Fohlin L (1977) Body composition, cardiovascular and renal function in adolescent patients with anorexia nervosa. Acta Paediatr Scand [Suppl] 268
14. Fomon SJ, Haschke F, Zeigler E, Nelson SE (1982) Body composition of reference children from birth to age 10 years. Am J Clin Nutr 35:1169
15. Fomon SJ, Ziegler EE, Rogers RR, Nelson SE, Edwards BB, Guy DG, Erve JC, Janghorbani M (1989) Iron absorption from infant foods. Pediatr Res 26:250–254
16. Forbes GB (1972) Growth on lean body mass in man. Growth 36:325
17. Forbes GB (1987) Human body composition. Springer, Berlin Heidelberg New York Tokyo
18. Forbes GB, Simon W, Amatruda JM (1992) Is bioimpedance a good predictor of body-composition change? Am J Clin Nutr 56:4–6
19. Hamill PVV (1977) NCHS growth curves birth −18 years. Hyattsville MD: National Center for Health Statistics, (US DHEW publication # (PHS), pp 78–1650
20. Haschke F (1983) Body composition of adolescent males. Acta Paediatr Scand [Suppl] 307
21. Haschke F (1989) Body composition during adolescence. In: Klish WJ, Kretschmer N (eds) Body composition measurements in infants and children. 98th Ross Conference on Pediatric Research. Ross Laboratories, Columbus, p 67
22. Haschke F, Fomon SJ, Ziegler EE (1981) Body composition of a nine-year-old reference boy. Pediatr Res 15:847
23. Haschke F, Vanura H, Male C, Owen G, Pietschnig B, Schuster E, Krobath E, Huemer C (1983) Iron nutrition and growth of breast- and formula-fed infants during the first 9 months of life. J Pediatr Gastroenterol Nutr 16 (in press)
24. Lampl M, Veldhuis JD, Johnson ML (1992) Saltation and stasis: a model of human growth. Science 258:801–803
25. Leitzmann C, Elmadfa I (1990) Ernährung des Menschen. Ulmer, Stuttgart
26. Lukashi HC (1987) Methods for the assessment of human body composition: traditional and new. Am J Clin Nutr 46:537

27. Mayfield SR, Uauy R, Waidelich D (1991) Body composition of low-birth-weight infants determined by using bioelectrical resistance and reactance. Am J Clin Nutr 54:296–303
28. Newby MJ, Keim NL, Brown DL (1990) Body composition of adult cystic fibrosis patients and control subjects as determined by densitometry, bioelectrical impedance, total-body electrical conductivity, skinfold measurements, and deuterium oxide dilution. AM J Clin Nutr 52:209
29. Owen GM, Jensen BS, Fomon SJ (1962) Sex-related difference in total body water and exchangeable chloride during infancy. J Pediatr 60:858
30. Parizkova J (1977) Body fat and physical fitness. Nijhoff, The Hague
31. Paust H, Park W, Helge H, Scigalla P (1988) Use of stable isotopes in clinical research and practice. Klinische Ernährung, Bd 34. Zuckschwerdt, München
32. Recommended Dietary Allowances (1989) 10th Edition, Washington, D. C., National Academy Press
33. Schoeller DA, van Santen E, Petersen DW, Dietz W, Jaspan J, Klein PD (1980) Total body water measurements in humans with ^{18}O and ^{2}H labeled water. Am J Clin Nutr 33:2686
34. Whitehead RG, Paul AA, Ahmed EA (1986) Weaning practices in the United Kingdom and variations in anthropometric developement. In: Wharton BH (ed) Food for the weanling. Acta Paediatr Scand [Suppl] 323:14–23
35. WHO Working Group (1986) Use and interpretation of anthropometric indicators of nutritional status. Bull WHO 64:929–941
36. Ziegler EE, O'Donnell AM, Nelson SE, Fomon SJ (1974) Body composition of the reference fetus. Growth 40:329–341

Praxis der enteralen Ernährungstherapie und Sondenernährung

A. Ballauff und S. Koletzko

Stufenplan in der Ernährungstherapie

Die Ernährungstherapie ist bei zahlreichen chronischen Erkrankungen mit dem Risiko einer sekundären Mangelernährung eine wesentliche supportive Therapiemaßnahme. In Abhängigkeit von der Erkrankung und der Krankheitsphase kommt meist eine stufenweise Intensivierung der Therapie zum Einsatz. Bereits in der Frühphase einer Erkrankung sollten allgemeine Ernährungsberatung und ggf. Diätmodifikationen zur Vorbeugung einer Mangelernährung eingesetzt werden. Wenn sich bereits eine Malnutrition abzeichnet, können Formeldiäten in Form von Trinknahrungen hilfreich sein. Die Sondenernährung sollte erst nach Ausschöpfen dieser Maßnahmen, dann aber auch nicht verzögert, begonnen werden, um eine schwere Mangelernährung mit all ihren negativen Konsequenzen zu vermeiden. Die intensivierte enterale Sondenernährung bietet gegenüber der parenteralen Ernährung metabolische und ernährungstherapeutische Vorzüge, sie ist komplikationsärmer und kostengünstiger. Bei stabiler Stoffwechselsituation ist sie der parenteralen Ernährung vorzuziehen, wenn keine Kontraindikationen wie ein akutes Abdomen, Peritonitis, Ileus, Ösophagusvarizen und unstillbares Erbrechen [15] vorliegen.

Formelnahrungen

Verordnungsfähigkeit von Formelnahrungen

Nach den Arzneimittelrichtlinien vom 9.11.1989 sind neben Eiweißhydrolysaten und Aminosäuremischungen bei angeborenen

Stoffwechselerkrankungen auch Formeldiäten als Sondennahrung bei medizinisch indizierter Sondenernährung verordnungsfähig. Als Trinknahrung werden die Kosten bei M. Crohn, Kurzdarmsyndrom und untergewichtigen Patienten mit Mukoviszidose bei Vorlegen eines ärztlichen Attests über die medizinische Indikation übernommen. Bei anderen Indikationen muß vor Rezeptur ein Kostenübernahmeantrag bei der Krankenkasse gestellt werden.

Bilanzierte Erwachsenenformelnahrungen

Nicht bilanzierte Formeldiäten decken den Bedarf an essentiellen Nährstoffen nicht und werden nur als Zusatznahrungen, z. B. zur Erhöhung der Proteinzufuhr bei Kachexie, eingesetzt. Bei den vollbilanzierten Nahrungen werden hochmolekulare nährstoffdefinierte von niedermolekularen chemisch definierten Aminosäure-, Peptid- oder Oligopeptidnahrungen unterschieden [10, 13a].
Die bilanzierten Formelnahrungen lassen sich bezüglich ihrer Zusammensetzung weiter einteilen (Tabelle 1).
Die Standardnahrungen, meist auf Milcheiweißbasis, haben eine Energiedichte von 1,0 kcal/ml, enthalten keine mittelkettigen Triglyzeride (MCT), sind ballaststoffrei oder -arm und meist cholesterin-, gluten-, fruktose- und nahezu laktosefrei. Sie werden mit verschiedenen Geschmacksrichtungen auch als Trinknahrungen recht gut akzeptiert. Die Abpackung in Tetrabriks macht sie insbesondere für Kinder attraktiver und praktikabel (sie können z. B. in die Schule oder zu Freizeitaktivitäten mitgenommen werden).
Die hochkalorischen Nahrungen mit einer Energiedichte von meist 1,5 kcal/ml enthalten v. a. höhere Energieanteile an Fett. Die Osmolarität wird dadurch nur gering angehoben. Bei Fettassimilationsstörungen werden diese Nahrungen trotz eines meist hohen Anteils an MCT nicht immer vertragen. Bei vermehrten Flüssigkeitsverlusten und insbesondere bei jüngeren Kindern sollte auf eine ausreichende Flüssigkeitszufuhr geachtet werden [Beispiel: 1500 kcal einer Standardnahrung (Fresubin flüssig) enthalten 1260 ml Wasser, 1500 kcal einer hochkalorischen Nahrung (Fresubin 750 MCT) enthalten 790 ml Wasser).

Praxis der enteralen Ernährungstherapie und Sondenernährung 69

Tabelle 1. Bilanzierte Formelnahrungen für Erwachsene

Firma	Nährstoffdefinierte hochmolekulare Formeldiät			Ballaststoffhaltig (10–15 g/1000 kcal)	Krankheitsspezifisch	Chem. def. niedermolekulare Peptid-/Oligopeptiddiät
	Standard (1,0 kcal/ml)	1,5 kcal/ml (MCT in %)	MCT-reich, 1 kcal/ml (MCT in %)			
Abbott	Ensure Abbott	Ensure plus (–)		Enrich Abbott	Pulmocare (MCT50%; 1,5 kcal/ml)	Osmolite Abbott (MCT 50%) Osmolite mit Ballaststoffen (MCT 50%)
Braun	Nutricomp F (1,25 kcal/ml)				Nutricomp hepa Nutricomp intensiv	Nutricomp Peptid F (MCT 50%)
Clintec Salvia	Salvimulsin standard	Salvimulsin MCT800 (50)	Salvimulsin MCT50 (50)	Salviplus	modulen lipid (MCT49%; 1,6 kcal/ml) Salvim. diabetes	Salvipeptid Salvipeptid liquid MCT (MCT 50%) Salvipeptid nephro
Fresenius	Fres. flüssig Fres. instant Fres. soja	Fresubin ⁷50MCT (60)		Fresubin plus Fres. plus Sonde (40% MCT)	Fresubin diabetes Fresubin hepa Fresubin DFN	Survim. instant Survimed OPD (MCT 55%) Survimed renal
Humana	Sonana500 Son. Aufbau Vollkost	Sonana ⁷50MCT (60)		Sonana 500 plus	Sonana pulno MCT (MCT50%; 1,5 kcal/ml)	
Pfimmer Nutricia	Biosorb Drink Biosorb Sonde	Biosorb 1500 (–)	BiosorbinMCT flüssig (75)	Biosorb plus		Peptisorb flüssig (MCT 50%)
Wander	Nutrodrip standard	Nutrodrip Energie (31)	Precitene MCT50 (50)	Nutrodrip Faser	Nutrodrip diabetes Nutrodrip Intensiv	

Neben den hochkalorischen werden auch normokalorische Nahrungen mit einem hohen Anteil an MCT angeboten. MCT haben einen geringeren Brennwert als langkettige Triglyzeride (LCT). Sie sind wasserlöslich, ihre Hydrolyse zu freien Fettsäuren durch die Pankreaslipase erfolgt rascher und kompletter als die der LCT. Bei Gallensäuresekretionsstörungen und/oder Pankreasinsuffizienz kann ein großer Teil der MCT intakt resorbiert und erst durch eine intestinale Lipase in den Enterozyten hydrolysiert werden [2]. Bei Zufuhr großer Mengen kann es durch die rasche Hydrolyse zu osmotischen Durchfällen, Blähungen und Bauchschmerzen kommen. Deshalb sollte die Zufuhrrate nicht zu schnell gesteigert werden [22]. Direkt über den portalen Blutstrom gelangen die MC-Fettsäuren in die Leber, wo sie zum großen Teil oxidiert werden. MCT sind ketogen und sollten deshalb nicht bei Patienten mit Ketose oder Azidose eingesetzt werden, da bei dieser Stoffwechselsituation die Kapazität der Utilisation von Ketonkörpern in extrahepatischen Geweben bereits erschöpft ist [2]. Bei hohem MCT-Anteil muß zusätzlich auf eine ausreichende Zufuhr essentieller Fettsäuren geachtet werden [2]. MCT führten im Tierversuch zu einer geringeren Gewichtszunahme als langkettige Fettsäuren bei gleicher Energiezufuhr [7]. Während bei Fettdigestions-, Fettresorptions- und Fetttransportstörungen die Vorteile der MCT unumstritten sind, sollte bei normaler Fettverdauung der Einsatz von MCT nicht kritiklos erfolgen.

Die mit Ballaststoffen angereicherten Formelnahrungen enthalten 10–15 g Ballaststoffe pro 1000 kcal. Diese Nahrungen wurden entwickelt, da Ballaststoffen regulierende Einflüsse auf die Darmfunktion zugeschrieben werden. Trotz Erhöhung der Viskosität sind selbst bei Verwendung dünnlumiger Ernährungssonden keine gehäuften mechanischen Komplikationen beobachtet worden. Nachteilhafte Effekte sind nicht bekannt. Bezüglich eines therapeutischen Nutzens bei der Langzeiternährung sind uns keine Untersuchungen bekannt.

Krankheitsspezifische und individuelle Faktoren müssen bei der Auswahl der Formeldiät berücksichtigt werden. Für Patienten mit diabetischer Stoffwechsellage, Nieren- und Leberinsuffizienz stehen Nahrungen mit spezieller Zusammensetzung zur Verfügung.

Für Patienten mit pulmonaler Insuffizienz werden von der Industrie hochkalorische Nahrungen mit hohem Fettgehalt und dadurch niedrigem respiratorischen Quotienten (Quotient zwischen CO_2-Abgabe und O_2-Aufnahme) angeboten. Bei mäßiggradiger Einschränkung der Lungenfunktion ist ein Vorteil jedoch nicht erwiesen. Bei terminaler pulmonaler Insuffizienz ist eine hyperkalorische Ernährung unabhängig vom Fettgehalt kontraindiziert wegen der Gefahr einer Zunahme der Hyperkapnie, da die CO_2-Produktion auch bei günstigem respiratorischen Quotienten einer Nahrung mit Erhöhung der Gesamtenergiezufuhr in jedem Fall zunimmt. Bei Nahrungsmittelallergien oder Stoffwechselkrankheiten ist die genaue Kenntnis der Nahrungszusammensetzung notwendig. Auch bei anderen Erkrankungen, die eine Diätmodifikation erfordern, kann eine entsprechend modifizierte Formelnahrung hilfreich sein. So konnten wir bei einem Jungen mit D-Laktatazidose bei Kurzdarmsyndrom durch Gabe einer Formelnahrung mit überwiegend hochmolekularen Kohlenhydraten und Fruktose, die nicht Substrat zur D-Laktatbildung sind, weitere azidotische Krisen verhindern [12]. Bei Maldigestion oder Malabsorption können die niedermolekularen Diäten mit oder ohne MCT je nach Bedarf eingesetzt werden. Sie werden fast vollständig im oberen Dünndarm resorbiert. Sie enthalten komplexe Kohlenhydrate zur Vermeidung einer zu hohen Osmolarität. Wegen des schlechten Geschmacks der Polypeptide kommen sie nahezu nur für die Sondenernährung in Frage.
Der Geschmack von Formeldiäten ist für die Akzeptanz von großer Bedeutung und auch bei gastraler Sondierung wegen des gelegentlichen Aufstoßens nicht völlig zu vernachlässigen. Viele Nahrungen werden mit verschiedenen Geschmacksrichtungen angeboten, die vom Patienten beurteilt werden sollten. Ein hoher Gehalt an Mono- und Disacchariden ist geschmacksverbessernd. Dies sowie die Zugabe von Geschmacksstoffen erhöht jedoch die Osmolarität der Nahrung. Hyperosmolare Nahrungen sind i. allg. schlechter verträglich [22], ihre Entleerung aus dem Magen ist verzögert [16]. Insbesondere bei transpylorischer Sondierung können sie zu „Dumping"symptomen und osmotischen Durchfällen führen [16, 17]. Formelnahrungen sollten deshalb nicht mit Zucker nachgesüßt werden, allenfalls mit Süßstoff.

Tabelle 2. In Deutschland erhältliche therapeutische Säuglingsnahrungen

Firma	Name	Eiweißquelle	MCT [%]	kcal/ 100 ml	mosm/l
Sojamilchformeln					
Humana	Humana SL	Soja	(15)	73	215
Milupa	Milupa SOM	Soja	–	70	240–260
Hydrolysatnahrungen					
Mead-	Nutramigen	Kasein	–	67	310
-Johnson	Pregestimil	Kasein	(40)	67	310
Milupa	Pregomin	Rinderkoll./Soja	–	75	200–210
Nestle	Alfare	Molkenprotein	(50)	72	200
Elementardiät					
Nutricia	Nutri-Junior	freie AS	–	67	248

Formelnahrungen für Säuglinge

Für Säuglinge werden übliche Säuglingsformelnahrungen auch zur Sondenernährung eingesetzt. Für Patienten mit gestörter Darmfunktion stehen laktosefreie, hochmolekulare Sojamilchformeln, chemisch definierte Hydrolysatnahrungen und Elementarnahrungen zur Verfügung, die sich insbesondere durch die Eiweißquelle, den Gehalt an MCT und die Osmolarität unterscheiden und diesbezüglich auch individuell ausgesucht werden sollten (Tabelle 2). Bei bestehender Kuhmilchproteinintoleranz sollten Sojamilchnahrungen nicht verwendet werden, da etwa 30% der betroffenen Kinder auch eine Sojaeiweißunverträglichkeit entwickeln [13]. Hier sollten niedermolekulare Hydrolysatnahrungen verordnet werden und mit der Krankenkasse die Übernahme der dadurch entstehenden höheren Kosten geklärt werden.

Formelnahrungen für Kinder

Lange stellte die ausschließliche Sondenernährung von Kleinkindern ein Problem dar, da weder Säuglingsnahrungen noch die für Erwachsene konzipierten Formeldiäten dem Bedarf dieser Alters-

Tabelle 3. Bilanzierte hochmolekulare Formelnahrungen für Kinder. (*MCT* mittelkettige Triglyzeride, *RML* renale Molenlast)

Wander Nutrodrip Junior	Vanille Multifrucht	Energie 1,2 kcal/ml 9% P : 35% F : 56% KH Osmol. 270 mosm/l MCT 46% H_2O 66 ml/100 kcal RML 15,5 mosm/100 kcal
Pfrimmer Nutricia Bioni	Neutral Himbeer-, Erdbeer Kakao	Energie 0,75 kcal/ml 9% P : 36% F : 55% KH Osmol. 280 mosm/l MCT – H_2O 112 ml/100 kcal RML 18,1 mosm/100 kcal

gruppe gerecht werden. Häufig werden Säuglingsnahrungen zur Erhöhung des Energiegehalts mit Stärke und Fett angereichert. Dies kann bei ausschließlicher Ernährung zu Fehlbilanzen an Vitaminen, Spurenelementen und Mineralstoffen führen. Außerdem ist zu bedenken, daß dadurch die Osmolarität erhöht wird. Für Erwachsene bilanzierte Diäten haben einen zu hohen Eiweißgehalt und bei der geringeren Zufuhrmenge bei jüngeren Kindern kann die Vitamin- und Mineralstoffzufuhr ebenfalls unzureichend sein [22].
Inzwischen sind 2 hochmolekulare nährstoffdefinierte Formelnahrungen auf Milcheiweißbasis für Kinder erhältlich (Tabelle 3). Sie unterscheiden sich in ihrer Zusammensetzung insbesondere bezüglich ihrer Kaloriendichte, wodurch die Wasserzufuhr bezogen auf 100 kcal entsprechend unterschiedlich ist. Bei der geringen renalen Molenlast der Nahrungen – die einer normalen Mischkost liegt bei 40 mosm/100 kcal – liefert bei normaler Nierenfunktion auch die hochkalorische Nahrung ausreichend Wasser [3]. Bei vermehrtem Flüssigkeitsverlust oder renaler Funktionsstörung sollte jedoch zusätzlich freies Wasser zugeführt werden.

Selbstzubereitung von Sondennahrungen

Homogenisierte Lebensmittel, also selbsthergestellte Flüssignahrungen, sind eine mögliche Alternative zur Verwendung von Formelnahrungen bei Kindern mit intakter Magen-Darm-Funktion und normalem Nährstoffbedarf [8, 22]. Geschmacklich sind sie z. T. angenehmer als Formelnahrungen, was bei der Sondierung aber eine untergeordnete Rolle spielt. Die Herstellung erfordert allerdings mehr Zeit, mechanische Probleme durch erhöhte Viskosität können gehäuft auftreten, und das Risiko einer bakteriellen Kontamination ist erhöht. Die Gesamtkosten der Selbstherstellung sind niedriger, für die Familie fallen jedoch mehr Kosten an, da Sondennahrungen von den Kassen bezahlt werden. Manche Eltern haben trotz der aufgeführten Nachteile den Wunsch, die Nahrung selbst herzustellen, um etwas Gutes für ihr Kind tun zu können. Ein wesentliches Problem besteht darin, eine bedarfsdeckende ausgewogene Ernährung herzustellen, da die Auswahl zum Homogenisieren geeigneter Nahrungsmittel beschränkt ist. Darum sollten die Eltern unbedingt durch eine Diätassistentin gut informiert werden.

Zubehör für die Sondenernährung

Ernährungssonden

Wenn die orale Ernährung nicht ausreichend oder ganz unmöglich ist, ist eine Sondenernährung erforderlich. Dafür stehen verschiedene Sonden zur Auswahl.
Die sehr preisgünstig angebotenen Sonden aus Polyvinylchlorid (PVC) sind für die Langzeitsondierung nicht geeignet. Sie enthalten Weichmacher, die sich binnen 1–2 Tagen im Körper herauslösen. Die Sonden werden dann hart und spröde und können Drucknekrosen und Verletzungen hervorrufen [11]. Die potentielle Toxizität des herausgelösten Weichmachers wird kontrovers diskutiert. Weiche Polyurethan- und Silikonkautschuksonden (Tabelle 4) können Wochen und selbst mehrere Monate lang liegenbleiben. Poly-

urethan ermöglicht geringe Wandstärken und ist daher besonders für dünne Sonden geeignet. Nachteile der noch weicheren Silikonsonden sind der etwa 2,5fache Preis, die leichte Verletzlichkeit des Materials und der geringere Innendurchmesser bei dickerer Wandstärke. Sehr dünne und weiche Sonden sind für den Patienten am angenehmsten, haben aber auch Nachteile. Sie werden leichter herausgehustet oder -gewürgt, kollabieren bei Aspiration von Magen- oder Duodenalsaft und eine tracheale Fehlplazierung kann insbesondere bei fehlendem Hustenreflex unbemerkt bleiben. Sehr weiche Sonden sind oft nur mit Mandrin zu legen. Als Gleitmittel kann z. B. MCT-Öl verwendet werden. Bei Silikonsonden lassen sich Mandrins wegen der raschen Absorption der Gleitmittel von der porösen Silikonwand trotzdem oft schwer ziehen.

Bei gastraler Plazierung kann die Lage auskultatorisch nach Eingabe von Luft oder durch Aspiration von Magensaft mit pH-Kontrolle überprüft werden. Die transpylorische Plazierung ist schwieriger und gelingt oft nur mit Mandrin unter Durchleuchtung oder endoskopisch. Die Gabe des motilitätsfördernden Medikaments Cisaprid (0,2 mg/kg) p.o. 10 min vor Legen der Sonde kann die Passage durch den Pylorus erleichtern. Die Sondenlage kann nur radiologisch kontrolliert werden.

Nasenolive

Für ältere Kinder oder auch Eltern kleiner Kinder ist die Belastung durch eine sichtbare, liegende nasoenterale Sonde und damit die Präsentation einer Erkrankung ein nicht zu unterschätzendes psychosoziales Problem. Bei ausschließlich nächtlicher Sondierung werden die Sonden z. T. tagsüber gezogen. Durch die Frekanasenolive (Fresenius AG, Bad Homburg) kann der Ansatz der Sonde während Ernährungspausen fast unsichtbar in einer Nasenöffnung versenkt werden. Nach einem Abdruck des Nasenvorhofs aus Acrylat wird die Olive individuell angefertigt. Für Kleinkinder gibt es Spezialanfertigungen. Die Olive ist perforiert, so daß die Nasenatmung nur gering beeinträchtigt ist.

Tabelle 4. Zur enteralen Langzeiternährung geeignete Ernährungspumpen und -sonden

Firma	Ernährungspumpen (* mit Boluseinstellung)			Nasoenterale Sonden			
	Name	Bereich ml/h	Intervalle ml/h	Name	Material	Umfang CH	Längen cm
Abbott	Flexiflo Companion	5–300	1	Flexiflo	Polyurethan	8,0	114
						10,0	114
						12,0	91, 114
Braun	Enteroport	20–80	10	Nutritub	Polyurethan	6,0	60
		80–160	20			8,0	80, 120
		160–240	40			12,0	80, 120
						14,0	100
Clintec Salvia	Salvimat	20–80	10	Salvisond 70	Polyurethan	7,0	70
		80–160	20	Salvisond		6,0	125, 250
		160–240	40				
Fresenius	Frenta Syst II	25–250	25	Freka	Polyurethan	8,0	60, 120, 130, 150
						12,0	120
	Frentamat	1–450	1			15,0	100
				Freka Sil	Silikon	7,6	100, 130

Pfrimmer Nutricia	*Nutromat S	20–160 160–240	20 40	Pur Soft	Polyurethan	5,0 7,3	40, 60 60, 80, 120
	*Nutromat Paed S	5–40 40–60	5 10	Nutrisoft	Silikon	9,6 14,6 7,3 9,6 14,6 18,0	80, 120 105 40, 60, 80, 120 120 105 105
Sherwood Medical	Kangeroo 224	5–300	5	Kangeroo Indwell	Polyurethan	5,0 8,0	51, 91 107, 110
	Kangeroo 324	1–50 50–300	1 5			12,0	110
	*Kangeroo 2100	1–75 75–400	1 5				
Wander	Compat	1–295	1	Wander	Polyurethan	7,3 9,6 14,6	120 120 100

Perkutane endoskopische Gastrostomie (PEG)

Neben den kosmetischen Problemen bei nasoenteraler Sondenernährung leiden einige Kinder an Reizungen im Nasen-Rachen-Raum, Würgereiz oder – v. a. Patienten mit Mukoviszidose oder AIDS mit pulmonalen Problemen – an häufigen Dislokationen der Sonde durch Husten. Bei notwendiger Langzeitsondierung können diese Probleme durch eine perkutane endoskopisch gelegte Gastrostomie (PEG) ausgeschaltet werden. Generell sollte die PEG bei Kindern jedoch nur bei den oben genannten Problemen durchgeführt werden. Es gibt viele Kinder, die eine nasoenterale Sonde über Monate bis Jahre gut tolerieren. Die PEG wird heute mit dem sog. „Durchzugverfahren" gelegt. Eine fehlende Diaphanoskopie vor Punktion des Magens ist eine Kontraindikation. Diese Technik wurde gegenüber anderen, wie der „Durchschubtechnik" oder nicht endoskopischen Techniken [4, 19] insbesondere bei kleineren Kindern als vorteilhaft bewertet [6]. Bei sehr kleinen Kindern kann allerdings der Durchzug der Sonde mit der inneren Halteplatte durch den Ösophagus problematisch sein, da noch keine speziellen PEG-Sets (Tabelle 5) für Säuglinge im Handel sind. Die Ernährung über die Sonde kann nach 24 h begonnen werden. Die Katheteraustrittstelle wird mit einer sterilen Kompresse abgedeckt. Die Kinder können mit der liegenden PEG Duschen, Baden und auch Schwimmen gehen, wenn anschließend der Wundverband erneuert wird. Die Akzeptanz dieser Sonden ist groß. Gauderer [6] publizierte Erfahrungen bei 220 Kindern mit PEG. 39% der Kinder waren jünger als 1 Jahr. Von 9 Kindern mit schweren Herzvitien star-

Tabelle 5. Sets für die perkutane endoskopische Gastrostomie (PEG)

Abbott	Flexiflo PEG-Set	Durchschub	PEG-Sonde gastral	14,16 Charr
Fresenius	Freka-PEG	Durchzug	Standard gastral	9 Charr
			Universal gastral	15 Charr
			Standard duodenal	9 Charr
			Universal intestinal (doppellumig)	9,15 Charr
Wander	Wander PEG	Durchzug	PEG-Sonde gastral	15 Charr

ben 2 Kinder 24 h nach Legen der PEG in Vollnarkose an Herzversagen. Weitere Todesfälle traten nicht auf. Die Komplikationsrate lag bei 6%. Die meisten Komplikationen wurden auf mangelnde Erfahrung und damit verbundene technische Probleme zurückgeführt. Bezüglich eines neu auftretenden gastroösophagealen Refluxes, wie es bei Kindern mit operativ gelegter Gastrostomie bekannt ist [21], liegen noch keine endgültigen Ergebnisse vor. Die Häufigkeit lokaler Infektionen an der Kathetereintrittstelle wurde durch eine prophylaktische intravenöse Antibiotikagabe reduziert.
Eine Alternative zur Gastrostomiesonde ist die „Knopfgastrostomie", die bei ausgewählten Patienten und deren Eltern insbesondere wegen kosmetischer Vorteile eine bessere Akzeptanz fand. Ferner wurden geringere Hautirritationen und eine geringere Bildung von Granulationsgewebe beobachtet [1]. Gauderer ersetzt die Sondengastrostomie nach 3–6 Monaten durch eine Knopfgastrostomie [6].

Ernährungspumpen

Die kontinuierliche Sondierung sollte immer über Ernährungspumpen erfolgen, um eine gleichmäßige, mengengesteuerte Nahrungszufuhr zu gewährleisten. Bei der Auswahl der Ernährungspumpe (Tabelle 4) ist u. a. auch auf den einstellbaren Bereich der Pumprate und die Einstellintervalle zu achten. Die Pumpen unterscheiden sich in Größe und Preis. Die meisten sind mit Ladegerät und Akku versehen. Einige sind nur für den stationären Bereich konzipiert. Die Alarmsysteme sind von unterschiedlicher Güte, was z. B. bei absoluter Dringlichkeit einer ununterbrochenen und konstanten Zufuhr bei nächtlicher Sondierung (z. B. bei Patienten mit Glykogenosen) zu beachten ist. Einige Pumpen haben auch einen Modus zur Bolusapplikation. Die Firmen bieten für die Pumpen passende Leitungen mit Beuteln für die Nahrung an, die meisten können über Adapter mit anderen auf dem Markt befindlichen Sonden konnektiert werden.

Durchführung der Sondenernährung

Gastrale oder transpylorische Ernährung

Bei Patienten mit verzögerter Magenentleerung, unstillbarem Erbrechen, gastroösophagealem Reflux und Aspirationsgefahr kann eine transpylorische Positionierung günstig sein. Ein geringerer duodenogastraler Reflux [9, 17] und seltenere Deplazierung der Sonde, z. B. durch Husten [22], ist bei Plazierung der Sondenspitze distal des Treitz-Bandes, also jejunal, zu erwarten. Nachteile sind der fehlende antiinfektiöse Schutz der Magensäure, die Notwendigkeit einer kontinuierlichen Zufuhr und Verwendung isotoner Nahrungen und möglicherweise eine geringere Vermischung der Nahrung mit Pankreasenzymen [17]. Bei der jejunalen Sondierung ist mit häufigeren Unverträglichkeitsreaktionen („Dumping"symptome, Bauchschmerzen, Blähungen, Durchfälle) zu rechnen. Ein genereller Vorteil einer Peptiddiät mit MCT enthaltendem Fettkörper bei der transpylorischen Sondierung ist bisher nicht erwiesen [15].

Bolusapplikation oder kontinuierliche Zufuhr

Indikationen für eine kontinuierliche Nahrungsapplikation sind neben der transpylorischen Sondierung eine vorausgegangene längere Nüchternperiode, eine gestörte (zu schnelle und verzögerte) Magenentleerung und eine verminderte intestinale Resorptionsfläche [14, 22]. Vorteile gegenüber der allerdings physiologischeren Bolusapplikation sind eine bessere Verträglichkeit durch geringere Magenreste, geringere abdominelle Beschwerden, eine geringere Stuhlfrequenz, eine erhöhte Toleranz gegenüber hyperosmolaren Nahrungen sowie eine verbesserte Nährstoffresorption [14, 17, 18, 22]. Kinder mit Herzfehlern tolerierten eine höhere Energiezufuhr unter kontinuierlicher Sondierung [20]. Bestimmte Medikamente werden bei kontinuierlicher Sondenernährung anders resorbiert (z. B. Antiepileptika), so daß zu Beginn Spiegelkontrollen notwendig sind [17]. Wesentlichster Nachteil der kontinuierlichen Zufuhr ist die Bindung an die Ernährungspumpe. Kleine transportable Pumpen erhöhen die Mobilität der Patienten und können auch von Kleinkindern in Umhängetaschen getragen werden. Die nächtliche kontinuierliche Sondierung stellt einen für die meisten Patienten gut akzeptierbaren Mittelweg mit tagsüber uneingeschränkter Mobilität dar.

Aufbauphase

Die Sondenernährung sollte mit geringen Volumina und niedriger Nahrungskonzentration begonnen werden, um das Risiko gastrointestinaler und metabolischer Komplikationen (s. unten) zu mindern. Volumen und Konzentration sollten nicht gleichzeitig erhöht werden. Verschiedene Schemata zur Steigerung wurden vorgeschlagen [22], was aber individuellen Bedürfnissen nicht gerecht werden kann. Bei Unverträglichkeit oder Aspirationsgefahr müssen anfangs Magenreste kontrolliert werden.

Psychische Probleme

Für Kinder und ihre Eltern ist die Entscheidung zum Beginn einer Sondenernährung meist ein einschneidender Schritt. Kinder können dadurch in erhöhte Abhängigkeit von ihren Eltern gebracht werden. Das Krankheitsgefühl kann verstärkt werden. Furcht vor der technischen Handhabung muß erst einmal abgebaut werden. Für ältere Kinder oder auch Eltern kleiner Kinder ist die Sichtbarkeit einer nasalen Sonde oft ein wesentliches Problem, bei dem eine Nasenolive oder bei Langzeitsondierung eine PEG angeboten werden kann.

Gastrointestinale Probleme

Übelkeit und Erbrechen können durch Aversion gegen den ständigen Geruch und Aufstoßen bedingt sein [15]. Häufiger sind sie Folge einer verzögerten Magenentleerung bei Gabe zu großer Mengen, Verwendung hypertoner oder hochkalorischer Nahrungen oder bedingt durch die Grunderkrankung. Langsame initiale Steigerung, kontinuierliche statt Bolusapplikation, 30% Schräglagerung oder evtl. die Gabe des Prokinetikums Cisaprid sind oft hilfreich; ggf. muß die Zufuhrrate vorübergehend reduziert werden. Einen weiteren Ansatz zeigten Fried et al. [5], die bei spastischen Kindern mit Gastrostomie nach Sondierung von Molkeformula im Vergleich zu Kaseinformula eine raschere Magenentleerung und bessere Verträglichkeit nachweisen konnten.

Dem vermehrten Auftreten eines gastroösophagealen Refluxes unter Sondenernährung mit der Gefahr der Aspiration kann durch die oben genannten Maßnahmen möglicherweise ebenfalls entgegengewirkt werden. Insbesondere neurologisch kranke Kinder leiden häufig unter dieser Komplikation. Eine schwere Refluxösophagitis und rezidivierende Aspirationspneumonien sind Indikationen für eine operative Antirefluxplastik.

Durchfälle sind eines der häufigsten Probleme. Sie können ebenfalls durch hyperosmolare Nahrungen bedingt sein, die aber nach langsamem Aufbau unter kontinuierlicher Zufuhr oft vertragen werden. Weitere Ursachen sind zu kalte Nahrungen bei der Bolusapplikation oder eine Kohlenhydrat- oder Fettmalabsorption, deren Ursache geklärt und wenn möglich behandelt werden muß. Zur Prophylaxe einer bakteriellen Kontamination sollte das Zuleitungssystem alle 24 h gewechselt werden. Ferner sollten die Formelnahrungen nicht über 8–12 h bei Raumtemperatur im Beutel verweilen [15, 17]. Medikamente, insbesondere Antibiotika, können ebenfalls Durchfälle bedingen. Schließlich ist eine chronische Obstipation mit Überlaufstühlen auszuschließen [17].

Metabolische Probleme

Metabolische Probleme, insbesondere Elektrolytimbalancen und Hypo- oder Hyperglykämien, sind bei Kindern mit intakten Organfunktionen kaum zu erwarten. Bei hyperkalorischer Nahrung muß zur Vermeidung einer hypertonen Dehydratation auf eine ausreichende Wasserzufuhr geachtet werden [22]. Bei Erwachsenen wurde ein z. T. transienter und nach Beendigung der Therapie immer reversibler Transaminasenanstieg beobachtet [15].

Mechanische Probleme

Mechanische Komplikationen beinhalten Mißempfinden im Nasen-Rachen-Raum und Ösophagus insbesondere zu Beginn der Sondenernährung. Drucknekrosen sind durch die Weichheit der Sonden selten geworden. Ein trockener Mund kann durch verminderten Speichelfluß bedingt sein, der durch Kauen von Kaugummi angeregt werden kann. Bei Sinusitis oder Otitis media sollte vorübergehend die Sonde entfernt oder durch die andere Nasenöffnung geschoben werden [15]. Die Sondenlage muß nach Legen der Sonde bzw. möglicher Dislokation nach Husten oder Würgen geprüft und falls keine Sicherheit besteht ggf. radiologisch ermittelt werden. Die Sondenlänge wird für den Fall der Dislokation und Legen einer neuen Sonde dokumentiert und den Eltern mitgeteilt. Eine Fehlplazierung in die Trachea droht besonders bei neurologisch kranken oder bewußtseinsgestörten Patienten und muß unbedingt vermieden werden. Zur Prophylaxe einer Verlegung der Sonde sollte diese regelmäßig und nach jeder Nahrungsapplikation durchgespült werden. Medikamente müssen ggf. sehr fein gemörsert werden (nicht möglich bei magensaftresistenter Beschichtung!) und sollten immer nach Durchspülen der Sonde getrennt von der Nahrung gegeben werden, um einer Verlegung der Sonde vorzubeugen. Aluminiumhaltige Antazida können zur Ausfällung von Formeldiäten führen, so daß sich in Magen und Ösophagus große Klumpen bilden können, die ggf. sogar endoskopisch entfernt werden müssen [15].

Kontrolluntersuchungen

Der Umfang der Überwachung unter enteraler Sondenernährung muß von der Grunderkrankung und vom individuellen Zustand des Patienten abhängig gemacht werden. Ein regelmäßiger Kontakt zur Diätassistentin und zum Arzt ist zur frühzeitigen Erkennung von Komplikationen unbedingt erforderlich. Anthropometrische Meßgrößen gehören zu den wichtigsten Verlaufsparametern und sollten sorgfältig erhoben werden. Initial können Untersuchungen zur Flüssigkeitsbilanz (tägliche Gewichtskontrollen, Ödeme, Ein- und Ausfuhr) notwendig sein. Laboruntersuchungen (v. a. Blutzucker, Serumelektrolyte) führen wir nur bei gefährdeten Patienten durch. Bei wachsenden Kindern muß die Nahrungszufuhr dem steigenden Bedarf angepaßt werden. Bei Patienten mit PEG muß die Eintrittstelle der Sonde sowie die Lokalisation der äußeren Halteplatte und damit der Sitz der Sonde regelmäßig kontrolliert werden. Die Dauer der Sondenernährung sollte individuell in Abhängigkeit von der Erkrankung, dem Ernährungszustand des Patienten sowie der Akzeptanz dieser Maßnahme gemeinsam mit dem Patienten entschieden werden. Je stärker der Patient – auch Kinder im Rahmen ihrer Möglichkeiten – in die Entscheidungen mit einbezogen wird und je selbstständiger er die Therapie durchführen kann, desto besser wird die Compliance bei der Durchführung sein.

Literatur

1. Al Malki T, Langer JC, Thompson V, McQueen M, Lau GY, Issenman RM, Winthrop AL, Cameron GS (1991) A prospective evaluation of the button gastrostomy in children. Can J Surg 34:247–250
2. Bach AC, Babayan VK (1982) Medium-chain triglycerides: an update. Am J Clin Nutr 36:950–962
3. Ballauff A (1991) Flüssigkeitshaushalt. Ernährungs-Umschau 38:391–394
4. Cory DA, Fitzgerald JF, Cohen MD (1988) Percutaneous nonendoscopic gastrostomy in children. AJR 151:995–997
5. Fried MD, Khooshoo V, Secker DJ, Gilday DL, Ash JM, Pencharz PB (1992) Decrease in gastric emptying time and episodes of regurgitation in children with spastic quadriplegia fed a whey-based formula. J Pediatr 120:569–572

Praxis der enteralen Ernährungstherapie und Sondenernährung 85

6. Gauderer MWL (1991) Percutaneous endoscopic gastrostomy: a 10-year experience with 220 children. J Pediatr Surg 26:288–294
7. Geliebter A, Torbay N, Bracco EF, Hashim SA, Van Itallie TB (1983) Overfeeding with medium-chain triglyceride diet results in diminished deposition of fat. Am J Clin Nutr 37:1–4
8. Gerdes A (1978) Sind selbsthergestellte Sondennahrungen heute noch vertretbar? Ernährungs-Umschau 25:354–356
9. Gustke RF, Varma RR, Soergel KH (1970) Gastric Reflux During Perfusion of the Proximal Small Bowel. Gastroenterology 59:890–895
10. Höllwurth I, Schlag P (1991) Leitfaden der enteralen Ernährung. Kohlhammer, Stuttgart Berlin Köln
11. Jackson WCh, Wong PWK (1974) Intestinal complications of nasojejunal feeding in low-birth-weight infants. J Pediatr 85:109–110
12. Koletzko S, Waag KL, Koletzko B (1992) Schwere D-Laktat Azidose nach Dünndarmduplikation bei Kurzdarmsyndrom – erfolgreiche Diättherapie. Monatsschr Kinderheilkd 140:509 (Abstr.)
13. Koletzko B, Schmidt E (1991) Nutritional and dietetic aspects of food allergy and food intolerance in childhood. In: Somogyi JC, Müller HR, Ockhuizen T (eds) Food allergy and food intolerance. Karger, Basel, pp 116–126
13a. Kotthoff G, Haydous B (1992) Ernährungs- und Diättherapie. Indikation, Ernährungsprinzip, Nährstoffrelation. Deutscher Ärzte Verlag, Köln
14. Lübke HJ, Erckenbrecht JF, Strohmeyer G (1985) Sondenernährung durch kontinuierliche Zufuhr oder Bolusapplikation? Z Gastroenterol [Suppl] 23:16–25
15. Lübke HJ, Frieling T (1988) Praktische Aspekte der enteralen Sondenernährung. Int Welt 11:79–90
16. Meeroff JC, Go VLW, Phillips SF (1975) Control of gastric emptying by osmolality of duodenal contents in man. Gastroenterology 68:1144–1151
17. Moore MC, Greene HL (1985) Tube feeding of infants and children. Pediatr Clin North Am 32:401–417
18. Parker P, Stroop S, Greene H (1981) A controlled comparison of continuous versus intermittent feeding in the treatment of infants with intestinal disease. J Pediatr 99:360–364
19. Towbin RB, Ball WS, Bissett GS (1988) Percutaneous gastrostomy and percutaneous gastrojejunostomy in children: antegrade approach. Radiology 168:473–476
20. Vanderhoof JA, Hofschire PJ, Baluff MA, Guest JE, Murray ND, Pinsky WW, Kugler JD, Antonson DL (1982) Continuous enteral feedings. An important adjunct to the management of complex congenital heart disease. Am J Dis Child 136:825–827
21. Wheatley MJ, Wesley JR, Tkach DM, Coran AG (1991) Long-term follow-up of brain-damaged children requiring feeding gastrostomy: should an antireflux procedure always be performed? J Pediatr Surg 26:301–305
22. Wilson SE (1987) Pediatric enteral feeding. In: Grand RJ, Sutthen JL, Dietz WH (eds) Pediatric nutrition. Butterworths, Boston, pp 771–786

Techniken und Probleme implantierbarer Kathetersysteme bei langzeitiger parenteraler Nährstoffzufuhr im Kindesalter

H. Lochbühler

Eine langzeitige parenterale Nährstoffzufuhr ist nur mit einem sicheren venösen Zugang möglich. Es stehen verschiedene Kathetersysteme zur Verfügung, so daß für nahezu jeden Patienten eine individuelle Lösung gefunden werden kann, die auch eine Therapie im häuslichen Milieu erlaubt.

Implantierbare Kathetersysteme

1973 wurde von Broviac ein neuer Typ eines Venenkatheters vorgestellt, der die Möglichkeiten einer langzeitigen parenteralen Ernährung wesentlich verbessert hat. Dieser Katheter wurde 1979 von Hickman modifiziert [2, 7].
Die Hickman- und Broviac-Katheter sind aus Silikonkautschuk gefertigt, einem Material, das wesentlich gewebeverträglicher ist als die bis dahin für Venenkatheter verwendeten Kunststoffe. Der Broviac- bzw. Hickman-Katheter besitzt im Bereich der Durchtrittsstelle durch die Haut eine Manschette aus Dacron, die vollständig in das Gewebe einwächst und eine wirksame Sperre gegen eine Wanderung von Hautkeimen entlang des Katheters darstellt. Gleichzeitig erlaubt diese Muffe eine gute Fixation des Katheters (Abb. 1).
Hickman- bzw. Broviac-Katheter werden inzwischen in unterschiedlichen Größen, ein- und doppellumig, angeboten, so daß auch kleine Säuglinge mit einem entsprechenden Katheter versorgt werden können. Neben Silikonkathetern werden auch Katheter aus Polyurethan angeboten. Der Polyurethankatheter ist bei gleichem

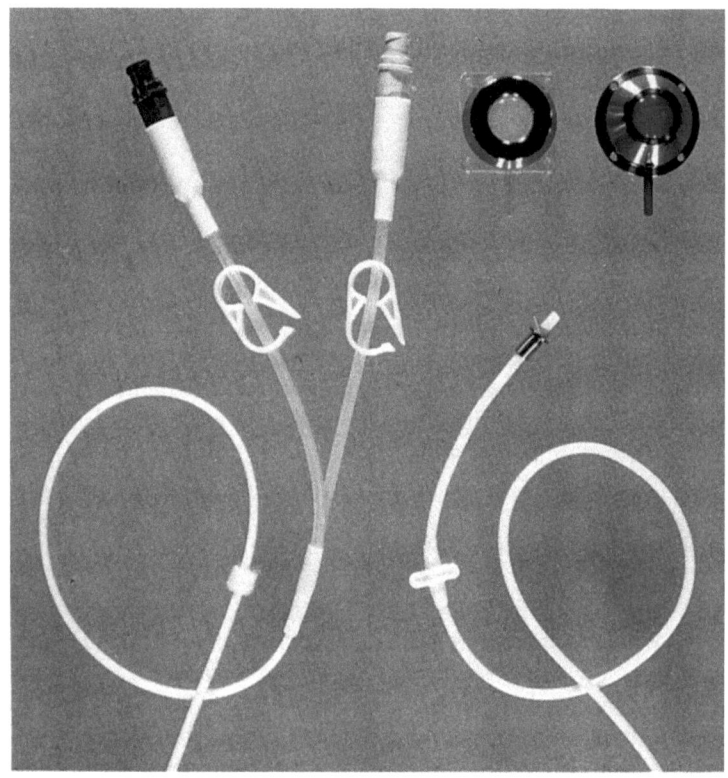

Abb. 1. Hickman-Katheter und Portsysteme zur parenteralen Nährstoffzufuhr

Außendurchmesser reißfester als der Silikonkatheter, aber auch wesentlich härter und rigider.

Seit Anfang der 80er Jahre sind neben den Hickman- und Broviac-Kathetern auch vollständig implantierbare Kathetersysteme, sog. Ports, auf dem Markt (Abb. 1). Die Ports bestehen aus einer kapselförmigen Kammer, die an der Oberseite eine Membran besitzt, durch die die Kammer angestochen werden kann. An die Kammer ist ein Venenkatheter angeschlossen. Das gesamte System liegt subkutan. Auch die Ports gibt es inzwischen in unterschiedlichen Größen und Ausführungen. Die Ports haben den Vorteil, daß sie nahezu unsichtbar sind und es keine Beschädigungen äußerer Teile geben kann. Andererseits muß zum Anlegen der Infusion gestochen werden, so daß nach unserer Erfahrung die Silikonkatheter von kleinen Kindern bevorzugt werden. Auch ist die Fixation der Punktionsnadel bei Kindern, die nicht kooperativ sind, trotz spezieller Fixationssysteme nicht unproblematisch. Obwohl es keine randomisierten prospektiven Studien gibt, scheint nach den vorliegenden Daten die Infektionsrate bei Ports etwas geringer als beim Hickman-Katheter zu sein [14, 16].

Venöse Zugangswege

Der routinemäßige Zugang ist die rechte V. subclavia oder rechte V. jugularis interna oder externa, sowohl für die Implantation eines Hickman-Katheters als auch für die Portsysteme. Unser standardmäßiger Zugang ist die V. jugularis interna.
Die V. cephalica als chirurgischer Zugang zur V. subclavia stellt bei großen Kindern kein Problem dar, wir benutzen sie jedoch bei kleinen Kindern nicht routinemäßig, da sie bei kleinen Kindern oft kein ausreichendes Lumen zur Aufnahme des Hickman-Katheters besitzt.
Besteht eine Thrombose der oberen Hohlvene, so kann der Katheter auch über die V. saphena magna in die untere Hohlvene eingeführt werden. Der Katheter soll dann jedoch bis über Zwerchfellhöhe geführt werden.
Wird eine parenterale Ernährung über mehrere Jahre durchgeführt, können mehrfache Wechsel des Kathetersystems erforderlich werden. Es kann dann notwendig werden, auf ungewöhnliche Venenzugänge auszuweichen. So ist es möglich, über eine Interkostalvene die V. azygos zu kanülieren, oder die V. azygos wird über eine Thorakotomie extrapleural freigelegt [13, 15]. Die V. epigastrica bietet einen zusätzlichen Zugang zur unteren Hohlvene (Donahoe u. Kim 1980). Auch die transhepatische Punktion einer Lebervene zum Einführen eines Hickman-Katheters ist beschrieben [9].

Zu den Portsystemen ist zu ergänzen, daß inzwischen ein Portsystem angeboten wird, das so gestaltet ist, daß es bei größeren Kindern nahe der Ellenbeuge implantiert werden kann. Es ist jedoch nicht immer möglich, den Katheter über die Oberarmvene nach zentral vorzuschieben, da das Kaliber dieser Vene in ihrem Verlauf von peripher nach zentral nicht regelmäßig zunimmt, sondern große Schwankungen aufweisen kann [6].
Theoretisch können beide Kathetersysteme durch chirurgische Freilegung der jeweiligen Vene oder durch Punktion mittels einer modifizierten Seldinger-Technik implantiert werden.
Bei dieser Technik wird zunächst der Katheter implantiert, subkutan bis zur jeweiligen Vene geführt und hier durch einen kleinen Hautschnitt ausgeleitet. Nach Punktion der Vene und Einführen des Seldinger-Drahts wird eine Splitkanüle über den Draht eingeführt, durch die nach Entfernen des Drahts der zentrale Schenkel des Hickman-Katheters in die Vene geschoben wird. Die Splitkanüle wird während des Vorschiebens des Katheters schrittweise entfernt. Das Verfahren ist elegant, jedoch wegen des notwendigerweise erheblichen Kalibers der Splitkanüle nur für größere Kinder und Erwachsene geeignet. Außerdem ist eine Korrektur der Katheterlage nach dem Einführen nur schwer und eine Korrektur der Katheterlänge nur begrenzt möglich, denn der Seldinger-Draht kann nur erneut eingeführt werden, wenn der Katheter wieder entfernt wird. Da die Gefahr eines Pneumothorax bei der Punktion der V. subclavia größer ist als bei der Punktion der V. jugularis interna, bevorzugen wird die Punktion der Jugularvene. Wird die Vene operativ freigelegt, sollte eine Ligatur der Vene vermieden werden.

Risiken

Die Implantation eines Katheter- oder Portsystems zur parenteralen Ernährung ist wie jeder andere invasive Eingriff nicht ohne Risiken. Dabei muß man die Risiken durch den operativen Eingriff von den Risiken durch den liegenden Katheter und den Gebrauch des Katheters unterscheiden. Neben den allgemeinen Operationsrisiken wie Infektion der Operationswunde und intraoperative Blutung bestehen spezifische operationstechnische Komplikationen. Auf die Gefahr des Pneumothorax bei der Punktion der V. subclavia wurde bereits hingewiesen. Sowohl bei der Punktion als auch bei der Freilegung der V. jugularis sind Nervenverletzungen möglich. Eine akzidentelle Punktion einer Arterie ist in der Regel bei Kindern mit einem gesunden Gefäßsystem und normaler Blutgerinnung unproblematisch. Gravierender kann eine Ventrikelperforation sein, wenn sie nicht erkannt wird und in ihrer Folge zu einer Perikardtamponade führt [3]. Weniger dramatisch ist ein Infusothorax nach einer Gefäßperforation. Die weit überwiegende Zahl der Perforationen ist in der Literatur jedoch im Zusammenhang mit normalen zentralen Venenkathetern und nicht mit Kathetern aus Silikonkautschuk beschrieben. Der Hickman-Katheter sollte unter Bildwandlerkontrolle gelegt werden, er soll einwandfrei rückläufig sein, bei der Röntgenkontrolle mit Kontrastmittel soll der Abfluß der Kontrastmittelfahne einwandfrei zu beurteilen sein. Das Katheterende soll sich auf die obere Hohlvene projizieren. Ein Pneumothorax kann verzögert auftreten und wird klinisch u. U. erst nach 24 h relevant. Eine Röntgenaufnahme unmittelbar nach Legen eines Kathetersystems schließt deshalb einen Pneumothorax nicht aus. Bei entsprechender Klinik muß aus diesem Grund eine röntgenologische Kontrolle erfolgen.

Die Liste möglicher Komplikationen beim Gebrauch eines zentralen Venenkatheters ist lang, die Mehrzahl der Komplikationen jedoch selten. So ist ein Bruch eines Katheters mit Katheterembolie eine absolute Rarität [19] ebenso wie eine Luftembolie [4], die nur bei unsachgemäßem Umgang mit dem Katheter auftreten kann. Praktisch relevante Komplikationen sind durch den Katheter verursachte Thrombosen und Infektionen. Es können Cavathrombosen und Ventrikelthrombosen auftreten [8, 18].

Die Infektionen stellen die häufigsten und wichtigsten Komplikationen dar, wobei es im Einzelfall schwierig zu entscheiden ist, ob eine Infektion den Katheter als Infektionsquelle hat. Es steht jedoch außer Zweifel, daß auch schwerwiegende Infektionen wie eine Endocarditis oder Osteomyelitis durch einen infizierten Katheter ausgelöst werden können [1, 11]. Es ist nicht indiziert, wegen

eines einmaligen Fieberschubes einen Hickman-Katheter zu entfernen, es sollte vielmehr zunächst eine antibiotische Therapie erfolgen. Es wird diskutiert, ob die antibiotische Therapie mit einer fibrinolytischen Therapie kombiniert werden soll, da Keime in einer der Katheterwand aufsitzenden Fibrinschicht vom Antibiotikum kaum erreicht werden dürften [12]. Persistieren die Infektionszeichen, treten septische Temperaturen auf und läßt sich eine andere Infektionsquelle nicht eruieren, sollte der Katheter entfernt werden. Der Keim, der am häufigsten für eine Infektion verantwortlich ist, ist Staphylococcus epidermidis. Die lokale Pflege des Katheters hat einen Einfluß auf die Infektionsrate. Obwohl Powel in einer prospektiven Studie nachweisen konnte, daß der einfache, allerdings täglich gewechselte, Verband mit einer sterilen Kompresse mit der niedrigsten Infektionsrate korreliert, haben sich aus praktischen Gründen Folienverbände durchgesetzt]17].
Da beim Hickman-Katheter ein wesentlicher Infektionsweg über die Konnektionsstelle geht, sind für die Infusion Beutelsysteme, die den 24-h-Bedarf in einem Beutel anbieten, zu bevorzugen. Es wird so das Öffnen der Konnektion auf ein notwendiges Minimum reduziert.

Okklusion des Venenkatheters

Die Okklusion des Katheters stellt nach der Infektion die zweithäufigste Komplikation im Gebrauch von Hickman- und Portsystemen dar. Deshalb sind bestimmte Vorsichtsmaßnahmen im Gebrauch der Katheter zu empfehlen, um eine Katheterokklusion zu vermeiden. Die Mehrzahl der Okklusionen wird durch einen Thrombus im Bereich der Katheterspitze verursacht. Es kann nicht verhindert werden, daß beim Abklemmen oder Abstöpseln kleinste Blutmengen in den Katheter zurückfließen und zur Thrombusbildung beitragen. Das Spülen bzw. Blocken des Katheterlumens mit einer Heparinlösung ist aus diesem Grund allgemein üblich. Trotz dieser Maßnahme kann im Einzelfall eine Okklusion nicht verhindert werden. Die Ursache dafür ist vermutlich eine Präzipitation eines Lipoproteinkomplexes durch Kationen im Katheter.

Klem et al. haben in einer experimentellen Untersuchung drei verschiedene Spültechniken bei verschiedenen Portsystemen untersucht. Am effektivsten war ein Spülen des Katheters mit 20 ml NaCl-Lösung 0,9% [10], gefolgt von einer Instillation von 1 ml einer 45% Alkohollösung, die für ca. 1 min im Portsystem belassen wurde. Der Port wurde anschließend mit 2,5 ml Heparinlösung (100 IE/ml) geblockt.

Ist es zu einer Katheterokklusion gekommen (Abb. 2), sollte als erstes der äußere Katheter auf eine Abknickung inspiziert werden. Der Patient muß klinisch auf Symptome einer Thrombose der V. cava untersucht werden. Läßt sich der Katheter mit einer klein-

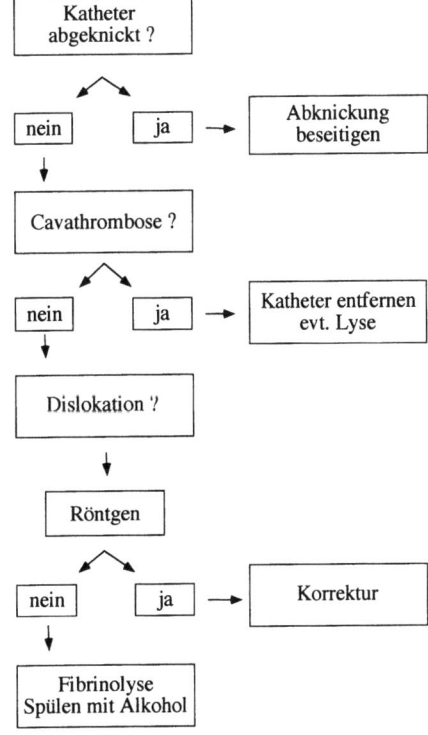

Abb. 2. Vorgehen bei Okklusion des Katheters

lumigen Spritze mit NaCl-Lösung nicht spülen und auch kein Blut aspirieren, muß als erstes die Lage der Katheterspitze kontrolliert werden. Eine Dislokation der Spitze ist nicht durch ein Spülmanöver zu beseitigen. Ist die Lage der Katheterspitze korrekt und bestehen keine äußeren Ursachen für eine Okklusion, sollte der Versuch gemacht werden, die Okklusion durch eine Fibrinolyse zu beseitigen. Dies kann mit Urokinase oder Streptokinase geschehen. Wir verwenden 5000 IE/ml Urokinase und instillieren in den Katheter maximal 1 ml dieser Lösung. Der Katheter wird dann für 15 min verschlossen, danach wird ein erneuter Spülversuch mit NaCl unternommen. Dieses Manöver kann nochmals wiederholt werden. Gelingt die Fibrinolyse nicht, so sollte der Spülversuch mit einer alkoholischen Lösung wiederholt werden (s. oben). Mit diesen Maßnahmen dürfte die überwiegende Zahl der okkludierten Katheter freizuspülen sein. Zu überlegen ist, ob ein derartiges Manöver unter einer antibiotischen Prophylaxe durchgeführt wird. Wir haben in einem Fall nach dem Freispülen eines Katheters eine hämatogene Osteomyelitis beobachtet, ohne daß klinische Zeichen einer Katheterinfektion zu beobachten waren. Der Vollständigkeit halber soll erwähnt werden, daß es in seltenen Fällen Katheterokklusionen durch Medikamentenpräzipitate gibt, die möglicherweise durch eine Änderung des pH-Werts durch die Spüllösung aufgelöst werden können.

Zusammenfassung

Implantierbare Kathetersysteme sind für den Patienten eine große Erleichterung und in vielen Fällen die Voraussetzung für eine Therapie in der häuslichen Umgebung des Patienten. Der Umgang mit diesen Kathetersystemen erfordert eine gute Einweisung der Eltern und der Kinder im Umgang mit diesen Kathetersystemen.

Literatur

1. Becton DL, Friedman HS, Armstrong BE, Kurtzburg J, Chaffee S, Falletta JM, Kinney TR (1987) Bacterial endocarditis in a child with a Broviac catheter. Pediatr Hematol Oncol 4:131–136
2. Broviac JW, Scribner BH (1973) A silicone rubber atrial catheter for prolonged parenteral alimentation. Surg Gynecol Obstet 136:606–660
3. Chisvert-Jimenez FJ, Villuendas-Morales FJ, Ostos-Salcedo A, v. Delgado MC, Caballero-Sanchez V, Trigo-Diaz M (1991) Cardiac tamponade in a patient undergoing parenteral nutrition (in Spanish). Rev Esp Anestesiol Reanim 38:192–194
4. Dilkes MG, Dunwoody G, Bull TM, Eppel B, Barret NJ (1991) A case of intracerebral air embolism secondary to the insertion of a Hickman line. J Parenter Enteral Nutr 15:488–490
5. Donahoe PK, Kim SH (1980) The inferior epigastric vein as an alternate site for. J Pediatr Surg 15:737–738
6. Geiss AC, Friedman AC (1980) Evaluation of unaccountable phlebitis with long arm silastic catheter. J Parent Ent Nutr 4:511–513
7. Hickman RO, Buckner CD, Clift RA (1979) A modified right atrial catheter for access to the venous system in marrow transplant recipients. Surg Gynecol Obstet 148:871–875
8. Kaye GC, Smith DR, Johnston D (1990) Fatal right ventricular thrombus secondary to Hickman catheterisation. Br J Clin Pract 44:780–781
9. Kenney PR, Dorfman GS, Denny DF (1985) Percutaneous inferior vena cava cannulation for long term parenteral nutrition. Surgery 97:602–605
10. Klem W, Bentdal EH, Flaaten H, With K (1987) Effects of different rinsing regimen on totally implantable vascular access after 70 days infusion of total parenteral nutrition in vitro. J Parent Enter Nutr 11:566–568
11. Kravitz AB (1989) Osteomyelitis of the clavicle secondary to infected Hickman catheter. J Parent Enteral Nutr 13:426–427
12. Lewis JA, LaFrance R, Bower RH (1988) Treatment of an infected silicone right atrial catheter with combined fibrinolytic and antibiotic therapy: case report and review of the literature. J Parent Enteral Nutr 13:92–98
13. Malt RA, Kempster M (1983) Direct azygos vein and superior Vena cava cannulation for parenteral nutrition. J Parent Ent Nutr 7:580–581
14. Mirro J Jr, Rao BN, Kumar M, Rafferty M, Hancock M, Austion BA, Fairclough D, Lobe TE (1990) A comparison of placement techniques and complications of externalized catheters and implantable port use in children with cancer. J Pediatr Surg 25:120–124
15. Newman BM, Cooney DR, Melvyn P, Karp TC (1983) The intercostal vein for central venous alimentation. J Pediatr Surg 18:732–733
16. Pomp A, Caldwell MD, Albina JE (1989) Subcutaneous infusion ports for administration of parenteral nutrition at home. Surg Gynecol Obstet 169:329–333

17. Powel C, Regan C, Fabri P (1982) Evaluation of opsite catheter dressings for parenteral nutrition: A prospective randomized study. J Parent Enter Nutr 6:43–46
18. Richmond G, Handwerger S, Schoenfeld N, Talavera (1992) Superior vena cava syndrome: a complication of Hickman catheter insertion in patients with acquired immunodeficiency syndrome. N J State J Med 92:65–66
19. Wagman LD, Konrad P, Schmit P (1989) Internal fracture of a pediatric broviac catheter. J Parent Enteral Nutr 13:560–561

Psyche, Verhalten und Compliance bei Diättherapie im Kindes- und Jugendalter

B. Blanz

Einleitung und Definition der Compliance

Die Ernährungstherapie spielt bei einer Reihe chronischer Erkrankungen eine entscheidende Rolle, entweder als Eckpfeiler der Therapie wie z.b. beim Diabetes mellitus oder als unterstützende Maßnahme mit positivem Einfluß auf den Erkrankungsverlauf etwa bei Kindern mit angeborenen Herzfehlern. In allen Fällen hängt die Wirksamkeit der Ernährungstherapie entscheidend davon ab, wie exakt die Diät eingehalten, also den ärztlichen Empfehlungen Folge geleistet wird.
Dieses Verhalten wird mit dem Begriff *Compliance* beschrieben: Die Compliance bezeichnet das Ausmaß der Übereinstimmung zwischen den medizinischen Empfehlungen und dem individuellen Gesundheitsverhalten z.B. in Bezug auf das Einhalten von Diäten, die Einnahme von Medikamenten oder Änderungen des Lebensstils.

Zur Bedeutung der Compliance

Die herausragende Bedeutung der Compliance für bestimmte Erkrankungen bzw. Krankheitsverläufe soll am Beispiel des juvenilen oder Typ-I-Diabetes-mellitus demonstriert werden. Die Ergebnisse entstammen einer Untersuchung, die in der Kinder- und Jugendpsychiatrischen Klinik am Zentralinstitut für Seelische Gesundheit in Mannheim mit dem Ziel durchgeführt wurde, die Auswirkungen von chronischen Erkrankungen auf ältere Jugendliche (17–19 Jahre) am Beispiel des Diabetes mellitus zu erfassen [2].

Als Parameter der Stoffwechseleinstellung wird beim Diabetes mellitus üblicherweise das glykosylierte Hämoglobin oder der HbA_1-Wert verwendet, der Auskunft über den mittleren Blutglukosespiegel der letzten 6–8 Wochen gibt.
Tabelle 1 zeigt die Korrelationen verschiedener Aspekte der diabetesbezogenen Compliance mit dem HbA_1-Wert. Die höchsten Korrelationen ergaben sich für die Bereiche Glukosekontrollen, Insulininjektionen und Einhalten der Diät; die genannten Bereiche erwiesen sich somit als die bedeutsamsten für die Stoffwechseleinstellung. Mit allen Aspekten der Compliance zusammen konnten 22,5% ($R = 0,474$; $p < 0,0005$) der Varianz der Stoffwechseleinstellung aufgeklärt werden.
Dieses Resultat verweist auf die hohe Bedeutung der Compliance für die Stoffwechseleinstellung, d.h. auf die enge Beziehung zwischen Verhalten und pathophysiologischen Merkmalen der Erkrankung [vergleichbare Ergebnisse in 4, 5, 6, 9].

Bedingungsfaktoren der Compliance

Im Gegensatz zu den pathophysiologischen Merkmalen ist die Compliance direkt kontrollierbar, d.h. Patienten können die Erkrankung und deren Verlauf durch ihr krankheitsspezifisches Verhalten unmittelbar beeinflussen. Diese Möglichkeit wird ganz unterschiedlich genutzt, denn Patienten können sich bezüglich ihrer Compliance erheblich unterscheiden, insbesondere im Jugendalter: Viele Betroffene stellen sich auf die ärztlichen Empfehlungen gut ein, es gibt aber nicht wenige, die große Schwierigkeiten mit dem Einhalten ihrer Diätvorschriften haben, selbst wenn ihnen die deletären Folgen ihres Handelns einsichtig sind. Zum Verständnis dieses unterschiedlichen Verhaltens von Patienten ist es erforderlich, sich die Bedingungsfaktoren der Compliance zu vergegenwärtigen. Dabei sind 3 Faktorengruppen zu unterscheiden, nämlich diätspezifische sowie individuum- und familienbezogene.

Tabelle 1. Zum Einfluß der Compliance auf die Stoffwechseleinstellung von Jugendlichen mit Diabetes mellitus (multiple Regressionsanalyse, n = 93)

Unabhängige Variable	r	p<	Beta-koeffizienten	p<	Selektions-stufe	Varianz-aufklärung
Insulin/Glukose	−0,40	0,000	−0,43	0,004	1	18,4%
Diät	−0,34	0,000	−0,22	n.s. (0,09)		
Sport	−0,01	n.s.	0,13	n.s.		
Arztbesuche	−0,23	0,01	−0,03	n.s		
Komplikationen	−0,29	0,002	0,16	n.s.		

Diätspezifische Bedingungsfaktoren der Compliance

Generell wird die Compliance durch folgende Bedingungen erschwert:

- *Hoher Komplexitätsgrad der Behandlungsvorschriften:*
Diätempfehlungen sind meist komplex, jedenfalls wesentlich komplexer als die Empfehlung der Einnahme eines bestimmten Medikaments zu einer bestimmten Tageszeit;
stellvertretend sei die Diabetesdiät genannt, die u. a. die Umrechnung der Nahrungsmittel in Broteinheiten verlangt.

- *Einschneidende Verhaltensreglementierungen:*
Das Einhalten von Diätempfehlungen wird von vielen Patienten als eine gravierende Einschränkung ihrer Lebensqualität erlebt. Dies betrifft nicht nur den weitgehenden Verzicht auf eine ganze Reihe insbesondere im Jugendalter attraktiver Nahrungsmittel (z. B. Pizza, Hamburger oder Eis), sondern auch die Einschränkung der sozialen Funktion des Essens, da auf entsprechende Einladungen wegen des evtl. unpassenden Zeitpunkts oder der nicht diätgerechten Zusammenstellung des Essens nur bedingt eingegangen werden kann. Vor diesem Hintergrund wird einsichtig, warum das Einhalten der Diätempfehlungen von den meisten Diabeteskranken als die größte Belastung im Zusammenhang mit ihrer Erkrankung erlebt wird [8].

- *Ungünstige Symptomkontingenzen:*
Führt angemessene Compliance zur aktuellen Reduzierung oder Vermeidung von Symptomen, wie die Einnahme von antikonvulsiver Medikation im Falle einer Epilepsie, wird sie im lerntheoretischen Sinn positiv verstärkt. Weil insbesondere bei chronischen Erkrankungen viele Diäten aber vorrangig die Langzeitprognose beeinflussen, fehlt in ihrem Fall dieses unmittelbare Verstärkungselement.

Da Diätempfehlungen meist komplex sind, das Alltagsverhalten stark reglementieren und zu ungünstigen Symptomkontingenzen führen, wird das Einhalten von Diäten bzw. die Diätcompliance durch die genannten Bedingungsfaktoren durchgängig erschwert.

Individuumbezogene Bedingungsfaktoren der Compliance

Wie viele Verhaltensaspekte ist die Compliance mit bestimmten Kognitionen, Einstellungen und Emotionen assoziiert [Übersicht in 2]. Dazu gehören neben anderen das erkrankungsbezogene Wissen, Aspekte des „health belief" (das sind erkrankungsbezogene subjektive Bewertungen wie Bedrohlichkeit der Erkrankung oder Nutzen der Compliance), die subjektiv empfundenen Belastungen durch die Erkrankung sowie die Zufriedenheit mit der medizinischen Betreuung. Die Bedeutung dieser Bedingungsfaktoren für die Compliance belegt am Beispiel diabeteskranker Jugendlicher Tabelle 2.

Tabelle 2 zeigt die Korrelationen verschiedener individuumbezogener Faktoren mit der Compliance. Bedeutende Korrelationen ergaben sich für die Zufriedenheit mit der medizinischen Versorgung, den „health belief" und die subjektiv empfundenen Belastungen. Mit diesen 3 Faktoren konnten 33% der Varianz der Compliance aufgeklärt werden ($R = 0,57$; $p < 0,0000$); dies verweist auf die enge Beziehung zwischen den genannten Faktoren und der Compliance.

Die Zufriedenheit mit der medizinischen Versorgung war mit der Compliance am engsten assoziiert. Damit kommt der Beziehung zum Behandler entscheidende Bedeutung zu, weil mit dem Behandler zufriedene Jugendliche sich eher nach dessen Diätempfehlungen richten als unzufriedene. Neben seiner fachlichen Kompetenz spielen auch Persönlichkeitsmerkmale des Behandlers sowie Interaktions- und Beziehungsaspekte eine Rolle. Dies spricht für die Notwendigkeit der Beachtung psychologisch-psychotherapeutisch orientierter Behandlungselemente in der diätetischen Betreuung chronisch kranker Kinder und Jugendlicher, weil sie die Pflege dieser als bedeutsam erkannten Interaktions- und Beziehungsaspekte erleichtern.

Das krankheitsbezogene Wissen blieb für die Compliance von untergeordneter Bedeutung. Auf Wissensvermittlung ausgerichtete Schulungsprogramme sind in der Anfangsphase einer Diättherapie sicher unersetzlich, weil ohne ein Mindestmaß an krankheitsbezogenem Wissen ein adäquater Umgang mit der entsprechenden Diät

Tabelle 2. Zur Abhängigkeit der Compliance von kognitiven, emotionalen und Einstellungsfaktoren am Beispiel Jugendlicher mit Diabetes mellitus (multiple Regressionsanalyse, n = 93)

Unabhängige Variable	r	p<	Beta-koeffizienten	p<	Selektions-stufe	Varianz-aufklärung
Wissen	0,14	n.s. (0,09)	0,03	n.s.		
„health belief"	0,33	0,001	0,35	0,003	2	26,2%
Belastungen	−0,26	0,01	−0,32	0,002	3	32,8%
Kontrollüberzeugungen	0,16	n.s. (0,06)	−0,14	n.s.		
Interne Krankheitsbewältigung	0,22	0,05	0,12	n.s.		
Zufriedenheit	0,39	0,001	0,23	0,02	1	15,7%
Körperwahrnehmung	0,16	n.s. (0,06)	0,09	n.s.		

Tabelle 3. Zur Abhängigkeit der Compliance von der elterlichen Unterstützung am Beispiel Jugendlicher mit Diabetes mellitus (multiple Regressionsanalyse, n = 93)

Unabhängige Variable	r	p<	Beta-koeffizienten	p<	Selektions-stufe	Varianz-aufklärung
Elterliche Unterstützung bezogen auf:						
Insulininjektionen	0,31	0,002	−0,11	n.s.		
Glukosekontrollen	0,59	0,000	0,41	0,0000	2	51,4%
Diätverhalten	0,64	0,000	0,44	0,0000	1	39,3%
Sport	0,21	0,03	0,08	n.s.		
Komplikationsprophylaxe	0,39	0,000	0,05	n.s.		

nicht möglich ist. Bei älteren Jugendlichen mit meist jahrelanger Erkrankungsdauer spielen Wissensunterschiede für die Compliance keine wesentliche Rolle mehr, da grobe Wissenslücken im Laufe der Zeit ausgeglichen wurden. Angebote für solche Jugendliche bedürfen deshalb veränderter Inhalte. Gemäß ihrer Bedeutung für die Compliance könnten sich diese auf den Umgang mit Belastungen durch die Diät beziehen, also beispielsweise auf den Verzicht attraktiver Speisen oder Einladungen zum Essen.

Familienbezogene Bedingungsfaktoren der Compliance

Grundsätzlich sind Eltern in die diätetische Betreuung ihrer chronisch kranken Kinder eingebunden. Bei Kleinkindern tragen sie die Verantwortung noch allein, doch schon vom Vorschulalter an müssen mit wachsender Selbständigkeit die auf die Diät bezogenen Verantwortungsbereiche zwischen Kindern und ihren Bezugspersonen umverteilt werden. Von diesen Familien wird so ein ständiger Anpassungsprozeß verlangt. Diese Herausforderung eskaliert im Jugendalter, wenn sich in der Phase der Auseinandersetzung mit Autoritäten, Traditionen und gesellschaftlichen Normen Unabhängigkeitsbestrebungen mit Rückzug aus der Familie sowie hoher Konformitätsdruck Gleichaltrigen gegenüber mischen. Einerseits erschweren ihre Autonomiewünsche solchen Jugendlichen das Zulassen von krankheitsbezogener familiärer Unterstützung, andererseits werden Gleichaltrigengruppen von Gesunden und deren in der Regel kontratherapeutischen Normen beherrscht. So muß ein diätbehandelter Jugendlicher ein hohes Maß an sozialer Kompetenz aufbringen, um sich von Gleichaltrigen bezüglich seines Eß- und Trinkverhaltens abzugrenzen. Für die Eltern solcher Jugendlichen bedeutet dies, auf dem schmalen Grat zwischen Überbehütung, Vernachlässigung und aktiver Zurückweisung durch den Jugendlichen die dem jeweiligen Entwicklungsstand angemessene, optimale Betreuungsform zu finden.
Die Bedeutung des elterlichen Unterstützungsverhaltens für die Compliance zeigt Tabelle 3 am Beispiel diabeteskranker Jugendlicher (detaillierte Beschreibung in [2]).

Tabelle 3 zeigt die Korrelationen der bereichsbezogen erfaßten elterlichen Unterstützung mit der Compliance. Die höchsten Korrelationen ergaben sich für die auf die Glukosekontrollen und das Diätverhalten bezogene elterliche Unterstützung. Mit allen 5 Aspekten des elterlichen Unterstützungsverhaltens konnten 53% der Varianz der Compliance der untersuchten Jugendlichen aufgeklärt werden ($R = 0,726$; $p < 0,0000$). Dies belegt die sehr enge Verzahnung des elterlichen Unterstützungsverhaltens mit der Compliance ihrer Kinder auch noch im Jugendalter und damit die ausgeprägte Verantwortung von Eltern für das Verhalten ihrer chronisch kranken Kinder.

Dieses Resultat stützt eindrucksvoll die Mahnung von Cerreto u. Travis [3], das Verständnis von Jugendlichen für ihre chronische Erkrankung und deren Behandlung nicht zu überschätzen: Gerade Jugendliche sind auf die unmittelbare instrumentelle und emotionale Unterstützung ihrer Eltern deshalb noch angewiesen, weil die Langzeitrisiken allein als Verhaltensdeterminanten nicht ausreichen, auch wenn dies von Eltern und Behandlern häufig fälschlicherweise unterstellt wird. Generell muß vor der häufig propagierten frühzeitigen Selbständigkeit und Eigenverantwortlichkeit von chronisch kranken Kindern und Jugendlichen gewarnt werden: So beschreiben Allen et al. und LaGreca et al. (zit. in Johnson [1, 7]) beispielsweise bei diabeteskranken Kindern eine enge Beziehung zwischen schlechter Stoffwechseleinstellung und verfrühter Eigenverantwortlichkeit für das Einhalten der Behandlungsempfehlungen. Der Erziehungsstil der Eltern dieser Kinder war dadurch gekennzeichnet, daß sie sich weigerten, mehr pädagogische Führung zu übernehmen.

Für die Praxis bedeutet dieses Resultat, die Forderung nach früher Verselbständigung chronisch kranker Kinder und Jugendlicher zu relativieren, wenn darunter deren Übernahme der Alleinverantwortung für die diätetischen Maßnahmen verstanden wird. Selbstverständlich soll sich das entwicklungsbedingte Autonomiestreben solcher Kinder und Jugendlicher auch auf den selbständigen Umgang mit der Diät ausdehnen. Für die Eltern schließt dies aber nicht die Abgabe jeglicher Verantwortung ein, sondern die Umstellung auf veränderte, der jeweiligen Entwicklungsphase angepaßte Unterstützungsformen.

Welche Variationen hinsichtlich des elterlichen Unterstützungsverhaltens möglich und notwendig sind, sei wiederum am Beispiel der diabeteskranken Jugendlichen veranschaulicht: Positives elterliches Unterstützungsverhalten bedeutete in Bezug auf die Glukosekontrollen, daß die Eltern an die Kontrollen erinnerten, diese gelegentlich auch selbst durchführten (nachts, sonntagmorgens), sich nach den aktuellen Blutglukosewerten erkundigten, Entscheidungshilfen bei schlechten Werten anboten usw., also unmittelbar problembezogen aktiv wurden. Diätbezogene positive elterliche Unterstützung äußerte sich dagegen völlig anders: Hier kam es kaum zu verbalen Interventionen, was die Menge oder Art der Speisen betraf. Als bedeutsam stellte sich heraus, mit welcher Intensität sich die Eltern selbst an der Diät beteiligten. Dies betraf nicht nur das Einkaufen der entsprechenden Nahrungsmittel oder die Zubereitung der Speisen, sondern insbesondere die Ernährungsgewohnheiten der Eltern selbst. Die Compliance der Jugendlichen bezüglich der Diät war dann am größten, wenn die Eltern auch die gleiche Diät zu sich nahmen. Die Vorbildwirkung des elterlichen Verhaltens war somit letztlich entscheidend.

Zusammenfassung

Der entscheidende Faktor für eine erfolgreiche Diättherapie ist die Compliance. Die Compliance bei Diättherapie wird durch spezifische, mit der Diät assoziierte Bedingungen erschwert. Die Zufriedenheit der Betroffenen mit ihrem Behandler ist entscheidend für das Einhalten seiner Empfehlungen. Bezüglich ihrer Diättherapie orientieren sich die betroffenen Kinder und Jugendlichen am elterlichen Vorbild.

Literatur

1. Allen DA, Tennen H, McGrade BJ, Affleck G, Ratzan S (1983) Parent and child perceptions of the management of juvenile diabetes. J Pediatr Psychol 8:129–141
2. Blanz B (1991) Psychiatrische Auffälligkeit und Determinanten der Stoffwechseleinstellung von Jugendlichen mit Diabetes mellitus. Habilitationsschrift, Universität Heidelberg
3. Cerreto MC, Travis LB (1984) Implications of psychological and family factors in the treatment of diabetes. Pediatr Clin North Am 31:689–710
4. Garrison WT, Biggs D, Williams K (1990) Temperament characteristics and clinical outcomes in young children with diabetes mellitus. J Child Psychol Psychiatry 31:1079–1088
5. Hanson CL, Henggeler SW, Burghen GA (1987) Social competence and parental support as mediators of the link between stress and metabolic control in adolescents with insulin-dependent diabetes mellitus. J Consult Clin Psychol 55:529–533
6. Kaplan RM, Chadwick MW (1987) Training sozialer Kompetenz bei Typ-I-Diabetes. In: Strian F, Hölzl R, Haslbeck M (Hrsg) Verhaltensmedizin und Diabetes mellitus. Springer, Berlin Heidelberg New York, S 309–325
7. Johnson SB (1988) Diabetes mellitus in childhood. In: Routh DK (ed) Handbook of pediatric psychology. Grifford, New York, pp 9–31
8. Lockwood D, Frey ML (1986) The biggest problem in diabetes. Diabetes Educator 12:30–33
9. Schafer LC, Glasgow RE, McCaul KD, Dreher M (1983) Adherence to IDDM regimens: relationship to psychosocial variables and metabolic control. Diabetes Care 6:493–498

Teil 2
Erkrankungsbezogene Ernährungstherapie

Malabsorption, Kurzdarmsyndrom und Zöliakie

M. J. Lentze

Die Ernährung bei Veränderungen der Schleimhaut des Dünndarms hängt unmittelbar von der absorptiven und hydrolytischen Kapazität des noch verbleibenden oder noch funktionierenden Anteils der Gesamtoberfläche der Dünndarmmukosa bei gleichzeitig intakter Funktion des exokrinen Pankreas ab. Hierbei hängt die Adaptationsfähigkeit der Dünndarmmukosa von Art und Umfang der Ernährung ab, welches **physiologische Adaptation** (Typ I–Adaptation) genannt wird. Bei verschiedenen Erkrankungen, welche die Dünndarmschleimhaut treffen, kommt es zu einer **pathologischen Adaptation** (Typ II–Adaptation–1; s. Abb. 1). Die normale Struktur der Zotten und Krypten kann bei der physiologischen Adaptation durch eine Bypassoperation sowie durch längerfristige totale parenterale Ernährung (TPE) im Sinne einer Verkürzung der Zotten und Verminderung der Kryptentiefe verändert werden [6]. Eine Verlängerung der Zotten sowie eine Vertiefung der Krypten werden bei der physiologischen Adaptation nach Dünndarmresektion bzw. beim Kurzdarmsyndrom sowie durch große Kälte und während der Laktation beobachtet [1, 2, 3, 4]. Pathologische Typ II-Adaptationen finden sich bei keimfrei aufgezogenen Tieren [5]. Hier ist die Zottenlänge vergrößert gegenüber einer gleichtiefen Krytenpopulation wie bei der normalen Mukosa. Weiterhin findet man pathologische Adaptationen, die sich in verkürzten bzw. abgeflachten Zotten mit verminderter resorptiver Oberfläche bei akuter Rotavirus-Gastroenteritis [14], Zoeliakie [21] sowie bei intraktabler Diarrhöe [25] zeigen. Diese pathologische Adaptation führt durch Verminderung ihrer resorptiven und hydrolytischen Oberfläche zur Malabsorption von Nahrungs-

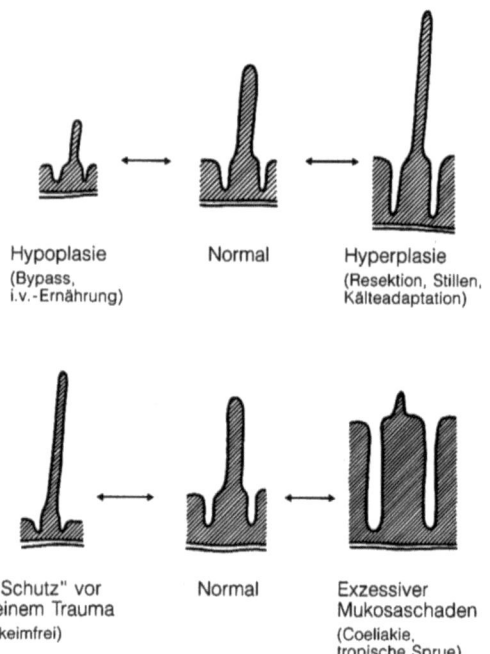

Abb. 1. Schematische Darstellung der physiologischen Typ I-Adaptation (*oben*) und der pathologischen Typ II-Adaptation (*unten*) der Dünndarmschleimhaut nach Dowling RH (s. [5])

inhaltsstoffen wie Eiweiß, Fett, Kohlenhydraten, Vitaminen, Mineralien und Wasser. Klinisch resultieren daraus chronische Durchfälle und eine Gedeihstörung.

Für die Betrachtung der Ernährung bei diesen verschiedenen Typen von Adaptationen der Dünndarmmukosa ist es von großer Bedeutung, die zugrundeliegenden pathophysiologischen Prozesse, die zu diesen Ereignissen führen, etwas ausführlicher zu beschreiben, da aus der Kenntnis dieser Zusammenhänge die Wahl der Ernährung im Einzelfall erleichtert wird.

Adaptation der Dünndarmmukosa nach Resektion oder Malabsorption

Nach Resektion von Teilen des Dünndarms hat dieser eine große Kapazität, die verlorengegangene resorptive Oberfläche durch eine reaktive Hyperplasie zu ersetzen. Die resorptive Oberfläche wird dadurch vergrößert und der Verlust partiell kompensiert [16, 17]. Die Adaptationsfähigkeit des verbleibenden Darms ist um so größer, je größer der Verlust gewesen ist. Dies zeigen Untersuchungen an Laboratoriumtieren, denen 20%, 50% und 80% des Dünndarms entfernt wurden. Je größer die Resektion, desto größer ist die Gewichtszunahme des sich adaptierenden Restes des Dünndarms [8, 9]. Die Frage nach den Ursachen für diese adaptativen Vorgänge nach Resektion ist durch eine große Zahl von experimentellen Untersuchungen studiert worden, bei denen eine Vielzahl von beeinflussenden Faktoren identifiziert werden konnten (s. Abb. 2).

Luminale Faktoren

Oral aufgenommene Nahrungsmittel werden durch die Enzyme des exokrinen Pankreas vorverdaut, als Bruchstücke durch die hydrolytischen Zucker- und Eiweißhydrolasen der Dünndarmmukosa gespalten und anschließend zusammen mit Flüssigkeit durch die Bürstensaummembran mittels aktiven Transportes oder passiver Diffusion aufgenommen. Nach Resektion eines Teils des Dünndarms beeinflussen luminale Nahrungsstoffe die Adaptation in unterschiedlichem Ausmaß.

Fette

Die intestinale Hypoplasie, nach Resektion oder im Rahmen einer totalen parenteralen Ernährung aufgetreten, wird durch die orale Zufuhr von Fetten vollkommen verhindert. Im Vergleich zu Eiweiß und Kohlenhydraten, war Fett der stärkste Stimulus für das Wachs-

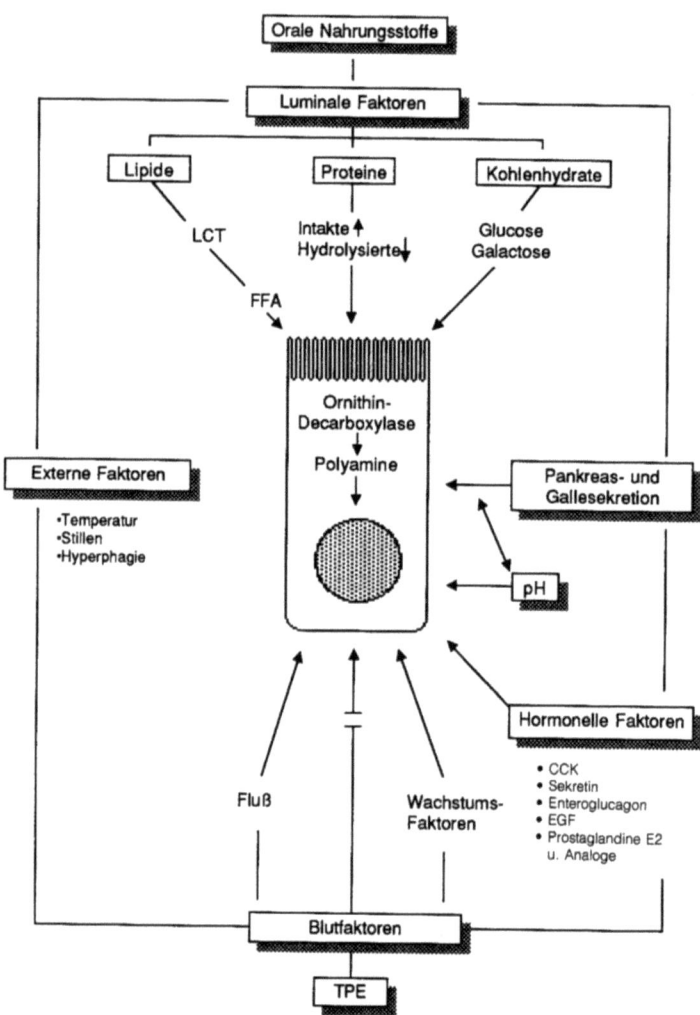

Abb. 2. Schematische Darstellung der beeinflussenden Faktoren auf die Adaptation des intestinalen Enterocyten (*LCT* langkettige Triglyzeride, *FFA* freie langkettige Fettsäuren, *CCK* Cholezystokinin, *EGF* Epidermal Growth Factor, *TPE* totale parenterale Ernährung)

tum der Mukosa [22]. Innerhalb der Fettfraktionen waren langkettige Triglyzeride (LCT) in ihrem Effekt auf die Adaptation durch intragastrale Gabe den mittelkettigen Triglyzeriden (MCT) überlegen [26]. Innerhalb der LCT wiederum konnte eine Überlegenheit der ungesättigten Fettsäuren (50% Ölsäure, 50% Linolsäure) gegenüber den gesättigten Triglyzeriden gezeigt werden, selbst wenn der Anteil der ungesättigten Triglyzeride nur 10% des Gesamtanteils der LCT betrug [7]. Die Ursache der Wirkung der LCT bzw. der ungesättigten Fettsäuren ist unklar. Es wird angenommen, daß sie entweder einen direkten Effekt auf die Enterozyten besitzen oder ihre Wirkung über hormonale Faktoren wie Enteroglukagon ausüben, welches in erhöhtem Maß nach der Fütterung von freien Fettsäuren [7] ausgeschüttet wird.

Proteine

Im Anschluß an die postoperative Phase eines Eingriffs nach Dünndarmresektion, wie z. B. nach Volvulus, werden die meisten Kinder mit semielementaren Milchformula vom Typ Pregestimil, Pregomin, Alfaré oder Nutramigen ernährt. Aus der Annahme heraus, daß durch die verminderte resorptive Oberfläche eine teilhydrolysierte Milch besser aufgenommen wird, hat sich diese Art der Ernährung in allen Kliniken etabliert. Die Frage, die hinter diesem Ernährungsregime steht, ist die nach dem Vorteil gegenüber einer nicht hydrolysierten Milchformula. Tierexperimentell konnte gezeigt werden, daß bei Säuglingsratten nach Resektion von Dünndarm die postoperative Adaptation unter einer TPE mit oral verabreichtem hydrolysierten Kasein schlechter was als die TPE mit regulärem nicht hydrolysierten Kasein [27]. In dieser Studie war der nicht hydrolysierte Anteil des Kaseins dem des hydrolysierten Kaseins deutlich überlegen. Ob diese Art der Ernährung mit nicht hydrolysiertem gegenüber teilhydrolysiertem Protein auch beim Menschen von Vorteil ist, bleibt künftigen Untersuchungen überlassen.

Kohlenhydrate

Verschiedene Zucker haben einen Effekt auf die postoperative Adaptation und das Wachstum des Dünndarms unter parenteraler Ernährung oder nach Resektion [20, 29]. Glukose, Galaktose, Fruktose, Mannose, 3-O-Methyl-Glukose und Mannitol stimulieren das Wachstum der Dünndarmmukosa verglichen mit physiologischer Kochsalzlösung. Die Wirkung der verschiedenen Zucker auf das Wachstum der Epithelzellen kann nicht auf eine direkte Verstoffwechselung der Zucker durch die Enterozyten zurückgeführt werden, da auch der nicht metabolisierbare Zucker 3-O-Methylglukose den gleichen Effekt hat. Welche Rolle die aus Maltodextrinen verschiedener Kettenlänge bestehenden Kohlenhydrate in den gängigen Semielementardiäten auf das Wachstum der Dünndarmmukosa spielen, bleibt unklar. Detaillierte Untersuchungen liegen nur aus Tierversuchen vor. Nur eine begrenzte Zahl von klinischen Studien bei Kindern mit Kurzdarmsyndrom und der Frage der Wirkung von Zuckern konnte die tierexperimentellen Daten partiell bestätigen [24]. Der Vorteil der Maltodextrine in der oralen Ernährung bei Kurzdarm ist die niedrige Osmolarität, die eine osmotische Diarrhöe bei verminderter resorptiver Oberfläche vermeiden hilft.

Nichtnutritive Faktoren in der Ernährung

Auch nichtnutritive Inhaltsstoffe in der Ernährung haben eine trophische Wirkung auf das intestinale Wachstum und Regeneration der Mukosa. Ballaststoffe wie Pektin, ein wasserlöslicher nicht zellulosehaltiger Ballaststoff, konnte die Adaptation der Dünndarmmukosa unter einer gleichzeitigen Ernährung mit Elementardiät stimulieren [13]. Ob Patienten von der Zugabe von Pektinen zu ihrer Ernährung bei Kurzdarmsyndrom profitieren, bleibt abzuwarten. Es erscheint aber denkbar, daß durch den fermentativen Abbau von Pektinen zu kurzkettigen Fettsäuren im Dickdarm, sofern noch vorhanden, ein Effekt im Sinne der oben erwähnten Wirkung von Fettsäuren auf die Adaptation ausgeübt wird.

Mineralien wie Zink können die Dünndarmadaptation fördern. Eine Zinkmangeldiät führt zu einer Verminderung von zinkabhängigen Metalloenzymen im Darm wie z. B. der alkalischen Phosphatase, Leuzinaminopeptidase und anderer Disaccharidasen [28]. Bei der Ernährung von Kindern mit Kurzdarm durch Muttermilch werden dem Kind eine ganze Reihe von hormonalen und nicht hormonalen Faktoren mit der Milch zugeführt, von denen eine positive Wirkung auf die adaptativen Veränderungen der Mukosa bekannt ist. Hierzu zählen Hormone und Wachstumsfaktoren wie Prolaktin, Thyroxin, Prostaglandine, Epidermal Growth Factor [11, 12].

Interaktion zwischen Ernährung und Adaptationsmechanismen der Dünndarmmukosa

Wenn alle die genannten Faktoren einen positiven Einfluß auf die adaptativen Vorgänge in der Dünndarmmukosa haben, so stellt sich zwangsläufig die Frage nach dem zusammenhängenden Prinzip der Wirkung dieser Faktoren. Zwei Fragen müssen hierzu beantwortet werden:

1. Wie und auf welchem Weg erhält die intestinale Epithelzelle das Signal zur Hyperplasie?
2. Auf welchem Wege wird die trophische Wirkung bei der Zelle erreicht?

Für das Wachstum von eukarioten Zellen und ihre Teilungsfähigkeit ist eine Substanzklasse essentielle Voraussetzung. Es sind dies die Polyamine Spermin, Spermidine und Putrescin [23], die die Grundlage für schnelles Wachstum von eukarioten Zellen darstellen. Das Schlüsselenzym für die Synthese von Polyaminen ist die Ornithindekarboxylase (ODC). Dieses Enzym reagiert auf trophische Stimuli unmittelbar mit einer Aktivitätssteigerung [10]. Anschließend wird eine Anhäufung von Polyaminen im Gewebe gefunden. Nach Jejunektomie bei erwachsenen Ratten wurde eine sofortige Aktivitätssteigerung der ODC, kombiniert mit einer gesteigerten Synthese von Polyaminen, gefunden. Daraus konnte geschlossen werden, daß die Adaptation des Restdarmes eine Folge der gesteigerten Polyaminsynthese aufgrund der erhöhten ODC-Aktivität gewesen ist [18]. Dieser Zusammenhang zwischen Polyaminsynthese und ODC-Aktivität wurde später unterstützt durch die Beobachtung, daß die Hemmung der ODC-Aktivität durch den Hemmstoff α-Difluoromethylornithin (DMFO) die Polyaminsynthese hemmte und die Adaptation der Dünndarmrestmukosa ausblieb [19]. Damit kommt diesem Enzym eine Schlüsselrolle in den adaptativen Vorgängen nach Dünndarmresektion zu, aber auch bei der Restitution von Dünndarmmukosa nach pathologischer Adaptation mit Mukosaschaden, wie er bei Zöliakie und bei intraktabler Diarrhöe gesehen wird.

Praktische Konsequenzen für die Ernährung bei Kurzdarm und Malabsorption und Zöliakie

Eine der Grundvoraussetzungen zur Verbesserung und Erhaltung der Funktion der gastrointestinalen Mukosa ist eine frühzeitige luminale Stimulation der Enterozyten durch eine geeignete orale Ernährung. Alle nutritiven Stimuli sollten eingesetzt werden, um diesen Mechanismus zu unterstützen. Die Kuhmilchproteinintoleranz und die Zöliakie stellen dabei nur insofern einen Sonderfall dar, als das „toxische" Agens, nämlich das Milchprotein bei der ersteren, bzw. das Gluten bei der letzten Krankheit, gänzlich aus der oralen Ernährung entfernt werden müssen. Im übrigen gelten die gleichen Grundprinzipien. Bei schwerer Unterernährung oder postoperativ nach Dünndarmresektion werden die betroffenen Kinder zunächst zur Aufrechterhaltung ihres Gesamtkörperenergiebedarfs mittels einer totalen parenteralen Ernährung versorgt. So früh wie möglich muß mit der oralen Ernährung im Sinne der luminalen Stimulation begonnen werden, um die Mukosareparationsvorgänge bzw. die Hyperplasie zu stimulieren.

Bevor auf die Zusammensetzung dieser oralen Ernährung eingegangen wird, muß zunächst die Frage nach der oralen Mindestmenge zur Aufrechterhaltung der enteralen Mukosafunktion beantwortet werden. Aus Proteinturnoverstudien an neugeborenen

Schweinen und an Ratten mit stabilen Isotopen konnte gezeigt werden, daß bei einer Mangelernährung von 25–75% der Anteil der gegebenen Energiemenge etwa 25% der Gesamtenergie betrug, die der Gastrointestinaltrakt zur Aufrechterhaltung seiner Funktionen benötigte, während überraschenderweise der Rest des Körpers seinen Energiebedarf um 90% vermindern konnte, um noch Minimalfunktionen aufrechtzuerhalten (nach persönlicher Mitteilung von Fiorotto u. Burrin). Dies würde für eine Mischernährung mit parenteraler und oraler Ernährung eines Kindes mit Malabsorption oder Kurzdarm bedeuten, daß mindestens 25% der Gesamtenergie als orale Ernährung gegeben werden sollten, um die Dünndarmfunktion aufrechtzuerhalten bzw. die Hyperplasie zu stimulieren.

Zur Zusammensetzung der oralen Ernährung kann gesagt werden, daß teilhydrolysierte Milchformula (Kaseinhydrolysate, Molkenproteinhydrolysate) die am meisten verwendeten Produkte sind. Möglicherweise ist aber intaktes Protein ein besserer Stimulus für die Mukosa als ein hydrolysiertes Produkt. LCT bzw. freie Fettsäuren sind MCT vorzuziehen. Als Kohlenhydratquelle können komplexe Kohlenhydrate in Form von Maltodextrinen unterschiedlicher Kettenlängen wegen ihrer niedrigen Osmolarität empfohlen werden. Wenn möglich, soll bei Kurzdarmsyndrom von Säuglingen auch Muttermilch versucht werden, um die nichtnutritiven Stimulatoren wie Hormone und Wachstumsfaktoren für die Mukosaadaptation auszunutzen. Praktisch kann so vorgegangen werden, daß zunächst mit einer kleinen Menge von Muttermilch, z. B. 8mal 1 ml pro Tag, begonnen wird. Diese Menge kann solange gesteigert werden, bis die in der resorptiven Oberfläche des verbleibenden oder erhaltenen Dünndarms gelegene Laktase noch die Laktose der Muttermilch zu hydrolysieren vermag. Ist die Kapazität überschritten, resultieren osmotische Durchfälle, in denen durch den Kerry-Test reduzierende Substanzen nachgewiesen werden können. In diesem Fall wird die Muttermilch bis zu einem Anteil reduziert, der keine Durchfälle mehr produziert. Die weitere orale Ernährung kann dann durch eine semielementare Milchformula ergänzt werden. Es soll dabei nur kurz erwähnt werden, daß keine Mischungen von Muttermilch mit MCT-haltigen Formula durchgeführt werden dürfen, da die in der Muttermilch enthaltene Lipase die MCT abbaut. Dies führt dazu, daß das Gemisch übel riecht und schmeckt und von Kindern nicht mehr akzeptiert wird. Ist eine Milchküche in der Klinik vorhanden, so kann auch eine maßgeschneiderte Ernährung durch Mischung von Grundkomponenten verabreicht werden. Als Grundkomponenten können hydrolysierte Molkenproteine, Maltodextrin, LCT und MCT unter gleichzeitiger Zugabe von Mineralien und Vitaminen verwendet werden. Alle Produkte sind auf dem Markt kommerziell erhältlich. Um die Komponenten nach dem Mischen gut zu binden, ist es notwendig, ein wenig Stärke (0,25 – 1,0%) hinzuzufügen. Dies wird von den Kindern problemlos vertragen, da die stärkespaltenden Bürstensaummembranenzyme Maltase-Glukoamylase sowie Saccharase-Isomaltase bereits gut entwickelt sind, auch wenn die α-Amylase des exokrinen Pankreas noch nicht ihren vollen Aktivitätsgrad erreicht hat [15]. Geschmacklich können die maßgeschneiderten, selbst hergestellten Mischungen mittels nicht osmotisch aktiver Aromastoffe verbessert werden, z. B. Saccharin, Erdbeer- oder Bananenaroma. In der Phase der Mischernährung mit parenteraler und oraler Ernährung ist zu empfehlen, die Vitamine und Spurenelemente noch vollständig durch parenterale Ernährung zu ersetzen, unabhängig von der oralen Ernährung.

Literatur

1. Altmann GG, Leblond CF (1970) Factors influencing villus size in the small intestine of adult rats as revealed by transposition of intestinal segments. Am J Anat 127:15 – 36
2. Buts JP, deKeyser N, Dive C (1987) Cellular adaptation of the rat small intestine after proximal enterectomy: changes in microvillus enzymes and in secretory component of immunoglobulins. Pediatr Res 22:29 – 33
3. Campbell RM, Fell BF (1964) Gastro-intestinal hypertrophy in the lactating rat and its relation to food intake. J Physiol (Lond) 171:90 – 97
4. Dowling RH, Booth CC (1967) Structural and functional changes following small intestinal resection in the rat. Clin Sci 32:139 – 149
5. Dowling RH (1982) Small bowel adaptation and its regulation. Scand J Gastroenterol [Suppl] 74:53 – 74

6. Ford WDA, Boelhouwer RU, King WWK, de Vries JE, Ross JS, Malt RA (1983) Total parenteral nutrition inhibits intestinal adaptive hyperplasia in young rats: reversal by feeding. Surgery 96:527–534
7. Grey VL, Garofalo C, Greenberg GR, Morin CL (1984) The adaptation of the small intestine after resection in response to free fatty acids. Am J Clin Nutr 40:1235–1242
8. Hanson WR, Osborne JW, Sharp JG (1977) Compensation by the residual intestine after intestinal resection in the rat. I. Influence of amount of tissue removed. Gastroenterology 72:692–700
9. Hanson WR, Osborne JW, Sharp JG (1977) Compensation by the residual intestine after intestinal resection in the rat. II. Influence of postoperative time interval. Gastroenterology 72:701–705
10. Jänne J, Pösö H, Raina A (1978) Polyamines in rapid growth and cancer. Biochim Biophys Acta 473:241–293
11. Kidwell WR, Bano M, Burdette K, Lococzy I, Salomon D (1985) Mammary derived growth factors in human milk. In: Jensen RG, Neville MC (eds) Human lactation: milk components and methodologies. New York, Plenum, pp 209–219
12. Koelz HR, Lentze MJ, Müller OM, Halter F (1987) Effect of 16,16-dimethyl prostaglandin E_2 on small intestinal mucosa in suckling rats. Eur J Clin Invest 17:293–300
13. Koruda MJ, Rolandelli RH, Settle RG, Saul SH, Rombeau JL (1986) The effect of a pectin-supplemented elemental diet on intestinal adaptation to massive bowel resection. JPEN 10:343–348
14. Lentze MJ (1984) Pathophysiologie der akuten Enteritis, Störung der Absorption und Sekretion. Monatsschr Kinderheilkd 132:499–501
15. Lentze MJ (1986) Die Ernährung von Frühgeborenen unter 1500 g – enterale Voraussetzungen. Monatsschr Kinderheilkd 134:502–507
16. Lentze MJ (1988) Nutritional aspects of the short bowel syndrome. Pediatr Surg Int 3:312–317
17. Lentze MJ (1989) Intestinal adaptation in short-bowel syndrome. Eur J Pediatr 148:294–299
18. Luk GD, Baylin SB (1983) Polyamines and intestinal growth-increased polyamines biosynthesis after jejunectomy. Am J Physiol 245:G656–G660
19. Luk GD, Baylin SB (1984) Inhibition of intestinal epithelial DNA synthesis and adaptive hyperplasia after jejunectomy in the rat by suppression of polyamine synthesis. J Clin Invest 74:698–704
20. Menge H, Werner H, Lorenz-Meyer H, Riecken EO (1975) The nutritive effect of glucose on the structure and function of jejunal self-emptying blind loops in the rat. Gut 16:462–467
21. Meuwisse GW (1970) Diagnostic criteria for coeliac disease. Acta Paediatr Scand 59:461–466
22. Morin CL, Grey VL, Garofalo C (1981) Influence of lipids on intestinal adaptation after resection. In: Robinson JWL, Dowling RH, Riecken EO (eds) Mechanisms in intestinal adaptation. MTP Press, pp 175–184

23. Pegg AE, McCann PP (1982) Polyamine metabolism and function. Am J Physiol 243:C212–C221
24. Schmitz J, Rey F, Bresson JL, Ricour C, Rey J (1981) Perfusion study of disaccharide absorption after extensive intestinal resection. In: Robinson JWL, Dowling RH, Riecken EO (eds) Mechanisms in intestinal adaptation. MTP Press, pp 413–418
25. Shiner M, Nichols VN, Barrish JP, Nichols BL (1990) Malnutrition in chronic diet associated infantile diarrhea. In: Lifshitz CH, Nichols BL (eds) Harcourt Brace Jovanovich, Academic Press, New York, pp 51–82
26. Vanderhoof JA, Grandjean CJ, Kaufman SS, Burkley KT, Antonson DL (1984) Effect of high percentage medium-chain triglycerides diet on mucosal adaptation following massive bowel resection. JPEN 8:685–698
27. Vanderhoof JA, Grandjean CJ, Burkley KT, Antonson DL (1984) Effect of casein versus casein hydrolysate on mucosal adaptation following massive bowel resection in infant rats. J Pediatr Gastroenterol Nutr 3:262–267
28. Vanderhoff JA, Euler AR, Park JHY, Grandjean CJ (1987) Effect of zinc deficiency on mucosal hyperplasia following 70% resection. Am J Clin Nutr 44:670–677
29. Weser E, Tawil T, Fletcher JT (1981) Stimulation of small bowel mucosal growth by gastric infusion of different sugars in rats maintained on total parenteral nutrition. In: Robinson JWL, Dowling RH, Riecken EO (eds) Mechanisms in intestinal adaptation. MTP Press, pp 141–149

Chronisch entzündliche Darmerkrankungen

W. Nützenadel

Die Notwendigkeit einer Ernährungsberatung und die Bedeutung der Nährstoffzufuhr bei Patienten mit chronisch entzündlichen Darmerkrankungen ist heute kaum umstritten. Sie trifft überdies auf eine bei Patienten und im Bereich der Pädiatrie auch bei Patienteneltern vorhandene Überzeugung, daß die Ernährung entweder als Auslöser oder Unterhalter der Erkrankung von Bedeutung sein muß.
Das zunehmende Verständnis der Interaktionen zwischen Nahrungsbestandteilen und pathophysiologischen Veränderungen am Intestinaltrakt hat generell zur Aufgabe früher oft verordneter unspezifischer Diäten (z. B. Magenschonkost) zugunsten mehr rational begründbarer Diätformen geführt. Der Glaube an nahrungsbedingte Ursachen für Darmerkrankungen und die daraus resultierende Notwendigkeit einer diätetischen Therapie führt einerseits zu einer relativ guten Akzeptanz der Diätetik durch den Patienten, andererseits ist sie auch Wegbereiter für Diätkonzepte, deren wissenschaftliche Absicherung noch nicht befriedigend oder fragwürdig ist.
Die chronisch entzündlichen Darmerkrankungen umfassen den Morbus Crohn und die Colitis ulcerosa. Für die Colitis ulcerosa sind in den letzten 10–20 Jahren wenig spezifische Vorschläge zur Ernährung vorgetragen oder wissenschaftlich bearbeitet worden, während die wissenschaftliche Literatur zum Thema Ernährung, Diätetik und Morbus Crohn relativ umfangreich ist. Manche Autoren unterscheiden nicht zwischen beiden Erkrankungen, damit werden die vorgeschlagenen Therapiekonzepte eher verwaschen und unpräzise. Wegen der weit größeren Aktualität werden sich die

nachfolgenden Ausführungen im wesentlichen auf den Morbus Crohn beziehen.

Die Bedeutung von Nahrungsfaktoren für die Krankheit und der Nutzen diätetischer Therapie kann im wesentlichen auf 2 Wegen evaluiert werden:

1. Durch Untersuchungen der Nahrungsaufnahme bei Patienten besonders vor Krankheitsausbruch und dem Aufzeigen von Besonderheiten in der Nahrungsaufnahme oder der Präferenz für bestimmte Nahrungsbestandteile;
2. durch Verminderung der Krankheitsaktivität bei einer Eliminationsdiät und ein erneutes Auftreten von Symptomen bei Gabe vorher eliminierter Nahrungsbestandteile (Provokationstest).

Die chronisch entzündlichen Darmerkrankungen erfordern, einen dritten Aspekt zu berücksichtigen. Die Defizienz von Nahrungsbestandteilen ist besonders bei Morbus Crohn von so großer klinischer Bedeutung, daß dieser Aspekt bei der Erörterung der Therapie, Diätetik und Ernährung bei chronisch entzündlichen Darmerkrankungen nicht vernachlässigt werden kann.

Die nachfolgende Erörterung soll danach in 3 Abschnitte gegliedert werden:

1. Ernährung und spontane Nahrungsaufnahme der Patienten mit Morbus Crohn;
2. spezifische Nahrungsbestandteile mit möglichem Einfluß auf die Krankheitsaktivität und/oder als Auslöser der Erkrankung;
3. Notwendigkeit spezifischer und unspezifischer Ergänzungen der Nahrungszufuhr.

Ernährung und spontane Nahrungsaufnahme bei Patienten mit Morbus Crohn

Die Überlegungen zur spezifischen Diätetik der Patienten mit Morbus Crohn basieren im wesentlichen auf Untersuchungen der Nahrungsaufnahme. Die Arbeiten aus der Erwachsenenmedizin befassen sich vorwiegend mit einzelnen Nahrungsbestandteilen, bei Arbeiten über jugendliche Patienten wurde auch das gesamte Spektrum der Nahrungsbestandteile berücksichtigt. Da Ernährung viele Nährstoffe integriert und die Reduktion einzelner Bestandteile zu variierender Zunahme anderer führen kann, sollen die Untersuchungen zur Gesamtaufnahme aller Nahrungsbestandteile vorausgestellt werden.

Solche Untersuchungen wurden fast ausschließlich bei jugendlichen Patienten durchgeführt [3, 11, 13, 21, 23]. Die Ergebnisse zeigen meist eine Reduktion der Kalorienaufnahme [3, 4, 11, 13], andererseits meinen einige Autoren, daß bei Bezug der Kalorienaufnahme auf die Körpergröße anstelle des Lebensalters keine verminderte Nahrungsaufnahme bei jugendlichen Crohn-Patienten besteht [21, 23].

Die Ergebnisse einer eigenen Studie mit 36 jugendlichen Crohn-Patienten soll hier kurz vorgestellt werden [3]. Für diese Untersuchung erfolgte eine 8tägige Protokollierung mit Wägung der ver-

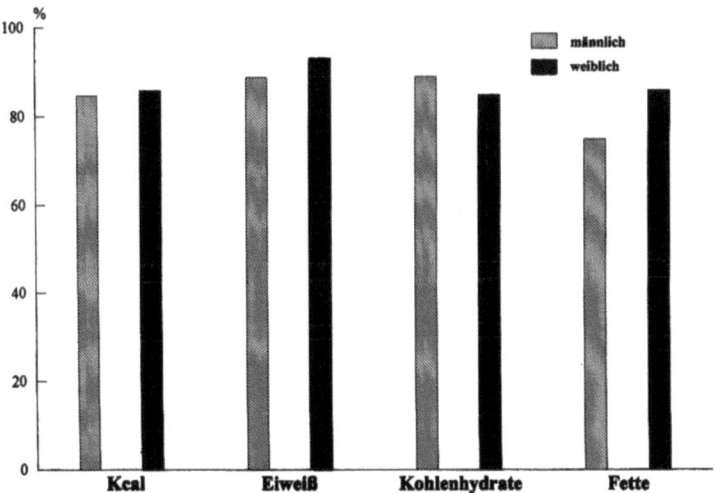

Abb. 1. Kalorien-, Eiweiß-, Kohlenhydrat- und Fettverzehr bei 36 jugendlichen Patienten (19 Jungen und 15 Mädchen) mit Morbus Crohn. Die durchschnittliche Aufnahme der Nahrung liegt ca. 15–18% unterhalb derjenigen der Kontrollen

124 W. Nützenadel

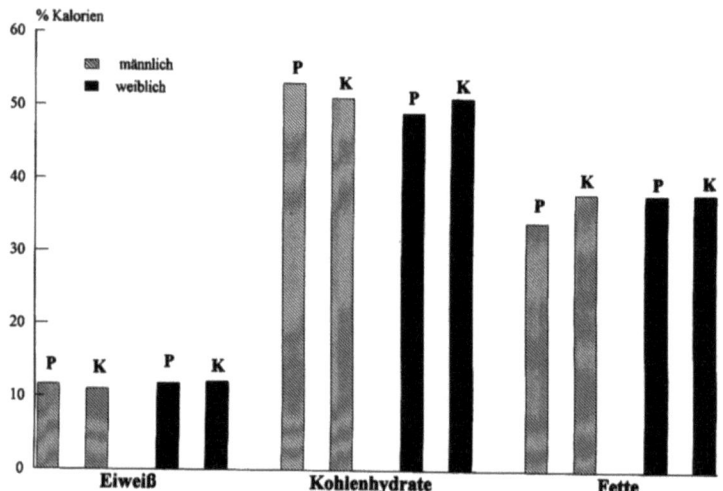

Abb. 2. Verteilung der Kalorien auf die unterschiedlichen Nahrungsträger Eiweiß, Fette, Kohlenhydrate bei Patienten (n = 36) und Kontrollen. Beide Gruppen zeigen eine etwa gleiche Verteilung. (*P* Patienten, *K* Kontrollen)

zehrten Nahrungsmittel und Rückwägung unverzehrter Nahrungsmittel. Diese Methode wird von vielen als Mindeststandard einer sachgerechten Protokollierung angesehen. Bedauerlicherweise erfüllen nur wenige der hier besprochenen Studien diese Anforderung. Das von uns verwendete Protokoll entspricht genau dem des Kontrollkollektivs, obgleich die Erhebung dafür nicht am gleichen Ort und zur gleichen Zeit erfolgte [31, 32].
Die Ergebnisse, in Abb. 1 und 2 dargestellt, zeigen eine um 15% reduzierte Kalorienaufnahme für das Gesamtkollektiv. Die prozentuale Verteilung der Kalorienträger bei Patienten und Kontrollen ist jedoch identisch. Betrachtet man die Kalorienaufnahme in Relation zur Krankheitsaktivität, die nach Best ermittelt wurde, so ergibt sich mit höherer Krankheitsaktivität ein weiterer Rückgang der Kalorienaufnahme (Abb. 3). Aus dieser Abbildung ist auch erkennbar, daß individuelle Patienten eine sehr stark erniedrigte Kalorienaufnahme (<60% der Kontrollen) zeigen können.

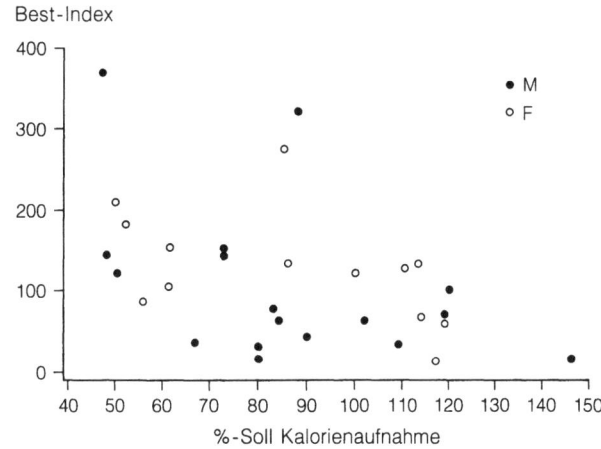

Abb. 3. Beziehung zwischen Krankheitsaktivität ausgedrückt mit dem Best-Index und prozentualer Kalorienaufnahme im Vergleich zum Kontrollkollektiv (= 100%). Die statistische Analyse ergibt eine Korrelation von r = −0,34 mit einem p = 0,007 (*M* männlich, *F* weiblich)

Werden einzelne Nahrungsbestandteile weiter analysiert, so zeigen sich keine wesentlichen Differenzen zwischen Patienten und Kontrollen (Tabelle 1). Unterschiede ergeben sich für die Ballaststoffe, nicht jedoch für die übrigen Kohlenhydrate, insbesondere nicht für Disaccharide. Die aus Tabelle 1 ebenfalls hervorgehende leichte Reduktion der Linolsäureaufnahme in der Patientengruppe ist im wesentlichen das Ergebnis der reduzierten Kalorien- und Fettaufnahme und damit eher unspezifisch.

In unserer Untersuchung wurde zusätzlich die Beziehung der Krankheitsaktivität zur Aufnahme einzelner Nahrungsbestandteile insbesondere der Aufnahme von Einfachzuckern untersucht. Wir fanden keinerlei Korrelation zwischen Krankheitsaktivität und der Aufnahme einzelner Nahrungsbestandteile. Statistisch absicherbar war allerdings die Beziehung der Kalorienaufnahme mit der Krankheitsaktivität (Tabelle 2).

Aus der eigenen Untersuchung und den Daten anderer Publikationen über die Ernährungsgewohnheiten läßt sich schließen, daß

Tabelle 1. Ernährung bei jugendlichen Patienten mit M. Crohn (n = 26) — Analyse der Aufnahme einzelner Nahrungsbestandteile

	Patienten	Kontrolle	
Kohlenhydrate:			
Monosaccharide	7,3	7,0	
Disaccharide	43,7	43,0	% der Kohlenhydrataufnahme
Polysaccharide	48,8	50,0	
Ballaststoffe	9,8	17,0 g/Tag	
Fette:			
Verhältnis tierische/pflanzl. Fette	68/32	59/41%	
Cholesterin	349	360 mg/Tag	
Linolsäure	♂: 3,5	4,3 mg/Tag	
	♀: 3,6	5,3	

Tabelle 2. Statistische Evaluation der Korrelation von Krankheitsparametern mit aufgenommenen Nahrungsbestandteilen (p-Werte)

	Best-Index[a]	α_1-Glykoprotein[b]
Kalorien	p = 0,01	p = 0,02
KH aus Süßwaren	p = 0,35	p = 0,87
KH aus Süßgetränken	p = 0,75	p = 0,58
Ballaststoffe	p = 0,27	p = 0,45
Linolsäure	p = 0,91	p = 0,33

[a] Klinischer Parameter der Krankheitsaktivität.
[b] Laborparameter der Krankheitsaktivität.

jugendliche Patienten die Nahrungsaufnahme möglicherweise in Abhängigkeit von der Krankheitsaktivität reduzieren, daß aber ihr Eßverhalten und ihre Präferenz für bestimmte Nahrungsbestandteile sich kaum von gesunden Probanden unterscheidet. Die eigene Untersuchung wurde allerdings erst nach Krankheitsausbruch vorgenommen. Der Einwand, daß vor Krankheitsausbruch andere krankheitsspezifische Eßgewohnheiten vorgelegen haben, ist nicht zu widerlegen. Überdies gibt die fehlende Korrelation zwischen

Krankheitsaktivität und Aufnahme einzelner Nahrungsbestandteile wenig Anhalt dafür, daß Krankheitsaktivität mit der bevorzugten Aufnahme einzelner Nahrungsmittel verbunden ist.

Spezifische Nahrungsbestandteile mit Einfluß auf die Krankheitsaktivität und/oder als Auslöser der Erkrankung

Kohlenhydrate

Raffinierte Kohlenhydrate und besonders Kochzucker werden als Krankheitsauslöser besonders ausführlich in der Literatur behandelt. Ihre Entfernung aus der Ernährung ist besonders in Deutschland als Diätempfehlung bei entzündlichen Darmerkrankungen weit verbreitet.
Basis dieser Empfehlung sind zahlreiche Studien, die den Zuckergenuß vor Krankheitsbeginn erfassen [7, 10, 17–20, 35]. Die methodische Genauigkeit der retrospektiven Erfassung und die in den einzelnen Studien benutzten Kontrollkollektive müssen jedoch kritisch gesehen werden.
Andere Autoren beobachteten den Krankheitsverlauf und die Änderung der Symptome unter einer zuckerarmen Diät; nur 2 dieser Studien sind mit einer Kontrollgruppe durchgeführt worden [2, 6, 15, 27].
Die sehr wechselnden Bewertungskriterien (Rezidivfreiheit, Häufigkeit des Krankenhausaufenthalts, Notwendigkeit operativer Eingriffe etc.) zeigten in einigen Untersuchungen eine günstige Entwicklung unter der Diät. Dieser Effekt wurde aber nicht von allen Untersuchern bestätigt [8, 9, 29]. Insbesondere in einem relativ langen Beobachtungszeitraum von 2 Jahren konnte kein Effekt durch eine zuckerarme und ballaststoffreiche Diät nachgewiesen werden [29].
Gleichzeitig mit der Bedeutung der zuckerarmen Diät wird die Bedeutung der Ballaststoffe diskutiert. Auch dafür ist die Literatur uneinheitlich. Ergebnisse mit einer verminderten Ballaststoffaufnahme stehen solchen mit normaler und erhöhter Aufnahme gegenüber [10, 28, 35]. Ebenso widersprüchlich sind die Studien mit

der Beurteilung der Krankheitsaktivität durch eine faserstoffreiche Kost [6, 8, 29].
Läßt man die umfangreiche Literatur zu dieser Thematik Revue passieren, so fallen die geringen methodischen Anforderungen bei der Erfassung der Nahrungsaufnahme, bei der Auswahl der Kontrollkollektive und bei der Kontrolle etwa durchgeführter Diäten auf. So wurden teilweise nur Einzelmahlzeiten, wie z. B. das Frühstück, erfaßt, oder als Kontrollkollektiven dienten bettlägerige Patienten mit orthopädischen Erkrankungen. Vergleicht man überdies unterschiedliche Arbeiten, so fällt auf, daß der Zuckerkonsum in verschiedenen Patienten und Kontrollkollektiven sehr stark differiert, so daß der Zuckerkonsum im Kontrollkollektiv einer Studie durchaus dem Konsum des Patientenkollektivs einer anderen Untersuchung entsprechen kann. Dies wirft die Frage nach der sog. toxischen Dosis des Zuckers auf, da offensichtlich unterschiedliche aufgenommene Mengen in den einzelnen Untersuchungen Gesunde von Kranken trennen.
Die Theorie eines „toxischen" Effekts einfacher Kohlenhydrate ist auch deshalb wenig überzeugend, da Elementardiäten, die reichlich Oligo-, Mono- und Disaccharide enthalten, einen günstigen therapeutischen Effekt bewirken (s. unten).
Nach den vorausgegangenen Darstellungen bleiben mehr Unsicherheiten als gesicherte Kenntnisse über den Einfluß von einfachen Kohlenhydraten auf die Krankheitsaktivität des Morbus Crohn. Ernährungsphysiologisch scheint es nicht sehr problematisch, die Empfehlung zu einer zuckerarmen Diät auszusprechen, da ein hoher Kochzuckerkonsum auch aus anderen Gründen nicht wünschenswert ist. Die Elimination des Kochzuckers sollte aber nach meiner Überzeugung keineswegs rigoros und gegen die Einsicht des Patienten durchgesetzt werden. Besonders problematisch ist, wenn dies von Eltern gegen die Einsicht des kindlichen oder jugendlichen Patienten durchgesetzt wird. Die bereits erläuterte anorektische Komponente mag durch eine solche Maßnahme verstärkt und somit dem Patienten möglicherweise mehr Schaden als Nutzen zugefügt werden.
Die Besprechung der sog. Vorteile einer zuckerreduzierten Diät ist allerdings bei der Krankheitsaufklärung unbedingt erforderlich.

Trotz eher kritisch zu wertender wissenschaftlicher Absicherung des Effekts dieser Diät ist der Glaube an sie sehr verbreitet. Eltern und Kind werden mit dieser Diätform in jedem Falle konfrontiert und bedürfen, um selbst zu einer sicheren Einstellung über Vor- und Nachteile der Diät zu kommen, der fachkundigen Unterrichtung.

Fette

Neben einfachen Kohlenhydraten wurde die Bedeutung von chemisch gehärteten Nahrungsfetten in der Krankheitsentstehung diskutiert. Basis dieser Hypothese waren besonders epidemiologische Untersuchungen mit unterschiedlicher Inzidenz der Erkrankung bei unterschiedlichem Verzehr gehärteter Fette [5, 24].
Andere Autoren konnten dies nicht bestätigen, und da weiterreichende diätetische Vorschläge zur Therapie daraus nicht abgeleitet wurden, kann auf eine weitere Erörterung verzichtet werden [1, 9, 10].
Die Zufuhr essentieller Fettsäuren hat allerdings in den letzten Jahren wissenschaftliches Interesse gefunden. Thromboxan B_2, verschiedene Leukotriene – besonders LB_4 – werden als Mediatoren der Entzündungsreaktion im Gewebe und auch im Urin bei Patienten mit entzündlichen Darmerkrankungen gefunden. Diese sind Stoffwechselprodukte der Arachidonsäure und der n-6-Fettsäuren. Zufuhr von Fischöl (reich an n-3-Fettsäuren) führt zu Inkorporation dieser Fettsäuren in die Phospholipidfraktion des Plasmas und der Zellmembran der Darmmukosa auf Kosten der n-6-Fettsäuren. Dies verändert die Eigenschaften der Plasmamembran. Gleichzeitig wird durch Kompetition an gemeinsam benutzten Enzymsystemen die Bildung von Eicosapentaensäure zugunsten von Arachidonsäure gefördert und damit auch die Bildung von Leukotrienen aus Arachidonsäure reduziert. Die theoretischen Überlegungen einer Immunmodulation haben zu mehreren therapeutischen Versuchen geführt [26, 30]. Es zeigen sich Besserungen der klinischen Scores, jedoch sind die Ergebnisse nicht so überzeugend, daß die Zufuhr von Fischöl als therapeutisches Prinzip bei

chronisch entzündlichen Darmerkrankungen ohne weiteres empfohlen werden kann. Weitere Studien scheinen erforderlich, um zu klaren therapeutischen Richtlinien zu kommen.

Proteine

Ausgehend von der Überlegung leichter Resorbierbarkeit und einer Schonung distaler Darmabschnitte wurden vor 14–15 Jahren sog. Elementardiäten in die Ernährung chronisch kranker Darmpatienten eingeführt. Diese waren ursprünglich für die Ernährung von Astronauten entwickelt worden und haben unter dem Begriff von Elementardiäten Eingang in die Ernährungstherapie gefunden. Das Prinzip dieser Diäten ist eine fast vollständig aufgeschlossene Nahrung ohne Ballaststoffe mit kurz- bis mittelkettigen Kohlenhydraten sowie freien Aminosäuren. Später wurden die Aminosäuren durch Oligopeptide ersetzt und meist auch Fette zu den Kohlenhydraten zugegeben.
Der Effekt dieser Diätformen war insofern überraschend, als sich bei chronisch entzündlichen Darmerkrankungen nicht nur ein deutlich verbesserter Ernährungszustand einstellte, sondern auch in zahlreichen Studien ein Rückgang der Krankheitsaktivität gefunden werden konnte [14, 25, 31]. Ein Rückgang zahlreicher Symptome der Crohn-Erkrankung – von labormäßig erfaßten Parametern, über Bauchschmerzen, Diarrhöe und Wohlbefinden – wurde beobachtet. Auch der Verschluß enterokutaner Fisteln ist mehrfach publiziert worden. Tabelle 3 zeigt die Ergebnisse eigener Beobachtungen. Es ergibt sich, daß der therapeutische Effekt einer solchen Diät zu etwa gleich guten oder gar besseren Ergebnissen führt als die übliche Therapie mit Steroiden.
Der Rückgang der Krankheitsaktivität unter sog. Elementardiäten läßt sich alleine aus dem nutritiven Effekt schwer erklären. Ein möglicher direkter therapeutischer Nutzen dieser Diäten muß ernsthaft in Betracht gezogen werden. Probleme beim Einsatz ergeben sich aus der geschmacklichen Akzeptanz dieser Nahrung. Eine längerfristige Ernährung ist meist nur mit Zufuhr über eine Nahrungssonde erreichbar. Nach eigenen Erfahrungen ist die Dau-

Tabelle 3. Veränderungen von Krankheitsparametern unter Elementardiät oder Steroidmedikation. Angabe des statistischen Signifikanzniveaus (p-Werte) bei Vergleich der Parameter vor und nach Therapie

	Patienten mit Elementardiät n = 10	Patienten mit Steroidmedikation n = 9
Gewichtszunahme	$p < 0,01$	$p < 0,05$
Abnahme der Stuhlfrequenz/die	$p < 0,01$	$p < 0,05$
Rückgang BKS	$p < 0,01$	$p < 0,01$
Abfall der Leukozyten im Serum	$p < 0,01$	Anstieg der Leukozyten
Anstieg Eiweiß im Serum	$p = 0,05 - 0,1$	Abfall des Eiweißes

er der erreichbaren Remission mit Rückgang der Symptome bei der reinen Ernährungstherapie aber eher kürzer als bei medikamentöser Behandlung mit Steroiden.

Der beschriebene therapeutische Effekt wirft Fragen nach der Pathogenese der Erkrankung auf. Intraluminale Nahrungsfaktoren, die mit dieser Diätetik eliminiert werden, sind vorwiegend intakte Proteine. Die Ernährung mit Elementardiäten kann damit als hypoallergen gelten. Davon ausgehend nehmen einige Autoren eine allergisch bedingte Pathogenese an und empfehlen eine entsprechende Diätetik [36]. Unter hypoallergener Diät werden einzelne Nahrungsbestandteile ausgetestet und bei adverser Reaktion dann aus der Nahrung eliminiert. Dieses Verfahren bedeutet eine langwierige Diagnostik, und die auftretenden adversen Reaktionen sind schlecht definierbar oder werden nur subjektiv empfunden. Die vorliegende Publikation über den therapeutischen Effekt dieses Vorgehens ist methodisch nicht recht befriedigend; besonders stört der Vergleich der Patienten mit einem publizierten Kontrollkollektiv.

Der günstige Effekt der Ernährung mit Elementarkost legt den Gedanken einer adversen Reaktion auf Nahrungsproteine bei Patienten mit Morbus Crohn nahe. Der diagnostische Weg zur Aufdeckung dieser Nahrungsproteine ist aber langwierig, und die Erfolge einer allergologischen Therapie bei Morbus Crohn sind bisher nicht überzeugend.

Notwendigkeit spezifischer und unspezifischer Supplementierung der Ernährung

Zufuhr von Kalorien

Bereits im ersten Abschnitt wurde anhand der Studien über die Nahrungsaufnahme bei Patienten mit Morbus Crohn dargelegt, daß Defizite in der Kalorienzufuhr offensichtlich sind. Die Konsequenz dieser verringerten Nahrungsaufnahme sind Gewichtsstillstand, Gewichtsverlust und – bei Kindern im jugendlichen Alter besonders gravierend – die Wachstumsretardierung. Nachstehende Übersicht zeigt mögliche andere Faktoren dafür auf, wobei wahrscheinlich der intestinale Verlust von Albumin und der erhöhte Bedarf an Kalorien durch die Krankheit selbst von besonderer Bedeutung sind.

Ätiologie der Unterernährung
bei chronisch entzündlichen Darmerkrankungen

Unzureichende Kalorienaufnahme:
- Anorexie,
- Bauchschmerzen.

Intestinale Malabsorption:
- Eiweiß,
- Kohlenhydrate,
- Fette,
- Mineralien (Zink),
- Vitamine (Vitamin B_{12}).

Intestinale Verluste:
- Blut,
- Albumin,
- Gallensäuren.

Erhöhter Bedarf:
- Entzündungsaktivität,
- Fieber.

Etwa 30–50% aller jugendlichen Patienten mit Morbus Crohn zeigen zumindest eine Krankheitsphase mit verzögertem Wachstum, und ca. 20–25% erreichen eine Endgröße < 3 Perzentile. Die Wachstumsverzögerung tritt oft schon vor Diagnosestellung auf und ist ein kontinuierliches Problem während der fortschreitenden Erkrankung. Neben der Wachstumsretardierung finden sich auch Gewichtsverlust und -stillstand als Symptome der Unterernährung; jedoch ist zu beachten, daß Gewichtsverlust nicht zwangsläufig der Wachstumsretardierung vorangehen muß. Bei vielen wachstumsretardierten Kindern sind Gewichts-/Längenrelation durchaus im Normbereich [12]. Obwohl nicht ganz unumstritten, scheint die Wachstumsretardierung vorwiegend Folge der Unterernährung.

Zahlreiche Autoren haben jedenfalls gezeigt, daß eine nutritive Rehabilitation zur deutlichen Besserung der Wachstumsgeschwindigkeit führen kann [4, 11, 12, 14, 21, 23].

Die Ernährungsrehabilitation ist meist nicht durch Steigerung der spontanen Kalorienaufnahme möglich. Die Verordnung von zahlreichen auf dem Markt vorhandenen Getränken mit hoher Kaloriendichte mag im Einzelfall zur gesteigerten Kalorienaufnahme führen, häufig wird aber durch eine solche Maßnahme die Aufnahme anderer Nährstoffe reduziert, und der Nettoeffekt ist gleich null. In dieser Situation bleibt nur die Kalorienaufnahme durch Sondenernährung zu erzwingen. Für die aus Gründen der Ernährungsrehabilitation durchgeführte Sondenernährung ist die geschmackliche Akzeptanz ohne Bedeutung. Wegen des bereits diskutierten positiven therapeutischen Effekts einer Elementardiät sollte diese deshalb bevorzugt verabreicht werden.

Wir therapieren alle unterernährten Patienten primär mit einer Elementar- bzw. Semielementardiät, in den ersten Wochen möglichst ausschließlich damit. Die zusätzliche medikamentöse Therapie richtet sich nach anderen Krankheitssymptomen, kann aber auch fortgelassen werden.

Ernährungstherapie bei Morbus Crohn

1. Initiale Therapie:
70–80 kcal/kg KG einer Elementardiät (Survimed, Peptisorb, Salvipeptid, Nutricomp-Peptid). In 3–5 Tagen auf die Endmenge steigern, Zufuhr anderer Nahrungsmittel auf Tee, ungesüßtem Mineralwasser und Kaugummi (Parotitisprophylaxe) beschränkt.
Zufuhr: entweder kontinuierlich über Sonde mit Ernährungspumpe oder diskontinuierlich 6- bis 8mal Sondierung der Teilmengen mit der Spritze. Einzelnen Patienten gelingt auch die Aufnahme ohne Sonde.
Dauer: 4–6 Wochen.

2. Dauertherapie:
20–30 kcal/kg KG einer Elementardiät oder auch andere hochkalorische Flüssignahrung.
Zufuhr: nächtlich über Sonde mit Ernährungspumpe.
Dauer: 6–12 Monate.

Die initiale Therapie bringt meist eine deutliche Besserung der klinischen Symptome. Zielt man aber auf die Besserung des Wachstums, muß nach unseren Erfahrungen eine längerfristige Therapie angestrebt werden und am besten in Form der nächtlich durchgeführten Infusionen. Dabei sind Schulbesuch und andere Aktivitäten im sozialen Bereich relativ wenig tangiert.
Ein Problem ist die Akzeptanz langfristiger Sondenernährung durch die jugendlichen Patienten. Die sichtbaren Ernährungssonden werden von Jugendlichen häufig abgelehnt, da sie das Stigma der Krankheit öffentlich machen. Eine Lösung für dieses Problem bietet die in der Nase versenkbare Olive. In dieser kann das Sondenende am Tag versteckt getragen werden. Die so dargestellte Ernährungstherapie ist meiner Meinung nach ein bedeutsames therapeutisches Prinzip bei jugendlichen Patienten mit Morbus Crohn, da sie ein die Jugendlichen besonders treffendes Symptom bessern kann. Sie sollte auch bei reiner Wachstumsretardierung ohne wesentliche weitere Zeichen der Unterernährung versucht werden, u. U. ohne die initiale Therapie und nur in Form der vorgeschlagenen Dauertherapie.

Eine Analyse eigener Patienten im Jahr vor und nach Ernährungstherapie zeigte eine Änderung des Standard Deviation Score der Wachstumsgeschwindigkeit von −2,1 auf 1,5 (Abb. 4). Dies kann aber nicht darüber hinwegtäuschen, daß einzelne Patienten ihre Wachstumsraten nicht steigern konnten. Die Ergebnisse stammen aus einer Zeit, als wir nur die forcierte Ernährungstherapie

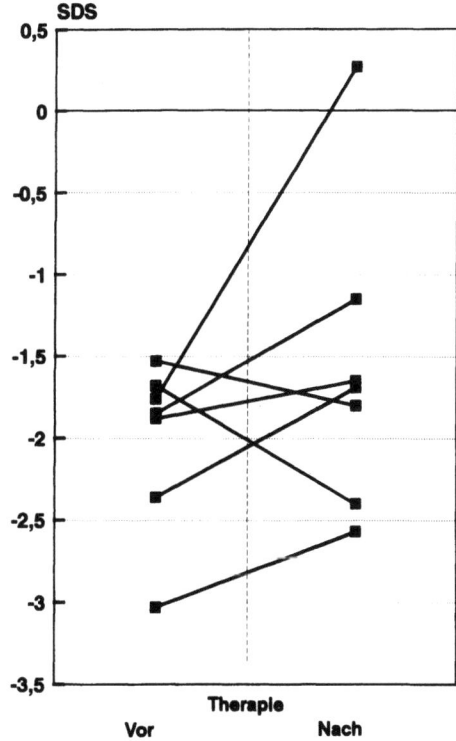

Abb. 4. Veränderungen der Wachstumsgeschwindigkeit (SDS-Wachstumsgeschwindigkeit vor und 12 Monate nach einer Ernährungstherapie. Bei 5 von 7 Patienten steigt der SDS-Wert deutlich an, jedoch bleiben alle Patienten mit der Wachstumsgeschwindigkeit im unteren Normbereich repräsentiert durch einen SDS-Wert für die Wachstumsgeschwindigkeit von < 0

über 4–6 Wochen durchführten. Die Beobachtung fehlenden Wachstums bei einzelnen Patienten und die Überlegung, daß Wachstum ein langsamer kontinuierlicher Prozeß ist, führte zu der Empfehlung der langfristigen Ernährungstherapie.

Spezifische Ergänzung der Nahrung

Vitamine, Spurenelemente

Neben der unzureichenden Kalorien- und Nahrungszufuhr sind Vitamin-B_{12}-Mangel und verminderter Eisen- und Zinkgehalt besonders zu diskutieren.

Obgleich seltener als erwartet, wird ein B_{12}-Mangel besonders bei operierten Patienten öfter beobachtet. Die Überwachung der Serumwerte und ggf. die intravenöse Zufuhr sind deshalb bei allen Patienten mit Morbus Crohn essentiell.

Die Serumeisenwerte aller Patienten mit hoher Krankheitsaktivität sind deutlich erniedrigt, begleitet ist dieses Symptom meist von einer mikrozytären Anämie. Eine begleitende Ferritinerniedrigung im Serum besteht nicht notwendigerweise. Bei bestehender hoher Entzündungsaktivität ist die Anämie und der niedrige Eisenserumwert meist durch Eisengabe nicht korrigierbar. Erst mit Rückgang der Krankheitsaktivität tritt eine Normalisierung ein. In dieser Phase niedriger Krankheitsaktivität sind Eisengaben eher sinnvoll.

Die Bedeutung niedrigen Serumzinkwerte und ihre Pathogenese ist nicht ganz geklärt [16, 22]. Die Notwendigkeit der Zinksubstitution bei erniedrigter Serumzinkwerten ist deshalb umstritten. Da jedoch ein klinisch relevanter Zinkmangel mit typischen Hautveränderungen beobachtet wurde, sollte eine orale Zinkgabe bei stark erniedrigten Werten erfolgen.

Nahrungsfaktoren mit potentiell trophischem Effekt auf die Darmmukosa

Der mögliche Einfluß einzelner Nahrungsfaktoren auf den Entzündungs- und Heilungsprozeß wurde bereits anhand der essentiellen Fettsäuren erläutert. Als weitere mögliche Kandidaten werden Glutamin und Polyamine diskutiert. Glutamin ist eine wichtige Aminosäure im Stoffwechsel der Darmzellen und trägt zur Integrität der Mukosabarriere gegenüber Bakterien und Proteinen bei. Polyamine (Putrescin, Spermin, Spermidine) sind in schnell proliferierenden Geweben wie der intestinalen Mukosa in relativ hoher Konzentration vorhanden. Im Experiment rufen sie eine Hypertrophie der Mukosa hervor und könnten damit auch bedeutsam für den Heilungsprozeß und die Restitution der Darmschleimhaut sein.

Die genannten Nahrungsbestandteile haben bisher keine gesicherte therapeutische Anwendung gefunden, ihre bislang mehr wissenschaftlich diskutierte Bedeutung zeigt aber, daß die Diskussion um Nahrungsfaktoren, Krankheitspathogenese und Therapie nicht abgeschlossen ist und daß in Zukunft möglicherweise weitere diätetische Konzepte therapeutisch wirksam werden können.

Zusammenfassung

Diät und Ernährung sind bei chronisch entzündlichen Darmerkrankungen besonders bei Morbus Crohn essentielle Bestandteile therapeutischer Überlegungen. Die besonders in der Erwachsenenmedizin favorisierte Elimination von einfachen Kohlenhydraten, besonders von Kochzucker, hat bei kritischer Wertung der Literatur keinen wissenschaftlich eindeutig abgesicherten Stellenwert. Gleiches gilt für die allergische Pathogenese und die darauf basierende Empfehlung zur Elimination bestimmter Nahrungsproteine. Die bei jugendlichen Patienten häufig anzutreffende Wachstumsretardierung ist offenbar Folge der in mehreren Studien belegten verminderten Kalorienaufnahme, dessen Bedeutung durch den erhöhten Kalorienverbrauch bei hoher Krankheitsaktivität noch größer wird. Die Substitution von Nährstoffen in ausreichender Menge, ggf. als Sondennahrung, ist deshalb für jugendliche Patienten von größerer Bedeutung als die Elimination einzelner Nährstoffe. Bei Anwendung von Elementardiäten ist ein zusätzlicher bislang nicht verstandener Effekt auf die Krankheitsaktivität zu beobachten. Die Substitution der Kalorien muß langanhaltend durchgeführt werden. Dabei hat sich die nächtliche kontinuierliche Zufuhr mittels Ernährungspumpen bewährt.

Die Substitution einzelner Nahrungsbestandteile, besonders von Vitamin B_{12}, Eisen und Zink, muß individuell entsprechend der Laboranalyse erfolgen.

Weitere Nahrungsbestandteile mit potentiell günstigem Einfluß auf die Krankheit sind n-3-Fettsäuren, Glutamin und Polyamine. Eine Beeinflussung des Krankheitsverlaufs durch diese ist bisher eher theoretisch begründet, und ihr therapeutischer Einsatz kann bislang nicht generell empfohlen werden.

Literatur

1. Brandes JW (1982) Morbus Crohn und Nahrungsfette. Dtsch Med Wochenschr 107:356–357
2. Brandes JW, Körst HA, Littmann KP (1982) Zuckerfreie Diät als Langzeit- bzw. Intervallbehandlung in der Remissionsphase des Morbus Crohn − eine prospektive Studie. Leber Magen Darm 12:225–228
3. Freund, Gabriele (1989) Ernährungsgewohnheiten jugendlicher Crohn-Patienten bei unterschiedlicher Krankheitsaktivität. Inaug Diss Med Fakult Univ Heidelberg
4. Grand RJ, Shen G, Werlin SL, Kelts DG, Boehme C (1977) Reversal of growth arrest in Crohn's disease: a new approach. Pediatr Res 11:444
5. Guthy E (1983) Ätiologie des Morbus Crohn: Was spricht für Fette als mögliche Ursache? Dtsch Med Wochenschr 108:1729–1733
6. Heaton KW, Thornton JR, Emmet PM (1979) Treatment of Crohn's disease with an unrefined carbohydrate, fibre-rich diet. Br Med J 2:764–766
7. Järnerot G, Järnmark I, Nilson K (1983) Consumption of refined sugar by patients with Crohn's disease, ulcerative colitis or irritable bowel syndrom. Scand J Gastroenterol 18:999–1002
8. Jones VA, Dickinson RJ, Workman E, Wilson AJ, Freeman AH, Hunter JO (1985) Crohn's disease: maintenance of remission by diet. Lancet 2:177–180
9. Jones VA, Dickinson RJ, Workman E, Wilson AJ, Freeman AH, Hunter JO (1985) Diet and Crohn's disease. Lancet 2:899–900

10. Kasper H, Sommer H (1979) Dietary fiber and nutrient intake in Crohn's disease. Am J Clin Nutr 32:1898–1901
11. Kelts DG, Grand RJ, Shen G, Watkins JB, Werlin SL, Boehme C (1979) Nutritional basis of growth failure in children and adolescents with Crohn's disease. Gastroenterology 76:720–727
12. Kirschner BS, Noinchet O, Rosenberg JH (1978) Growth retardation in inflammatory bowel disease. Gastroenterology 75:504
13. Kirschner BS, Klich JR, Kalman SS, De Favaro MV, Rosenberg IH (1981) Reversal of growth retardation in Crohn's disease with therapy emphasizing oral nutritional restitution. Gastroenterology 80:10–15
14. Kirschner BS (1988) Inflammatory bowel disease in children. Pediatr Clin North Am 35:189–208
15. Lutz W (1987) Morbus Crohn unter kohlenhydratarmer Diät. Münch Med Wochenschr 129:921–923
16. Main ANH, Hall MJ, Russell RJ et al (1982) Clinical experience of zinc supplementation during intravenous nutrition in Crohn's disease: value of serum and urine zinc measurements. Gut 23:984
17. Martin GA, Brandes JW (1980) Increased consumption of refined carbohydrates in patients with Crohn's disease. Digestion 20:323
18. Mayberry JF, Rhodes J, Newcombe RG (1978) Breakfast and dietary aspects of Crohn's disease. Br Med J 2:1401
19. Mayberry JF, Rhodes J, Newcombe RG (1980) Increased sugar consumption in Crohn's disease. Digestion 20:323–326
20. Mayberry JF, Rhodes J, Allan R, Newcombe RG, Regan GM, Chamberlain IM, Wragg KG (1981) Diet in Crohn's disease. Two studies of current and previous habits in newly diagnosed patients. Dig Dis Sci 26:444–448
21. Morin CL, Roulet M, Roy CC, Weber A (1980) Continuous elemental alimentation in children with Crohn's disease and growth failure. Gastroenterology 79:1205–1210
22. Motil KJ, Altschuler SI, Grand RJ (1983) Mineral balance during nutritional supplementation in adolescents with Crohn's disease, growth failure. Gastroenterology 84:1254
23. Motil KJ, Grand RJ (1985) Nutritional management of inflammatory bowel disease. Pediatr Clin North Am 32:447–469
24. Nordenvall B, Broström O, Heuers G (1982) Entzündliche Darmerkrankungen und Nahrungsfette. Dtsch Med Wochenschr 107:1900
25. O'Morain C, Segal A, Levi AJ (1984) Elemental diet as primary treatment of acute Crohn's disease: a controlled trial. Br Med J 288:1859
26. O'Morain CA (1987) Nutritional therapy in ambulatory patients. Dig Dis Sci 32:95–99
27. Porro GB, Panza E (1984) Smoking, sugar in inflammatory bowel disease. Br Med J 291:971–972
28. Rawcliffe PM, Truelove SC (1979) Breakfast and Crohn's disease. Br Med J 2:539–540

29. Ritchie JK, Wodsworth J, Lennard, Jones JE, Rogers E (1987) Controlled multicentric therapeutic trial of an unrefined carbohydrate, fibre rich diet in Crohn's disease. Br Med J 295:517–520
30. Stenson WF, Kort D, De Schryvers-Keeskemetik, Rodgers J, Burakoff R, Becken W (1991) A trial of fish oil supplemented diet in inflammatory bowel disease. Gastroenterology 100 [Suppl A]:253
31. Stober B, Nützenadel W, Ullrich F (1983) Elementardiät bei Morbus Crohn. Monatsschr Kinderheilkd 131:721–724
32. Stolley H, Droese W, Kersting M (1977) Energie- und Nährstoffversorgung im Verlauf der Kindheit – Nahrungsmenge und Energie. Monatsschr Kinderheilkd 125:929–934
33. Stolley H, Droese W, Kersting M (1979) Energie- und Nährstoffversorgung im Verlauf der Kindheit. III Fett, Linolsäure, Cholesterin. Monatsschr Kinderheilkd. 127:80–85
34. Strobel CT, Byrne WJ, Ament ME (1979) Home parenteral nutrition in children with Crohn's disease: an effective management alternative. Gastroenterology 77:272
35. Thornton JR, Emmett PM, Heaton KW (1979) Diet and Crohn's disease: characteristics of pre-illness diet. Br Med J II: 762–764
36. Tschaikowski KL, Jorde W (1989) Allergologische Diagnostik und Therapie chronisch entzündlicher Darmerkrankungen. In: Tschaikowski KL, Jordes W (Hrsg) Allergische Erkrankungen des Magen-Darmtraktes. Springer, Berlin Heidelberg New York Tokyo, S 63–92

Lebererkrankungen und Lebertransplantationen

M. Burdelski

Einführung

Die Ernährung des chronisch leberkranken Kindes hat erst mit der Möglichkeit der Lebertransplantation an Bedeutung gewonnen. Ist erst einmal das Endstadium einer chronischen Lebererkrankung erreicht, so steht ganz im Vordergrund der Multimorbidität der Patienten die katabole Stoffwechsellage. Diese zeichnet sich aus durch eine extreme Dystrophie, bei der insbesondere die Muskulatur als Reserveeiweißlieferant abgebaut wird. Heute ist mit der Möglichkeit der Lebertransplantation aus der medikamentös nur palliativ behandelbaren Leberzirrhose eine chirurgisch kurativ behandelbare Erkrankung geworden. Da Indikationszeitpunkt zur Lebertransplantation und Durchführung der Lebertransplantation nur in den seltensten Fällen identisch sind, gilt es heute, die schwere katabole Entgleisung der Kinder mit dekompensierter Leberzirrhose abzufangen und zumindest den Versuch zu unternehmen, das Kind in eine anabole Stoffwechsellage zurückzubringen. Diesem Behandlungsziel stehen eine Reihe von Hindernissen im Wege, die es bei dem Versuch dieser Ernährungsbehandlung der Kinder gilt, zu überwinden.

Klinische Studien

Die Bedeutung des Ernährungszustandes des Kindes in der Endphase der chronischen Lebererkrankung wird durch 2 verschiedene Untersuchungen herausgestellt, die als retrospektive Studien nur mit gewissen Einschränkungen beurteilt werden können.

In einer ersten Studie hatten wir durch retrospektive Analyse der Patientendaten ermittelt, daß das Körpergewicht neben drei anderen Faktoren, dem Quickwert, der Serumkonzentration des Bilirubins und der katalytischen Aktivität der Serum-Cholinesterase eine besondere Bedeutung als prognostische Faktoren zukommt [2]. Diese prognostischen Indikatoren wurden in einem Risikoscore zusammengefaßt, der bei mehr als einem Risikopunkt von insgesamt 4 möglichen eine deutliche Einschränkung über Lebenswahrscheinlichkeit vor der Transplantation beinhaltete. Bei Patienten mit einer extrahepatischen Gallengangsatresie war die Unterscheidung zwischen prognostisch günstigem und prognostisch ungünstigem Verlauf signifikant [2].

Entscheidend für die Einschränkung der Risiken und Chancen eines Patienten in Zusammenhang mit der Lebertransplantation ist aber die Antwort auf die Frage, welche Faktoren, die vor der Transplantation als Risikofaktoren gemessen werden, haben einen signifikanten Einfluß auf die Überlebenschancen nach der Lebertransplantation? Auch diese Frage haben wir versucht mit Hilfe einer retrospektiven Analyse unserer Daten zu untersuchen. Als statistische Methode wurde dabei das Cox Proportional Hazards Model gewählt. Dieses multivariate Verfahren wurde bei 79 Patienten angewandt, die in der Zeit von 1981 – 1988 an der Kinderklinik der Medizinischen Hochschule Hannover zur Lebertransplantation vorgestellt und transplantiert wurden. Folgende Variable gingen als Kovariate in das Modell ein:

Bilirubin, SDS (Standard Deviation Score) für das Gewicht, die Aktivität der Cholinesterase im Serum, eine Voroperation, die SDS für die Größe und der Quicktest.

Bilirubin und SDS für das Gewicht zeigten den größten Einfluß auf die Überlebensfunktion, gefolgt im weiterem Abstand von der Aktivität der CHE, der Voroperation, der SDS für die Größe und dem Quickwert (Abb. 1). Am Ende der schrittweisen Analyse ergaben sich als unabhängige und signifikante Prädiktoren des Transplantationsüberlebens die Serum Bilirubinkonzentration und der SDS für das Gewicht.

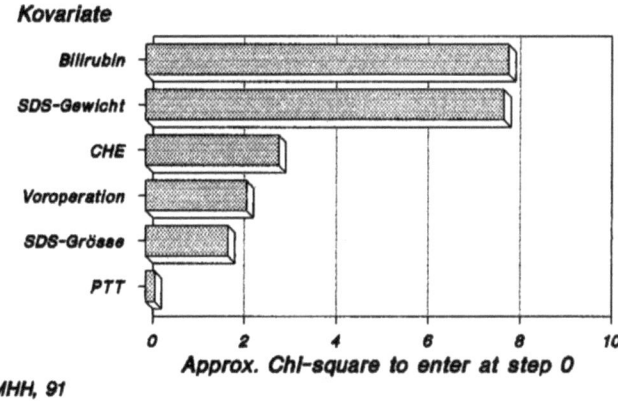

Abb. 1. Beziehung zwischen Prätransplant- und Posttransplantüberleben bei 79 Kindern (Cox Proportional Hazards Model)

Diese Ergebnisse belegen, daß in der chronischen Leberinsuffizienz ein Circulus vitiosus entsteht, der durch den Leberzellschaden induziert wird und über eine gestörte Synthese, Exkretion und einen gestörten Stoffwechsel in die Katabolie führt. Die Katabolie ihrerseits ist der Schlüssel zu einer Mehrfachorganerkrankung, die das zentrale Nervensystem, die Lunge, das Herz-, Kreislaufsystem, die Nieren, das Knochenmark, Knochenhaut und die Muskulatur umfaßt.

Chronische Leberinsuffizienz – involvierte Organsysteme

Organsystem	*Manifestation*
ZNS:	Enzephalopathie, Hirnatrophie, Retardierung;
Lunge:	Infektion, obstruktive Lungenerkrankung, Hypoxie;
Herz-Kreislauf-System:	portale Hypertension, a.v.-Shunts, hyperkinetisches Herzsyndrom;
Niere:	hepatorenales Syndrom;
Knochen, Knochenmark:	Osteopathie, Hyperspleniesyndrom;

Haut: Pruritus;
Muskulatur: „muscle wasting";
Stoffwechsel: Katabolie.

Als verstärkende Elemente in diesem Circulus vitiosus dienen die in der Regel durch die schwere Cholestase mitinduzierte Maldigestion. Ein therapeutischer Ansatz mit einer Hyperalimentation, um die Katabolie der Patienten zu durchbrechen, muß die eingeschränkte Stoffwechselleistung der Leber berücksichtigen [3].

Ernährung in der dekompensierten Leberzirrhose

Die Ansätze zur Behandlung der Katabolie bei chronisch leberkranken Kindern müssen von vornherein berücksichtigen, daß einer Ernährungsbehandlung mehrere Hindernisse im Wege stehen. An erster Stelle ist die Anorexie der Patienten, die als spezifisches Symptom der dekompensierten Leberzirrhose angesehen wird, zu nennen. Häufige Infektionen vor allen Dingen der Atemwege durch mechanisch bedingte Ventilationsstörungen, eine Kompression des Dünndarms durch ausgeprägte Hepatosplenomegalie und Aszites bei portaler Hypertension, eine erheblich eingeschränkte Flüssigkeitstoleranz und eine sekundäre Maldigestion und Malabsorption erschweren jeden ernährungstherapeutischen Ansatz [4]. Zunächst muß man versuchen, diese Hindernisse auf dem Weg zu einer hochkalorischen, der Stoffwechselleistung der Leber angepaßten Ernährung zu umgehen. Als sinnvolle Maßnahmen haben sich dabei die Ernährung der Kinder über eine nasogastrische Sonde bewährt. Diese darf aber nur dann eingesetzt werden, wenn keine blutungsgefährdeten Varizen im Bereich der Kardia vorhanden sind. Als klinisch wichtigste Maßnahme bei der Behandlung der Patienten muß die bilanzierte Flüssigkeitszufuhr angesehen werden, die mit Hilfe des Einsatzes von Aldosteronantagonisten und mit Diuretika eingestellt werden muß. Mit Hilfe der Regulierung der Flüssigkeitsbalance kann man das Flüssigkeitsvolumen festlegen, mit dem die isokalorische oder hyperkalorische Ernährung der Patienten erfolgen kann. Als terminierende Faktoren bei dem

Tabelle 1. Hyperkalorische Ernährung bei chronischer Leberinsuffizienz im Kindesalter. (Mod. nach [1, 5])

Ziel	Hindernis	Management
Kalorien: 100–150 g/kg/Tag	Anorexie, Viszeral-Kompression, Flüssigkeitsintoleranz, Ödeme, Aszites	Nasogastrische Sonde, (Varizen!), Flüssigkeitsbilanz, Spironolacton, Diuretika
Protein: 3 g/kg/Tag	Enzephalopathie	Verzweigtkettige AS, Laktulose
Fett: Vitamin A: 10000 IU/d D: 5000–8000 IU/d E: 50–400 IU/d K: 2,5–5 mg/d Fettsäuren	Maldigestion	MCT-Fette, Pankreasenzyme, Ursodesoxycholsäure
Kohlehydrate	Malabsorption	Glukosepolymere

Versuch eine hyperkalorische Ernährung dieser Patienten durchzuführen, müssen ferner gelten die eingeschränkte Eiweißtoleranz der Patienten und die mitunter ausgeprägte Glucoseverwertungsstörung.

Als Ziel der Ernährungsbehandlung dieser Patienten strebt man an, etwa 100–150 kg Kalorien pro kg Körpergewicht und Tag zu applizieren. Die Proteinzufuhr sollte dabei entsprechend der Eiweißtoleranz besteuert werden. Die Proteinzufuhr sollte 3 g pro kg und Tag nicht überschreiten und ca. 15% der Gesamtkalorienzufuhr ausmachen (Tabelle 1).

Die Fettzufuhr muß den besonderen Bedingungen der Maldigestion bei vor allen Dingen cholestatischen Lebererkrankungen Rechnung tragen. Die Fettzufuhr sollte ca. 30% der zugeführten Kalorien ausmachen. Ein wesentlicher Punkt in der Behandlung ist der Einsatz von mittelkettigen Triglyceriden, die unabhängig von der durch Cholestase induzierten Maldigestion resorbiert werden können.

Die Kohlenhydratzufuhr sollte etwa 55% der insgesamt zugeführten Kalorien ausmachen. Wichtig ist der Einsatz von Glucosepoly-

meren, um die Glucoseintoleranz der Patienten zu umgehen. Es ist wichtig, darauf hinzuweisen, daß bei schwer dekompensierten Leberzirrhosen eine generelle Verminderung der Enzymaktivitäten in der Leber vorliegt. Es sollten aus diesem Grund Lactose und Fruktose nur im geringen Umfang zugeführt werden.
Die Elektrolytzufuhr ist unter einer diuretischen Therapie schwierig zu steuern. Zu hohe Gaben insbesondere von Kochsalz vermehren den Aszites. Eine niedrig normale Elektrolytszufuhr ist daher anzustreben. Als gute Indikatoren für die Erfordernisse der Elektrolytsubstitution haben sich die gleichzeitigen Bestimmungen von Serum- und Urinelektrolyten bewährt.

Enterale Ernährung

Die enterale Ernährung der Patienten kann entweder mit Hilfe von normaler Kost oder aber bei ausgeprägter Anorexie durch eine nasogastrale Sonde erfolgen. In den vorgegebenen Grenzen: Eiweiß 15% der Kalorien, Fett 30% und Kohlehydrate 55% der Kalorien stehen im Prinzip keine standardisierten Nahrungen zur Ernährung dieser Patienten zur Verfügung. Bei Patienten, deren Plasmakonzentration von Leucin, Isoleucin und Valin unterhalb der Norm liegen, ist eine Substitution mit verzweigtkettigen Aminosäuren in der Dosierung von 0,5 – 1 g pro Tag erforderlich. Die verbleibenden Restmengen für die Proteinzufuhr müssen dann entsprechend dem Ammoniakspiegel der Patienten dosiert werden. Als Regulativ zur Absenkung der Ammoniakkonzentration im Serum sind die Gaben von Lactulose und Colistin angezeigt.
Die Fette sollten sowohl mittelkettige Triglyceride als auch mehrfach ungesättigte Fettsäuren enthalten. Durch die pathophysiologischen Bedingungen der Cholestase ist es sinnvoll, eine Pankreasenzymsubstitution durchzuführen, sobald die Bestimmung von Chymotrypsin im Stuhl einen erniedrigten Wert anzeigt. Der Einsatz von Ursodesoxycholsäure bei Kindern mit intrahepatischer Cholestase ist vor allen Dingen bei Kindern mit ausgeprägtem Juckreiz zu empfehlen. Die bisherigen Behandlungsergebnisse bei Patienten nach Kasai-Operationen bei extrahepatischer Gallengangsatresie

sprechen aber dafür, generell bei Kindern mit einer Cholestase dieses Medikament einzusetzen. Es sollte in der Dosierung von 10–30 mg pro kg und Tag gegeben werden [1].
Bei schwerer Cholestase ist eine Maldigestion auch in den fettlöslichen Vitaminen in der Regel nachzuweisen. Generelle Empfehlungen zur Substitution der Vitamine A, D, E und K sollten nicht mehr angesprochen werden. Es ist anzustreben, entsprechend Spiegelbestimmungen im Serum individuelle Substitutions-Therapien entweder oral oder auch parenteral vorzunehmen [5].
Die Kohlehydratzufuhr im Rahmen der enteralen Ernährung kann durch Hyperglykämien durch die Glucoseintoleranz der Patienten erschwert werden.
Kritisch wird jedoch jede Unterbrechung einer kontinuierlichen Zufuhr, da Patienten mit dekompensierter Leberzirrhose nach Unterbrechung einer kontinuierlichen Zufuhr von Glucose zu schweren Hypoglykämien neigen. Jede Bewußtseinsstörung mit oder ohne zerebralen Krampfanfall macht die sofortige Bestimmung des Blutzuckers unumgänglich.
Die vorgeschilderte Kalorienzufuhr sollte in eine Gesamtflüssigkeitszufuhr von 80 ml pro kg Körpergewicht und Tag eingebunden sein. Bei Kindern mit ausgeprägten Aszites ist eine negative Bilanz anzustreben, bei der pro Tag nicht mehr als die Perspiratio insensibilis in der Größenordnung von 400 ml pro qm Körperoberfläche entzogen werden sollen.

Parenterale Ernährung

Die parenterale Ernährung ist indiziert, wenn sich bei Kindern mit dekompensierter Leberzirrhose entweder Komplikationen wie gastrointestinale Blutungen oder Aspirationen einstellen. Sie ist darüber hinaus erforderlich bei allen Kindern, bei denen ein Komastadium von Grad 0 bis 1 und mehr vorliegt. Die Zufuhr der parenteralen Ernährungslösungen erfolgt vor allem in Hinblick auf die anzustrebende Lebertransplantation durch einen zentralen Zugang. Dieser sollte als mehrlumige Katheter inplantiert werden.

Bei unveränderter Relation der einzelnen Nahrungsträger bleibt auch die Zufuhr von verzweigtkettigen Aminosäuren, Eiweiß und Fetten sowie Glucose unverändert. Zu berücksichtigen ist, daß bei schweren Gerinnungsstörungen der Patienten die erforderliche Substitution von fresh frozen plasma die Eiweißtoleranz der Patienten erheblich reduzieren kann. Als wichtige Kontrollen unter der parenteralen Ernährung müssen Säurebasenstatus, Aminosäuren im Plasma, Ammoniak, Gesamtcholesterin und Triglyceride vorgenommen werden. Patienten mit dekompensierter Leberzirrhose sind unter den Bedingungen der parenteralen Ernährung besonders gefährdet durch Infektionen, die durch sorgfältiges Überwachen von Infektionsparametern möglichst früh erfaßt werden sollen. Bei Patienten mit beginnendem Leberkoma muß die Gesamtflüssigkeitszufuhr reduziert werden, um ein Hirnödem nicht iatrogen zu verstärken bzw. auszulösen.

Schlußfolgerungen

Eine Ernährungsbehandlung bei Kindern mit dekompensierter Leberzirrhose ist heute integraler Bestandteil aller Vorbereitungsmaßnahmen auf die Lebertransplantation. Die Ergebnisse der Lebertransplantation zwingen, Patienten mit schwerer Malnutrition präoperativ in eine optimierte Ernährungslage zu bringen, um den Circulus vitiosus der Katabolie zu durchbrechen. Inwieweit ein zeitlicher Rahmen gesetzt werden muß oder kann, indem sich eine Besserung des Patienten abzeichnen muß, um den Schritt zur Transplantation freizugeben, kann nicht verallgemeinernd festgelegt werden.

Nach erfolgreicher Transplantation ist die Fortsetzung einer Ernährungsbehandlung in der Regel nicht erforderlich. Nach einer Karenzzeit von ca. 5 Tagen kann nach der Transplantation mit einem oralen Nahrungsaufbau begonnen werden, der keine Einschränkung mehr unterworfen ist. Mit dieser Freigabe der Ernährung stellt sich bei dem Patienten nach der Lebertransplantation ein wesentliches Stück ihrer neugewonnenen Lebensqualität ein.

Literatur

1. Balistreri WF, A-Kader HH, Ryckmann FC, Heubi JE, Setchell KDR, and the UDCA Study Group (1992) Ursodesoxycholie acid therapy in paediatric patients with chronic cholestasis. In: Lentze M, Reichen J (eds) Paediatric cholestasis. Novel approaches to treatment. Kluwer Academic, Dordrecht Boston London, pp 333–334
2. Burdelski M, Ringe B, Rodeck B, Hoyer P-F, Brodehl J, Pichlmayr R (1988) Indikation und Ergebnisse der Lebertransplantation im Kindesalter. Monatsschr Kinderheilkd 136:317–322
3. De Ville de Goyct J, Otte JB (1992) Place of liver transplantation in biliary atresia. In: Lentze M, Reichen J (eds) Paediatric cholestasis. Novel approaches to treatment. Kluwer Academic, Dordrecht Boston London, pp 265–272
4. Kaufmann SS, Murray ND, Wood RP et al (1987) Nutritional support for the infant with extrahepatic biliary atresia. J Pediatr 110:679–686
5. Sokol RJ (1992) Vitamin deficieney and replacement in childhood cholestasis. In: Lentze M, Reichen J (eds) Paediatric cholestasis. Novel approaches to treatment. Kluwer Academic, Dordrecht Boston London, pp 289–304

Akute und chronische Nahrungsmittelunverträglichkeiten: Fakten und Hypothesen

S. Strobel

Einleitung und Definition

Nicht jede Unverträglichkeitsreaktion nach Nahrungsmittelgenuß ist allergisch bedingt. Unverträglichkeitsreaktionen können auch durch direkte toxische Wirkung der Nahrungsmittel und/oder auf dem Boden von Enzymdefekten, wie z. B. beim Laktasemangel, ausgelöst werden.

Definition der Nahrungsmittelunverträglichkeit

Nahrungsmittelallergie:
Alle klinischen Symptome werden durch *immunologische Reaktionen* vom Sofort oder Verzögerten Typ ausgelöst.

Nahrungsmittelunverträglichkeit:
Alle nichtallergische Reaktionen nach Nahrungsaufnahme:
a) Enzymmangel,
b) pharmakologische Effekte,
c) Stoffwechseldefekte,
d) bisher unbekannte immunologische Reaktionsformen;

Nahrungsmittelaversion:
Uncharakteristische Symptome nach Nahrungsaufnahme, häufig auf psychologischer Grundlage.

Immer dann, wenn immunologische Mechanismen für die Reaktion verantwortlich sind, spricht man von einer *Nahrungsmittelallergie*. Es ist zu betonen, daß allergische Reaktionen gegen Nahrungsmittel auch ohne positiven Nachweis im Hauttest oder RAST möglich sind, insbesondere dann, wenn sie durch immunologische Überempfindlichkeitsreaktionen wie z.B. vom verzögerten Typ vermittelt werden. *Nahrungsmittelallergene* im weitesten Sinne sind alle diejenigen Stoffe (Antigene), die in einer Person eine veränderte immunolgische Reaktionsbereitschaft nach erneuter Zufuhr des Antigens auslösen.

Immunregulation nach oraler Antigenzufuhr

Zum besseren Verständnis seien hier sehr vereinfachend die zugrundeliegenden immunologischen Prinzipien dargestellt [3, 20, 22, 24]. Das darmassoziierte Lymphgewebe ist im Gegensatz zu anderen mukosa-assoziierten Lymphgeweben (Bronchialschleimhaut, Brustdrüse) einem konstanten Strom von Fremdeiweißen, Bakterien, Parasiten und Viren ausgesetzt. Schon im Säuglingsalter kommt der Gastrointestinaltrakt mit einer großen Anzahl von Fremdproteinen in Kontakt. Das führt zu einer Vielzahl – meist harmloser – immunologischer Reaktionen, die entweder systemisch oder lokal in der Darmmukosa ablaufen und durch das darmassoziierte Immunsystem geregelt werden.
Die Immunantwort nach oraler Zufuhr eines Antigens wird durch eine Vielzahl von unterschiedlichen Faktoren bestimmt: Familienanamnese, Brustmilchernährung, die aufgenommene Eiweißmenge und deren immunologische Qualität, das Lymphozytenrezirkulationsmuster des darmassoziierten Lymphgewebes (GALT, gut associated lymphoid tissue), das Alter des Kindes und der Gesundheitszustand bei der ersten Zufuhr sind ausschlaggebend für die Immunantwort [7, 12–14]. Veränderungen der normalen Permeabilität und/oder der normalen Antigenpräsentation der Schleimhaut können zu einer erhöhten Sensibilisierungsrate führen [26]. Anhaltspunkte hierfür sind erhöhte Nahrungsmittelantikörperspiegel, wie bei entzündlichen Darmerkrankungen und der Zöliakie beschrieben. Lokale anaphylaktische Reaktionen in der Darmschleimhaut können die intestinale Permeabilität gegen eine Vielzahl von Antigenen unspezifisch erhöhen und so u.U. eine *sekun-*

däre Sensibilisierung verursachen. Schäden der Darmmukosa im Sinne eine Zottenatrophie sind höchstwahrscheinlich Ausdruck einer zellvermittelten Reaktion [11, 14, 25].
Unter „normalen" Umständen führt die Nahrungsaufnahme allgemein zur oralen Toleranz, d. h. zu einer antigenspezifischen Nicht- (oder Hypo)reaktivität bei erneuter Antigenzufuhr. Dieses immunologische Phänomen ist seit langem bekannt und basiert zumindest teilweise auf einer Suppression der systemischen Immunantwort durch Suppressor-T-Lymphozyten mit vermutlich anschließender systemischer antigenspezifischer Anergie (Abb. 1) [20, 24, 25, 29].

Häufigkeit der Nahrungsmittelunverträglichkeit

Die Prävalenz der Nahrungsmittelallergie in der Bevölkerung liegt bei etwa 6–8% [23, 29]. Die Inzidenz der Kuhmilchallergie ermittelt in prospektiven Studien [14] liegt bei etwa 2% und ihre Prävalenz ist in den ersten 2 Lebensjahren am höchsten. In der Mehrzahl der Fälle mündet die Phase der Sensitivität des Säuglings- und frühen Kleinkindesalter in eine Phase der – zumindest klinischen – Toleranz, die i. allg. zwischen dem 3. und 7. Lebensjahr zu beobachten ist. Unter Umständen kann eine Sensibilisierung bis ins Erwachsenenalter fortbestehen. Allergische Reaktionen gegen Nahrungsmittel, die erst im späteren Kindesalter auftreten (Fisch, Nüsse) neigen eher zu einer Persistenz [2, 10].

Klinische Manifestationen

Die erstaunliche Vielzahl von klinischen Symptomen, die auf Nahrungsmittelunverträglichkeit beruhen können, lassen einige Ärzte an der Existenz einer solchen Pathogenese zweifeln. Einer der Gründe liegt im Mangel verläßlicher Allergieteste und in häufig irrationalen diagnostischen Methoden, die von einigen „alternativen" Allergiekliniken angewendet wird. Nahrungsmittelallergie ist eine Erkrankung des Kindesalters, und allergische Reaktionen

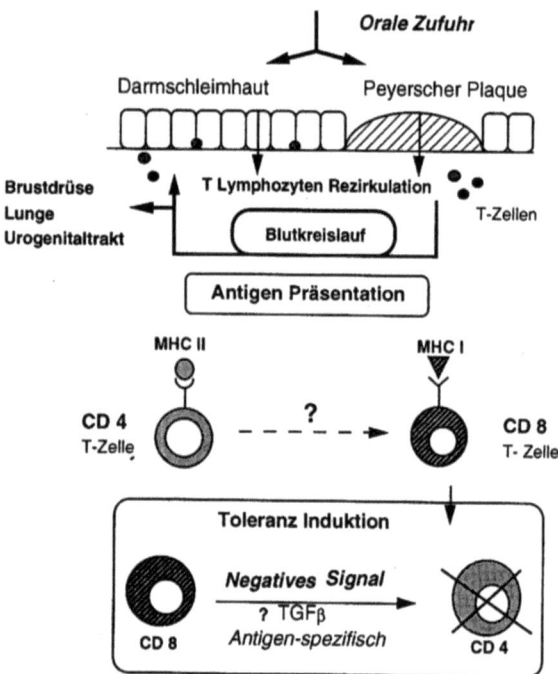

Abb. 1. Überlegungen zur oralen Toleranzentwicklung und Sensibilisierung: Die Zufuhr von Nahrungsmittelantigenen führt i. allg. zur lokalen Produktion von sekretorischem IgA und zu teilweiser Unterdrückung der systemischen IgG-Produktion. Zellvermittelte Immunreaktionen die zu direkter (Zytotoxizität) und indirekter (via Zytokinen) Gewebeschädigung führen werden i. allg. vollständig unterdrückt. CD8-positive „Suppressorzellen" können z. B. CD4-positive „Helferzellen" durch antigenspezifische Freisetzung von TGFβ („transforming growth factor") supprimieren und so zur Toleranz führen. [Mod. nach Strobel S, Wahn V (1993) Diagnose und Therapie von atopischen Erkrankungen und Nahrungsmittelallergien. In: Wahn U, Seger R, Wahn V (Hrsg) Paediatrische Immunologie und Allergologie, 2. Aufl. Fischer, Stuttgart (im Druck) mit freundlicher Genehmigung des Verlegers und der Autoren]

gegen Nahrungsmittel können bei atopisch prädisponierten Kindern bereits in den ersten Lebenstagen auftreten und prinzipiell alle Organsysteme betreffen. Am Beispiel der Kuhmilchallergie seien im weiteren die häufigsten Reaktionsgruppen und klinischen Symptome kurz besprochen [1].

Häufige klinische Symptome bei Kindern mit (vermuteter) Nahrungsmittelallergie

Gastrointestinaltrakt:
– „orales Allergiesyndrom",
– Erbrechen,
– Diarrhöe,
– Koliken,
– Reflux,
– Gedeihstörung,
– Konstipation,
– gastrointestinaler Blutverlust;

Respirationstrakt:
– Husten,
– Atemnot,
– Rhinitis,
– milde Obstruktion,
– Asthma;

Haut
– Urtikaria,
– Konjunktivitis,
– Ekzem (atopisch),
– Kontaktekzem.

Beispiele für Manifestationen der Kuhmilchallergie im Kindesalter

Gruppe 1:
Sofortige klinische Symptome nach Zufuhr geringer Mengen z. B.
Urtikaria, respiratorische Symptome, Erbrechen,
Hauttest: gewöhnlich positiv;

Gruppe 2:
Gastrointestinale Symptome innerhalb weniger Stunden (1/2–4 h) nach Gabe von mittelgroßen Milch-Mengen, z. B. Diarrhöe, Koliken,
Hauttest: gewöhnlich negativ;

Gruppe 3:
Multisystemerkrankung, oft nach dem 1. Lebensjahr mit häufig verzögertem Beginn der Symptome (>24 h) nach Gaben von größeren Mengen,
Hauttest: gewöhnlich negativ (außer bei Kindern mit Ekzem).

Andere Organsysteme wie z. B. der Hals-Nasen-Ohren-Bereich (z. B. Otitis), Zentralnervensystem (Migräne), der Urogenitaltrakt und andere mehr können Zielorgane für durch Nahrungsmittel induzierte klinische Symptome sein. Die Behandlung eines Hyperkinese- oder Hyperaktivitätssyndrom mit Hilfe einer Eliminationsdiät ist immer noch ein kontroverses Thema obwohl gut kontrollierte klinische Studien zu ihrer Verläßlichkeit vorliegen ([9, 15, 21], eigene Untersuchungen). In einer doppelblind durchgeführten, plazebokontrollierten Studie konnten wir mit Hilfe psychometrischer Testverfahren zeigen, daß Kinder, die auf eine *offene* Elimination von Nahrungsmitteln mit einer deutlichen Besserung reagierten, diese auch im Doppelblindversuch aufwiesen.
Im allgemeinen gilt, daß für die Auslösung von Sofortreaktionen nur minimale Proteinmengen (Mikrogramm–Milligramm) erforderlich sind, während verzögert auftretende Reaktionen meist erst durch höhere Allergengaben (1–100 g Protein) induziert werden.

Nahrungsmittelallergene

Theoretisch (und klinisch!) können alle Nahrungsmittel allergen wirken (Tabelle 1). Das Risiko einer Sensibilisierung wird im wesentlichen durch die genetische Prädisposition des Wirtes, begünstigende Faktoren wie Unreife oder eine Gastroenteritis sowie – beispielsweise bei allergischen Reaktionen gegen Kuhmilch –

Akute und chronische Nahrungsmittelunverträglichkeiten 157

Tabelle 1. Nahrungsmittelallergene (Aus [23] mit freundlicher Genehmigung des Herausgebers und des Verlages). *KMPA* Kuhmilchallergie, *NMA* Nahrungsmittelallergie, *Casein Hydr* Casein-Hydrolysatnahrung

Sofort (IgE) Reaktionen (n = 355) (Esteban 1992)		Begleitende NMA bei KMPA (n = 100) (Bishop et al. 1990)		Nahrungsmittelreaktionen bei Atopikern (n = 144) (Kjellman et al. 1989)		Nahrungsmittelreaktionen bei Atopikern (n = 185) (Bock u. Atkins 1989)	
Ei	34	Ei	58	Zitrusfrüchte	17	Ei	26
Fisch	30	Soja	47[a]	Erdbeeren	14	Erdnuß	25
Gemüse	26	Orange	35	Schokolade	8	Milch	23
Milch	25	Erdnuß	34	Tomaten	8	Nüsse	10
Früchte	21	Casein Hydr.	22[a]	Ei	8	Soja	6
Hülsenfrüchte	19	Weizen	16	Fisch	6	Fisch	3
Sonstige	11			Nüsse	6	Weizen	2
				Milch	4	Erbsen	2
				Sonstige	29	Sonstige	3

[a] Die Prozentangaben für diese Nahrungsmittel erscheinen zu hoch und überschätzen die „wahre" Häufigkeit sicherlich. Eine Ursache hierfür erscheint die Möglichkeit, daß eine klinische Reaktion durch eine ungewöhnliche Osmalität der frühen Nahrungen ausgelöst wurde. Außerdem wurden die klinischen Symptome nicht durch eine Belastungsprobe verifiziert (Angaben in Prozent).

durch Zeitpunkt und Ausmaß der Allergenexposition und der Umweltbelastung in den ersten Lebenswochen bestimmt [6, 8, 14, 17].
Die frühzeitige Fremdproteingabe (z. B. Kuhmilch, Sojanahrung) an Neugeborene mit atopischer Prädisposition erhöht die Wahrscheinlichkeit dieser Kinder, bereits frühzeitig an einer Nahrungsmittelallergie zu erkranken. Ein Vermeiden bzw. Hinauszögern der frühen Gabe von Fremdprotein kann die Sensibilisierungsrate bei Risikokindern senken [5, 14, 27].
Diejenigen Nahrungsmittelallergene, die am häufigsten zur Sensibilisierung und zu klinischen Unverträglichkeitsreaktionen Anlaß geben, sind in Europa Proteine aus Hühnerei, Kuhmilch, Weizen, Soja und Fisch. Sensibilisierungen gegen Nüsse (Haselnußallerge-

ne zeigen Kreuzreaktionen mit Haselnußpollenallergenen), Kernobst (Apfelallergene zeigen Kreuzreaktionen mit Birkenpollenallergenen) sind im Kleinkindes- und Schulkindesalter häufig.

Diagnostik

Die Diagnostik von Nahrungsmittelunverträglichkeiten ist trotz hervorragender immunologischer Technik unzuverlässig und bedarf des geschulten klinischen Diagnostikers [2]. Die Folge des Fehlens verläßlicher Allergieteste sind oft das Unterlassen therapeutischer Maßnahmen oder das Verschreiben eingreifender ungerechtfertigter Diäten mit nachhaltigen Konsequenzen für das Wachstum und die Entwicklung von Säuglingen und Kleinkindern (z. B. Kalzium-, Eisen- oder Vitaminmangel).
Eine *sorgfältige anamnestische Evaluation* von Reaktionsabläufen (Wann? Wie oft? Wann zuletzt? Wieviel war erforderlich? Welche Symptome?) ist ein wichtiges diagnostisches Instrument.

Sofortreaktionen

Die Diagnose von akuten, sofortigen Reaktionen nach Nahrungsmittelgenuß werden i. allg. bereits von den Eltern gestellt oder vermutet. Die Wertigkeit von Hauttestungen ist durch mangelnde Sensitivität und Spezifität eingeschränkt, bedingt auch durch die bis heute unzureichende Standardisierung von Nahrungsmittelallergenextrakten. Ein Nachweis spezifischer IgG-Antikörper gegen Nahrungsmittelallergene bei sonst gesunden Kindern ist Anhaltspunkt für eine Allergenexposition, aber erlaubt keine Rückschlüsse auf die klinische Relevanz einer Sensibilisierung. Eine Provokation von Kindern mit akuten Anaphylaxiesymptomen ist kontraindiziert und möglicherweise lebensgefährlich. Im Zweifel muß eine Belastung in der Klinik unter Überwachung und Reanimationsbereitschaft stattfinden.

Reaktionen vom verzögerten Typ

Die Diagnose klinischer Symptome, die nicht im direkten Zusammenhang mit der Nahrungsaufnahme stehen und häufig ein bis mehrere Tage nach dem letzten Genuß des Nahrungsmittels auftreten, bietet besondere diagnostische Schwierigkeiten. Patienten mit diesen Symptomen sind gewöhnlich negativ für IgE-Antikörper im Hauttest oder RAST [1].
Zur immunologischen Diagnostik fehlen bisher bei den verzögerten auftretenden Reaktionen gut validierte Testverfahren zur *In-vivo* und *In-vitro*-Diagnostik. Die Diagnose einer Nahrungsmittelallergie vom verzögerten Typ wird letztendlich nur durch eine gute klinische Beobachtung und durch eine 1- bis 3wöchige Eliminationsdiät mit offener oder doppelt-blinder Belastung klinisch gestellt: ein wiederholtes Verschwinden der Symptome nach gezielter Elimination und ein Auftreten der Krankheitssymptome nach oraler Provokation sind beweisend.

Ernährungstherapie

Die Therapie einer nachgewiesenen Nahrungsmittelallergie ist die diätetische Vermeidung der auslösenden Allergene. Diäten, die Nahrungsmittel ausschließen, die nicht zum Bereich der Grundnahrungsmittel gehören, sind in der Regel leicht durchzuführen und mit keinem Verlust der Lebensqualität oder nachhaltigen Folgen für Wachstum und Entwicklung von Säuglingen und Kleinkindern verbunden. Da die häufigsten Nahrungsmittelallergien im Säuglings- und Kleinkindesalter Grundnahrungsmittel wie Kuhmilch und Eier betreffen, sind eine ausführliche diätetische Beratung der Familie und die genaue Kenntnis der kuhmilch- und hühnereiweißhaltigen Nahrungsmittel erforderlich.

Therapeutische Diäten über längere Zeiten müssen unter Beratung und Überwachung einer allergologisch erfahrenen Diätassistentin durchgeführt werden. Bei Kuhmilchelimination im Kindesalter ist auf eine Kalziumsupplementierung zu achten. Eliminierte Nahrungsmittel müssen nach erfolgter Diagnosestellung periodisch – unter Überwachung – in die Nahrung eingeführt werden (s. unten). Als diätetische Alternative zu Kuhmilchprodukten nehmen Sojaprodukte im Kindesalter den ersten Rang ein. Allerdings muß vor allem bei Kindern mit *gastrointestinaler Symptomatik* in etwa 20–30% der Fälle davon ausgegangen werden, daß sich auch gegen Sojamilchallergene Unverträglichkeitsreaktionen einstellen können (s. auch [19]).

Eine weitere therapeutische Alternative stellen u. U. die allergen reduzierten („hypoallergen") *Hydrolysatnahrungen* [5, 19, 27, 29] dar. Die Reduktion der Allergenaktivität dieser Nahrungen ist die Folge einer enzymatischen Hydrolyse der Proteine in Kombination mit einer Hitzebehandlung. Ihre Einführung bei Kindern mit Milchallergie muß unter klinischer Aufsicht stattfinden, da hochallergische Kinder weiterhin gegen die niedermolekularen Peptide reagieren können. *Partiell hydrolysierte Nahrungen* eignen sich kaum für therapeutische Zwecke, da die noch vorhandene Allergenaktivität in diesen Produkten bei einem hohen Prozentsatz Kuhmilch sensibilisierter Patienten allergische Krankheitssymptome auslösen kann. Aus diesem Grunde muß vor einem ernährungstherapeutischen Einsatz dieser Produkte im Einzelfall eine Austestung erfolgen [4].

Eliminationsdiäten

Die Indikationen zur Durchführung einer Eliminationsdiät sind die folgenden Voraussetzungen: 1) Ausschluß anderer Ursachen für die beobachteten Symptome. 2) Die klinischen Symptome müssen schwerwiegend genug sein, um eine solche eingreifende Therapie zu rechtfertigen. 3) Der Effekt einer Diät muß objektiv meßbar sein und vor, während und nach der Ernährungsumstellung kontrolliert werden. 4) Der klinische Erfolg diätetischer Maßnahmen muß unter Beibehaltung der Diät anhalten (Vermeidung des Plazeboeffekts). 5) Die Eltern, das Pflegepersonal sowie die Diätberater müssen motiviert sein, eine u. U. eingreifende Diät auf den Patienten maßzuschneidern und ständig zur Beratung zur Verfügung zu stehen.

Nachteile der Diättherapie

Eine Diättherapie ist häufig sozial wenig akzeptabel und kann die Möglichkeiten des Kindes erheblich einschränken (Geburtstagsfeiern, Kindergarten oder Schulmahlzeiten, Ferien usw.). Bei fehlender fachlicher Beratung kann es zur Mangelernährung kommen [28], insbesondere wenn Diäten über längere Zeit nicht kontrolliert werden (z. B. Milchelimination beim Säugling, Vitaminmangel usw.). Da Nahrungsmittel häufig nicht in Supermärkten gekauft werden können (z. B. Konservierungsstoffe, Farbstoffe, Milcheiweiß und Weizen als Füllstoffe usw.), kann die Ernährung wesentlich teurer sein. Bei Unverträglichkeiten gegenüber Farb- und Konservierungsstoffen kann die Verschreibung von Medikamenten im Einzelfall problematisch sein, und es muß nach alternativen Formulationen gesucht werden. Dieses Problem kann oft durch das Verschreiben von „Erwachsenenmedikamenten" (z. B. farbstofffrei) umgangen werden. Nicht zu unterschätzen ist auch eine mögliche Fixierung der Eltern auf diese Form der Therapie. Die Möglichkeit eines Münchhausen-Syndromes muß ebenso bedacht werden [18, 28].

Phasen der Eliminationsdiät

Die *1. Phase* einer diätetischen Therapie besteht in der Elimination des möglichen nahrungsmittelbedingten Auslösers (Tabelle 3). Bei einigen Kindern ist nach der ausführlichen Anamnese klar, welches Nahrungsmittel für die Auslösung der (Sofort)symptome verantwortlich ist, und eine *einfache* Elimination dieser Substanz ist ausreichend. Dieses Vorgehen ist jedoch bei komplexen Unverträglichkeiten, speziell vom verzögerten Typ, häufig nicht erfolgreich, und eine *empirische* Diät, die die häufigsten bekannten Auslöser für bestimmte klinische Symptome eliminiert, ist erforderlich. Eine Diät, die die häufigsten bekannten Allergene eliminiert, kann hilfreich sein, doch die Frequenz der häufigsten Auslöser ist von Land zu Land aufgrund differierender Ernährungspraktiken verschieden. Bei komplexen Unverträglichkeiten oder Versagen der oben genannten Maßnahmen ist eine „Few-food"-Diät mit Elimination der einer großen Anzahl von möglichen Auslösern notwendig.

Beispiel für eine Few-food-Diät (A)
Fleisch: Truthahn,
Stärkehaltige NM: Kartoffeln,
Gemüse: Blumenkohl, Brokkoli,
Frucht: Banane,
Zusätzlich erlaubt: Sonnenblumenöl, milchfreie Margarine, Wasser, Salz.

Beispiel für eine Few-food-Diät (B)
Fleisch: Truthahn, Lamm, Schwein, Fisch,
Stärkehaltige NM: Kartoffeln, Reis,
Gemüse: Blumenkohl, Brokkoli (Brassica sp.),
Frucht: Banane, Ananas, Melone, Aprikosen,
Zusätzlich erlaubt: Sonnenblumenöl, milchfreie Margarine, Wasser, Fruchtsäfte der oben genannten Früchte, Salz, Pfeffer, Gewürze.

Wenn nach 3 Wochen kein klarer klinischer Erfolg eingetreten ist, wird diese Therapie beendet. Besteht weiterhin ein klinischer Verdacht auf eine schwere Nahrungsmittelunverträglichkeit, kann eine reine *Elementardiät* (Peptidmilchen oder Aminosäuremischungen) angezeigt sein, die aus geschmacklichen Gründen möglicherweise über eine Nahrungssonde gegeben werden muß.
Nach klinischem Erfolg besteht die *2. Phase* in der Wiedereinführung (Belastung) der zuvor eliminierten Nahrungsmittel. Dies kann 1) *offen*, 2) *blind*, 3) *doppelblind-plazebokontrolliert* erfolgen. Es besteht kaum ein Zweifel, daß bei wissenschaftlichen Fragestellungen in klinischen Studien die Belastung doppelblind-plazebokontrolliert erfolgen muß. Im klinischen Alltag ist dieses aufwendige Verfahren nicht immer möglich oder angebracht. Im Kleinkindesalter ist eine offene Belastung häufig ausreichend. Blinde oder doppelblinde Belastungen sollten bei älteren Kindern durchgeführt werden oder immer dann, wenn an der Diagnose

Akute und chronische Nahrungsmittelunverträglichkeiten 163

oder dem Kausalzusammenhang zwischen Nahrungsaufnahme und klinischer Symptomatik Zweifel bestehen.

Die *Wiedereinführungsphase* ist unterschiedlich lang (Monate) und muß solange durchgeführt werden, bis eine vollwertige Ernährung sichergestellt ist. Nahrungsmittel werden mindestens für 5−7 Tage in einer normalen täglichen Dosis verabreicht. Treten hierunter keine Symptome auf, so wird diese Substanz in der Diät belassen. Besteht nach dieser Zeit noch keine Klarheit, so muß weiter belastet werden, bis klar entschieden werden kann, ob das Nahrungsmittel vertragen werden kann oder nicht. Nach klinischem Rückfall muß eine Normalisierung erreicht sein, bevor eine erneute Belastung durchgeführt werden kann. Häufig müssen am Ende dieser Phase nicht mehr als 2−5 Nahrungsmittel(gruppen) eliminiert werden. Auf eine adäquate Zufuhr von Mineralien, Vitaminen und Spurenelementen ist bei eingreifenden Diäten ganz besonders zu achten.

Die *3. Phase* besteht in der Beibehaltung der Diät und der Kontrolle ihres anhaltenden Effekts sowie der Wiedereinführung vorher eliminierter Nahrungsmittel. In der Praxis hat sich ein ungefähr 9monatiger Zyklus zur Wiedereinführung bewährt. Jede erneute

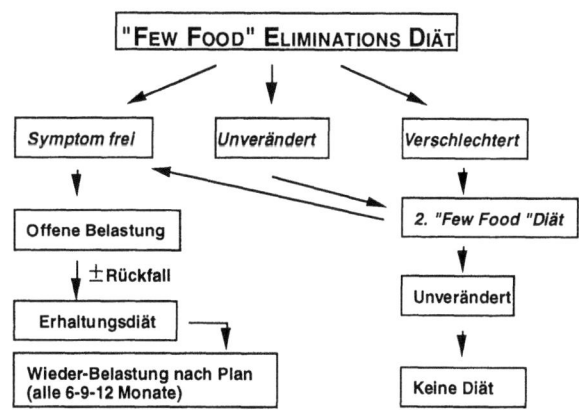

Abb. 2. Diagnose- und Therapie-Schema (Flußdiagramm) zur Ernährungstherapie bei Verdacht auf Nahrungsmittelallergie

Belastung muß erneut wie in der 2. Phase kontrolliert werden. Eine Zusammenfassung des möglichen diagnostischen und therapeutischen Vorgehens ist Abbildung 2 zu entnehmen.

Prophylaxe

Genetische Belastung und Umweltfaktoren wie Hausstaubmilbenexposition, Rauchen der Eltern oder der Umgebung und das Halten von Haustieren spielen bei der Entwicklung auch der Nahrungsmittelallergien eine Rolle als Kofaktor [6–8, 29]. Bei Risikokindern mit einer biparentalen atopischen Familienanamnese können ausschließliches Stillen für 4–6 Monate und verzögertes Einführen von „allergener" Beikost (z. B. Eier, Milch, Weizen) nach 12 Monaten die Inzidenz von atopischen Symptomen senken. Bei Stillunfähigkeit kann die Gabe von Hydrolysatnahrungen (partiell oder stark hydrolysiert) das Auftreten von allergischer Dermatitis in den ersten 2 Jahren reduzieren. Die Inzidenz anderer allergische Symptome wie Asthma, Rhinitis o. ä. wird durch diese Maßnahmen nicht vermindert [5, 27, 29]. Es wäre jedoch kurzsichtig anzunehmen, daß eine isolierte Maßnahme (z. B. Vermeidung eines speziellen Allergens) ohne Berücksichtigung anderer Umweltfaktoren (Rauchen, Haustiere, Hausstaubbelastung, Genetik usw.) zu einer langfristigen Reduktion des Allergierisikos führen könnte. Eine Prophylaxe muß alle bekannten Faktoren in Betracht ziehen, um erfolgreich sein zu können.

Literatur

1. Bishop JM, Hill DJ, Hosking CS (1990) Natural history of cow milk allergy: clinical outcome. J Pediatr 116:862–867
2. Bock SA, Atkins FM (1990) Patterns of food hypersensitivity during sixteen years of double-bind placebo-controlled food challenges. J Pediatr 117:561–567
3. Brandtzaeg P, Halstensen TS, Kett K, Krajci P, Kvale D, Rognum TO, Scott H, Sollid LM (1989) Immunobiology and immunopathology of human gut mucosa: humoral immunity and intraepithelial lymphocytes. Gastroenterology 97:1562–1584
4. Businco L, Cantani A, Longhi MA, Giampietro PG (1989) Anaphylactic reactions to a cow's milk protein hydrolysate in infants with cow's milk allergy. Ann Allergy 4:333–335
5. Chandra RK, Hamed A (1991) Cumulative incidence of atopic disorders in high risk infants fed whey hydrolysate, soy, and conventional cow milk formulas. Ann Allergy 67:129–132
6. Cogswell JJ, Mitchell EB, Alexander J (1987) Parental smoking, breast feeding, and respiratory infection in development of allergic diseases. Arch Dis Child 62:338–344
7. Cookson WO, Sharp PA, Faux JA, Hopkin IM (1989) Linkage between immunoglobulin E responses underlying asthma and rhinitis and chromosome 11q. Lancet 1:1292–1295
8. Croner S, Kjellman NIM (1990) Development of atopic disease in relation to family history and cord blood IgE levels. Eleven-year follow-up in 1654 children. Pediatr Allergy Immunol 1:14–20
9. Egger J, Carter CM, Graham PJ, Gumley D, Soothill JF (1985) A controlled trial of oligoantigenic treatment in the hyperkinetic syndrome. Lancet 1:540–545
10. Esteban MM (1992) Adverse food reactions in childhood: concept, importance and present problems. Pediatrics 121: S1–S3
11. Ferguson A (1987) Models of immunologically – driven small intestinal damage. In: Marsh MN (ed) Immunopathology of the small intestine. John Wiley, Chichester, pp 226–252
12. Frick OL, German DF, Mills J (1979) Development of allergy in children. I. association with virus infection. J Allergy Clin Immunol 63:228–241
13. Hauss M, Heese HDEV, Weinberg EG, Potter PC, Hall JM, Malherbe D (1988) The influence of ethnicity, an atopic family history, and maternal ascariasis on Cord serum IgE concentrations. J Allergy Clin Immunol 82:179–189
14. Høst A, Husby ST, Osterballe O (1988) A prospective study of cow's milk allergy in exclusively breast-fed infants. Acta Paediatr Scand 77:663–670
15. Kaplan BJ, McNicol J, Conte RA, Moghadam HK (1989) Dietary replacement in preschool-aged hyperactive boys. Pediatrics 83:7–17

16. Kjellman NIM, Hattevig G, Fälth-Magnusson K, Björkstén B (1989) Epidemiology of food allergy: with emphasis on the influence of maternal dietary restrictions during pregnancy and lactation on allergy in infancy. In: Hamburger RN (ed) Food Intolerance in Infancy. 1:105–114
17. Lucas A, Brooke OG, Morley R, Cole TJ, Bamford MF (1990) Early diet of preterm infants and development of allergic or atopic disease: randomised prospective study. Br Med J 300:837–840
18. Meadow R (1989) ABC of child abuse. Munchausen syndrome by proxy. BMJ 299:248–250
19. Merritt RJ, Carter M, Haight M, Eisenberg LD (1990) Whey protein hydrolysate formula for infants with gastrointestinal intolerance to cow milk and soy protein in infant formulas. J Pediatr Gastroenterol Nutr 11:78–82
20. Mowat AM (1987) The regulation of immune responses to dietary antigens. Immunol Today 8:93–98
21. Rowe KS (1988) Synthetic food colourings and "hyperactivity": a double-blind crossover study. Aust Paediatr J 24:143–147
22. Strobel S (1992) Dietary manipulation and induction of tolerance. J Pediatr. 121:S84–S95
23. Strobel S (1993) Epidemiology of food sensitivity in childhood – with special reference to cow's milk allergy in infancy. In: Burr ML (ed) The epidemiology of allergic diseases. Karger, Basel 31:119–130
24. Strobel S (1993) Food allergy – role of mucosal immune regulation and oral tolerance: facts, fiction, and hypotheses. In: Walker A (ed) Immunophysiology of the gut. Academic Press, pp 335–364
25. Strobel S (1990) Immunologically mediated damage to the intestinal mucosa. Acta Paediatr Scand [Suppl] 356:46–57
26. Udall JN, Walker WA (1982) The physiologic and pathologic basis for the transport of macromolecules across the intestinal tract. J Pediatr Gastroenterol Nutr 1:295–301
27. Vandenplas Y, Hauser B, Van den Borre C, Sacre L, Dab I (1992) Effect of a whey hydrolysate formula prophylaxis of atopic disease. Ann Allergy 68:419–424
28. Warner JO, Hathaway MJ (1984) Allergic form of Meadow's syndrome (Munchausen by proxy). Arch Dis Child 59:151–156
29. Zeiger RS, Heller S, Mellon MH, Halsey JF, Hamburger RN, Sampson HA (1992) Genetic and environmental factors affecting the development of atopy through age 4 in children of atopic parents: a prospective randomized study of food allergen avoidance. Pediatr Allerg Immunol 3:110–127

Zystische Fibrose –
Normalernährung oder Ernährungstherapie?

S. Koletzko und B. Koletzko

Eine chronische Mangelernährung hielt man über Jahrzehnte für ein untrennbar mit der zystischen Fibrose (CF) verbundenes Symptom. Untergewicht, vermindertes Längenwachstum und eine verzögerte Pubertätsentwicklung der betroffenen Kinder und Jugendlichen sowie eine reduzierte Endgröße im Erwachsenenalter wurden als schicksalhafte Folge der Erkrankung angesehen, oder sie galten als natürliche Adaptation an eine auftretende pulmonale Insuffizienz [22, 46]. Obwohl bereits einige Untersuchungen einen Zusammenhang zwischen dem Vorliegen einer schweren Malnutrition und einem ungünstigen Verlauf von Lungenfunktion und Überlebenskurven von CF-Patienten aufzeigten [14, 29, 43], erbrachte erst die Veröffentlichung von Corey et al. [15] Hinweise für eine kausale Beziehung zwischen Ernährungsstatus und Langzeitprognose. Corey et al. verglichen die Überlebenskurven der in Toronto und Boston betreuten CF-Patienten. Sie zeigten, daß die in Toronto betreuten Patienten etwa ab dem 10. Lebensjahr deutlich bessere Überlebenskurven als die Bostoner Patienten aufwiesen und im Schnitt 9 Jahre älter wurden. Die Autoren konnten zeigen, daß keine wesentlichen Unterschiede zwischen den beiden CF-Zentren bezüglich Ambulanzgröße, Geschlechts- und Altersverteilung und ethnischem Hintergrund der Patienten sowie der Behandlungsprinzipien pulmonaler Komplikationen vorlagen. Der Unterschied lag in der Ernährungsempfehlung: Während man in Boston noch die damals weltweit übliche Empfehlung einer fettarmen und damit energiearmen Ernährung aussprach, wurden die Patienten in Toronto seit Anfang der 70er Jahre zu einer eher fettreichen, hochkalorischen Normalkost mit entsprechend höherer Enzymsubstitution ermuntert. Dieses drückte sich in einem höheren Gewicht und den oben beschriebenen eindrucksvoll besseren Überlebenskurven aus. Seit Veröffentlichung dieser Daten besteht kein Zweifel mehr an der Bedeutung eines guten Ernährungsstatus für Lebenserwartung und Lebensqualität von Patienten mit zystischer Fibrose.

Weitere wichtige Erkenntnisse zur Ernährungssituation haben Untersuchungen von jungen CF-Säuglingen erbracht, die mit Hilfe von neonatalen Screeningprogrammen früh diagnostiziert wurden [9, 32, 50, 62, 68, 81]. Zum Zeitpunkt der Diagnose, also im Alter von nur 4–6 Wochen, waren Körpergewicht, Körperlänge, Körperfettmasse und fettfreie Körperzellmasse dieser meist noch asymptomatischen Babies im Vergleich zu gesunden Kontrollkindern bereits signifikant vermindert. Ein Drittel dieser jungen CF-Säuglinge zeigte eine Hypoalbuminämie als Ausdruck eines Proteinmangels, und bei einem erheblichen Teil fanden sich erniedrigte Spiegel der fettlöslichen Vitamine A, D und E [68] sowie der essentiellen Fettsäuren [50]. So erschreckend diese Daten zur Mangelversorgung in so jungem Alter sind, um so erfreulicher sind die Ergebnis-

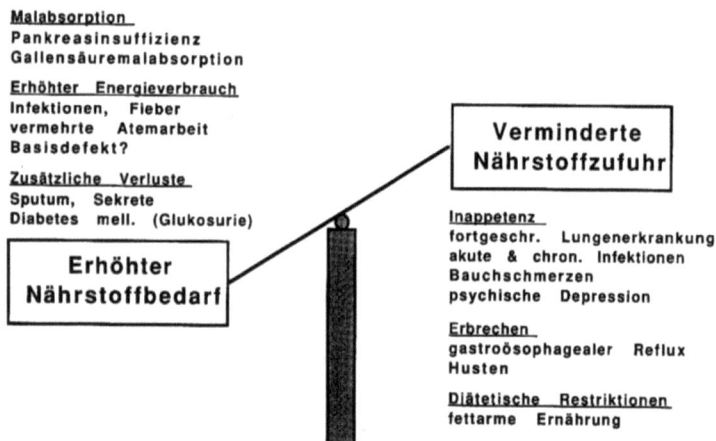

Abb. 1. Gestörte Energiebilanz bei zystischer Fibrose

Zystische Fibrose – Normalernährung oder Ernährungstherapie? 169

se nach entsprechender Intervention: Fast alle pathologischen Parameter ließen sich bis zum Ende des 1. Lebensjahres normalisieren [32, 68].

Ursachen der Malnutrition bei CF

Die Ursache der häufig auftretenden Mangelernährung bei CF ist eine gestörte Energiebilanz. Es besteht ein Mißverhältnis zwischen erhöhten Verlusten und vermehrtem Bedarf auf der einen Seite und einer verminderten Energiezufuhr auf der anderen Seite (Abb. 1). Bei den einzelnen Patienten unterscheiden sich die Gewichte in den Waagschalen und damit auch die Therapieansätze ganz erheblich.

Energieverluste

Etwa 85–90% der CF-Patienten entwickeln eine exokrine Pankreasinsuffizienz, die überwiegende Mehrzahl bereits während des ersten Lebensjahres. Ob ein CF-Patient pankreasinsuffizient wird oder seine Pankreasfunktion noch ausreicht, um eine Malassimilation und Steatorrhöe zu verhindern (pankreassuffizient), wird wesentlich durch den vorliegenden Genotyp der CF-Mutation beeinflußt [36]. Verstärkt wird die durch den Enzymmangel bedingte Maldigestion noch durch eine verminderte intraintestinale Gallensäurenkonzentration bei vermindertem Gallefluß und erhöhte fäkale Verluste, besonders der an Taurin gekoppelten Gallensäuren [74]. Dadurch wird besonders die Fettaufnahme beeinträchtigt, so daß die Fettausscheidung im Stuhl bei unbehandelten pankreasinsuffizienten CF-Patienten bis zu 80% der Zufuhr erreichen kann. Selbst unter therapeutischer Enzymsubstitution geht bei einem Drittel der CF-Patienten noch mehr als 20% des zugeführten Fettes verloren (Durie, persönliche Mitteilung). Die Verluste an Protein sind eng mit dem Ausmaß der Steatorrhöe korreliert [27, 67]. Untersuchungen mit durch stabile Isotope markierten Stärke weisen auch auf fäkale Kohlenhydratverluste hin [19]. Zu weiteren

Energieverlusten tragen auch Erbrechen im Rahmen von Hustenanfällen und bei älteren CF-Patienten ggf. ein Diabetes mellitus mit Glukosurie bei. Insgesamt geht also ein ganz erheblicher Teil der zugeführten Energie ungenutzt verloren.

Energiebedarf

Der Energiebedarf ist nicht nur wegen erhöhter Verluste erhöht. Grundumsatzmessungen mittels indirekter Kalorimetrie zeigten in Abhängigkeit von der Schwere der Lungenbeteiligung einen erhöhten Energieumsatz, v.a. bedingt durch eine vermehrte Atemarbeit [10, 69, 76, 78]. Auch andere Faktoren wie Fieber im Rahmen von Infektionen oder einige Medikamente wie Betasympathikomimetika [77] tragen zu einem erhöhten Grundumsatz bei.
Zusätzlich scheinen noch andere Ursachen eine Rolle zu spielen. Shepard et al. [66] fanden durch Untersuchungen mit durch stabile Isotope doppelt markiertem Wasser bei CF-Säuglingen ohne pulmonale Affektionen einen um 25% höheren Energieumsatz als bei gleichaltrigen gesunden Kindern. Untersuchungen in vitro an kultivierten Epithelzellen [72] und an Fibroblasten [25] von CF-Patienten zeigen einen 2- bis 3fach höheren Sauerstoffverbrauch als bei entsprechenden Zellen von Gesunden. Möglicherweise führen defekte Membrantransportvorgänge bereits auf zellulärer Ebene zu einem höheren Energieverbrauch. Klinische Untersuchungen weisen darauf hin, daß auch bezüglich der Höhe des Energieverbrauches der Genotyp direkt und nicht nur über andere Faktoren z. B. eine schlechte Lungenfunktion eine Rolle spielt [57].

Energiezufuhr

Die erhöhten Energieverluste und ein vermehrter Energiebedarf kontrastieren häufig mit einer verminderten Energieaufnahme. Der CF-Patienten nachgesagte große Appetit trifft meistens nur für Säuglinge und junge Kinder ohne fortgeschrittene Lungenerkrankung zu, die noch versuchen, die Verluste im Stuhl durch eine vermehrte Zufuhr zu kompensieren [9]. Mit zunehmenden chronischen pulmonalen Problemen oder in Rahmen akuter Infektionen sowie durch die mit zunehmendem Alter häufiger auftretenden gastrointestinalen Beschwerden wie Sodbrennen bei refluxbedingter Ösophagitis [26] oder Völlegefühl und Bauchschmerzen bei distaler intestinaler Obstruktion [41, 42], aber auch durch psychische Depression kommt es oft zu einer ausgeprägten Inappetenz. Einige der älteren Patienten haben noch Schwierigkeiten, sich nach jahrelanger fettarmer Ernährung auf eine Normalkost umzustellen [11]. Insgesamt resultiert eine Energieaufnahme, die z. T. sogar unter der gleichaltriger gesunder Kinder und Jungendlicher liegt [4, 13, 58].

Folgen der Malnutrition

Auf die möglichen negativen Auswirkungen einer Malnutrition auf die Lungenfunktion durch Abnahme der Atemmuskulatur, besonders des Zwerchfells, und auf immunologische Funktionen wird in den Beiträgen von Uauy und Schroten (in diesem Band) bereits ausführlich hingewiesen. Eingeschränkte Lungenfunktion und Infektionen begünstigen wiederum die Entstehung einer Mangelernährung. So wird bei fortgeschrittener Lungenerkrankung schnell ein Circulus vitiosus erreicht (Abb. 2).

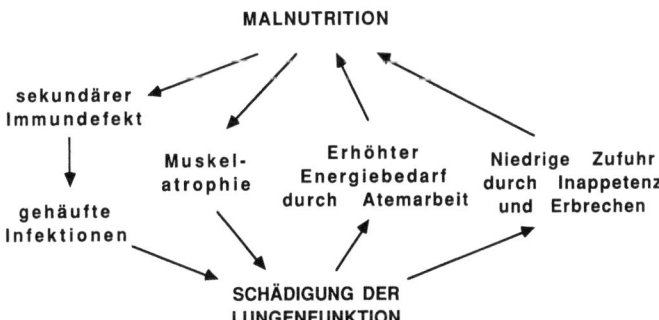

Abb. 2. Wechselbeziehungen zwischen Mangelernährung und zunehmender Schädigung der Lungenfunktion bei zystischer Fibrose

Mangel an einzelnen Nährstoffen

CF-Patienten sind nicht nur von einer Malnutrition durch eine negative Energiebilanz bedroht. Durch die Malassimilation können sich auch bei noch positiver Energiebilanz Defizienzien bestimmter Nährstoffe, Vitamine oder Spurenelemente zeigen. Durch ein geeignetes Untersuchungsprogramm sollte regelmäßig nach solchen Mangelzuständen gesucht werden.

Protein

Da der Eiweißanteil unserer westlichen Kost insgesamt sehr hoch ist und häufig das 2- bis 3fache des empfohlenen Bedarfs entspricht, tritt ein Proteinmangel mit erniedrigten Albumin- und Präalbuminwerten meist erst bei manifester Malnutrition oder besonderen Risikopatienten wie bei Leberinsuffizienz auf. Eine besondere Risikogruppe für einen Proteinmangel stellen junge CF-Säuglinge mit nicht behandelter Pankreasinsuffizienz dar, die durch ihren hohen Eiweißbedarf bei raschem Körperwachstum zu einer negativen Proteinbilanz prädisponiert sind. So führt bei etwa 5% der CF-Säuglinge die Kombination von Ödemen mit Hypoalbuminämie and Anämie zur Diagnose [54]. Erniedrigte Albuminwerte bei Diagnosestellung fanden sich bei 43 von 75 Kindern, die durch eine klinische Symptomatik im 1. Lebenshalbjahr auffällig geworden waren [63]. Bei mittels Screening identifizierter CF-Säuglinge wiesen noch ein Viertel [62] bis ein Drittel [68] eine Hypoalbuminämie auf. Besonders gefährdet sind gestillte oder durch Sojamilch ernährte Säuglinge, da der nutzbare Eiweißgehalt in der Muttermilch und in Formelnahrung auf Sojaeiweißbasis niedriger ist als bei Milchnahrungen auf Kuhmilchbasis [2, 6, 54].

Vitamine

Zu einem Mangel an wasserlöslichen Vitaminen kommt es bei CF-Patienten mit normaler Mischkost in der Regel nicht. Eine Ausnahme bildet Vitamin B_{12}, dessen Resorption von der Spaltung vom Trägereiweiß durch Pankreasenzyme abhängt [49]. Bei entsprechender Enzymsubstitution ist jedoch nicht mit einem Mangel zu rechnen. Nur bei Patienten mit Resektion des terminalen Ileum, z. B. wegen eines Mekoniumileus, sind die Vitamin B_{12}-Spiegel regelmäßig zu kontrollieren und ggf. eine Substitution einzuleiten. Anders ist die Situation bei den fettlöslichen Vitaminen. Erniedrigte Serumspiegel von Retinol, 25-OH-Cholecalciferol und Tocopherol fanden sich bereits bei 21%, 35% bzw. 38% der mittels Screening identifizierten CF-Säuglinge [68]. Unter Enzym- und Vitaminsubstitution ließen sich die Werte bei den meisten Kindern im Laufe des 1. Lebensjahres normalisieren. Kritisch blieb bei einigen Säuglingen nur die Versorgung mit Vitamin E. Die Bestimmung der fettlöslichen Vitamine ist nicht akademisch. Klinisch relevante Vitaminmangelerscheinungen sind bei CF-Patienten sehr viel häufiger als früher angenommen.

Die Verfügbarkeit von Vitamin A ist nicht nur von seiner Zufuhr und Resorption, sondern auch von der Konzentration des für seinen Plasmatransport notwendigen retinolbindenden Proteins oder RBP abhängig. Eine verminderte RBP-Synthese findet man bei Protein- und Energiemangel, bei einer begleitenden Lebererkrankung und bei einem Zinkmangel. Ein Vitamin-A-Mangel im Säuglingsalter kann zu erhöhtem Hirndruck mit vorgewölbter Fontanelle führen [1]. Im älteren Lebensalter überwiegen ophthalmologische Probleme [79]. Bei 43 CF-Patienten im Alter von 8–44 Jahren deckten systematische Untersuchungen trotz erfolgter Vitamin-A-Gaben 8mal eine abnorme Dunkeladaptation und bei 1 Patienten eine manifeste Nachtblindheit auf, bei 3 Patienten bestand eine ausgeprägte conjunctivale Xerose [61]. Die Veränderungen waren unter erhöhten Retinolgaben rückläufig.

Den Vitamin-D-Status beeinflussen nicht nur die Vitaminaufnahme und Resorption, sondern auch die Hydroxilierung in Leber und Niere sowie die von der UV-Bestrahlung abhängige Eigensynthese aus Ergosterin in der Haut. Ein Vitamin-D-Mangel läßt sich laborchemisch am besten durch die Bestimmung von 25-OH-Cholecalciferol erfassen, das trotz Substitution bei etwa einem Viertel der CF-Patienten vermindert ist [33, 64]. Ein klinisch manifester Vitamin-D-Mangel mit Rachitis, Osteomalazie oder pathologischen

Frakturen wurde bei CF-Patienten nur vereinzelt berichtet. Systematische Untersuchungen der Knochendichte und Kortikalisstärke deckten jedoch bei 10–25% der CF-Patienten erniedrigte Werte auf [30, 33, 64]. Das Vorliegen eines Leberschadens, einer Malnutrition oder einer schlecht zu korrigierenden Steatorrhöe mit entsprechend hohen fäkalen Kalziumverlusten erhöht das Risiko für diese Störungen der Knochenmineralisation.

Einen Mangel des wichtigen Antoxidans Vitamin E läßt sich bei der überwiegenden Mehrzahl der CF-Patienten finden, wenn sie keine ausreichende Supplementierung erhalten [24, 68]. Das Neugeborene kommt mit sehr geringen Vitamin-E-Reserven auf die Welt und ist direkt postpartal auf eine Zufuhr mit der Nahrung angewiesen. Klinisch kann sich der Vitamin-E-Mangel bei Säuglingen v.a. durch eine milde hämolytische Anämie äußern, besonders wenn eine mit Eisen angereicherte Nahrung mit hohem Gehalt mehrfach ungesättigter Fettsäuren gegeben wird [6]. Bei längerbestehendem Mangel können ernste und irreversible Neuropathien mit Sensibilitätsstörungen, Reflexausfällen, neuromuskulärer Dystrophie und spinozerebellärer Degeneration mit Ataxie auftreten [12, 23]. Ein besonders hohes Risiko tragen Patienten mit Cholestase und schwerer Malnutrition.

Die Vitamin-K-Versorgung bereitet weniger Probleme. In den wenigen Studien waren die gemessenen Spiegel meist normal [16, 68]. Dennoch gibt es Einzelfallberichte von meist vollgestillten Säuglingen mit lebensbedrohlichen, durch Vitamin-K-Mangel bedingten Blutungen [80].

Essentielle Fettsäuren

Durch zahlreiche Untersuchungen ist inzwischen gut belegt, daß pankreasinsuffiziente CF-Patienten häufig eine Mangel der essentiellen Fettsäuren Linolsäure und α-Linolensäure und ihrer langkettigen Metabolite aufweisen [47]. Die negativen Auswirkungen eines Mangels dieser Fettsäuren auf Wachstum, Immunfunktionen, Zellmembraneigenschaften, Leberstoffwechsel, Lungengewebe und andere Organfunktionen sind gut bekannt [38]. Durch eine

Zystische Fibrose – Normalernährung oder Ernährungstherapie? 175

erhöhte orale Zufuhr von essentiellen Fettsäuren und Energie läßt sich der Fettsäurestatus signifikant verbessern und bei einigen Patienten auch normalisieren [39, 51]. Es liegen Hinweise dafür vor, daß eine Verbesserung des Versorgungsstatus einen günstigen Einfluß auf die Lungenerkrankung hat [31].

Taurin

Folge der Steatorrhöe bei pankreasinsuffizienten CF-Patienten ist ein erhöhter fäkaler Verlust besonders der an Taurin gekoppelten Gallensäuren, so daß in der Gallenflüssigkeit die an Glyzin gekoppelten Gallensäuren überwiegen [73, 74, 82]. Glyzinkonjugate sind jedoch, besonders bei dem niedrigen intraluminalen pH der CF-Patienten, funktionell minderwertig und erhöhen das Ausmaß der Steatorrhöe. Eine Tauringabe in einer Dosis von 30–40 mg/kg Körpergewicht pro Tag normalisiert die Ratio der Taurin- zu Glyzin-gekoppelten Gallensäuren und führt in einigen Fällen zu einer verbesserten Fettabsorption [5, 18].

Mineralien und Spurenelemente

Der hohe Gehalt an Natriumchlorid im Schweiß der CF-Patienten führt zu erhöhten Verlusten dieser Mineralien besonders während der Sommermonate, die durch eine erhöhte Zufuhr kompensiert werden muß. Durch den geringen Gehalt von Natriumchlorid besonders in der Muttermilch, aber auch in Säuglingsnahrungen, besteht besonders im 1. Lebensjahr die Gefahr der Entwicklung einer hypochlorämischen Alkalose, dem sogenannten Pseudo-Bartter-Syndrom [3, 20, 55]. Regelmäßige Kontrollen der Serumelektrolyte und ggf. eine Kochsalzsupplementierung können dieser ernsten Komplikation vorbeugen. Mangelzustände an Kalzium, Phosphor, Magnesium, Zink, Kupfer und Selen sind im wesentlichen bei massiver Steatorrhöe, bzw. Malnutrition zu erwarten [40]. Eine Supplementierung ist nur selten erforderlich.

Praxis der Ernährungstherapie bei CF-Patienten

Aus all diesem Hintergrundwissen ergeben sich die praktischen Empfehlungen zur Erhebung und Überwachung des Ernährungsstatus, zur Ernährungstherapie und Vitaminsubstitution. Diese Empfehlungen sind in Anlehnung an die 1992 publizierten Ergebnisse einer amerikanischen Konsensuskonferenz entstanden [60].

Erhebung des Ernährungsstatus bei CF-Patienten

Voraussetzung für eine rationale Ernährungstherapie ist die regelmäßige Erhebung des Ernährungsstatus. Von den für die klinische Praxis zur Verfügung stehenden Untersuchungsmethoden sollten einige routinemäßig bei jeder ambulanten Vorstellung, mindestens jedoch in dreimonatigen Abständen angewandt werden. Einige Untersuchungen kommen nur zum Zeitpunkt der Erstdiagnose oder bei Zeichen einer Gedeihstörung zum Einsatz. Die in Tabelle 1 aufgeführten Untersuchungen sind ein Vorschlag für ein Minimalprogramm, das bei Anwesenheit von Komplikationen individuell erweitert werden muß.

Anthropometrie

Die anthropometrischen Messungen sollten unter standardisierten Bedingungen mit einer guten Ausrüstung durchgeführt und mit alters- und geschlechtsspezifischen Perzentilen bzw. Normwerten verglichen werden (s. auch Beitrag Haschke, in diesem Band, sowie [28]). Es empfiehlt sich, das Gewicht als Gewichtsquotienten auszudrücken (Prozent des Idealgewichts bezogen auf Länge und Geschlecht) [60]. Dabei ist Normalgewicht definiert als ein Gewichtsquotient von 90–100%, Untergewicht als ein Index von 85–90% und Malnutrition als ein Gewichtsquotient < 85%. Ein Abfall des Gewichtsquotienten um mehr als 5% oder ein Absolutwert unter 90% erfordern eine erweiterte Evaluation und eine ernährungstherapeutische Intervention.

Zystische Fibrose – Normalernährung oder Ernährungstherapie? 177

Tabelle 1. Untersuchungen zur Erhebung des Ernährungsstatus bei zystischer Fibrose (*D* Diagnose, *R* Routine, *G* Gedeihstörung)

	Frequenz	Indikation
Anthropometrie		
Gewicht	3monatlich	D, R
Länge/Höhe	3monatlich	D, R
Kopfumfang (<2 Jahre)	3monatlich	D, R
Mittlerer Armumfang	3monatlich	D, R
Trizepsfaltendicke	3monatlich	D, R
Zufuhr und Verluste		
Ernährungsanamnese	jährlich	D, R
Ernährungsprotokoll	bei Bedarf	D, G
Stuhlfett in 72 h	bei Bedarf	D, G
Ernährungsberatung	jährlich	D, R
Laboruntersuchungen		
Blutbild	jährlich	D, R
Vitamin A	jährlich	D, R
Vitamin E	jährlich	D, R
Gerinnungsstatus	jährlich	D, R
Alkalische Phosphatase, GPT	jährlich	D, R
Albumin	bei Bedarf	D, G
Elektrolyte, SBH	bei Bedarf	D, G, Säuglinge

Erhebung der Nahrungszufuhr

Ein quantitatives Ernährungsprotokoll über 3–7 Tage und die Messung der Fettausscheidung aus einer über 72 h durchgeführten Stuhlsammlung – möglichst unter häuslichen Bedingungen – gehören zum Programm bei Erstdiagnose, um eine Pankreasinsuffizienz zu beweisen oder auszuschließen. Ist das Kind zum Zeitpunkt der Diagnose noch pankreassuffizient, muß diese Untersuchung bei Zeichen der Steatorrhöe oder Gedeihstörung wiederholt werden.
Unabhängig vom Ernährungsstatus sollte bei Diagnose und in mindestens jährlichen Abständen eine Ernährungsanamnese und Ernährungsberatung möglichst durch eine mit der CF eingehend vertraute Ernährungsberaterin erfolgen. Diese Maßnahme hat sich

als wirksame Prophylaxe gegen die Entwicklung einer Fehl- oder Mangelernährung bewährt [48]. Sie verdeutlicht den Eltern bereits zum Zeitpunkt der Diagnose die Wichtigkeit eines guten Ernährungszustandes ihres CF-Kindes.

Laboruntersuchungen

Zu den regelmäßig durchzuführenden Laboruntersuchungen gehören ein komplettes Blutbild und die Bestimmung der Vitamin-A- und -E-Spiegel im Serum, um eine Über- oder Unterdosierung dieser substituierten Vitamine rechtzeitig zu erkennen. Der Gerinnungsstatus erfaßt einen Vitamin-K-Mangel, die Leberwerte eine beginnende Cholestase. Bei Auftreten einer Gedeihstörung sind besonders im jungen Kindesalter die Bestimmung von Albumin zur Erfassung einer Proteinmalnutrition sowie der Elektrolyte und des Säurenbasenhaushalts zum Ausschluß eines nicht kompensierten Elektrolytverlustes notwendig.
Bei Kindern mit Cholestase und funktionell wirksamer Darmresektion muß das Programm entsprechend erweitert werden, vor allem durch Bestimmung von 25-OH-Cholecalciferol, Fettsäurestatus und Vitamin B_{12}.

Ernährungsempfehlungen für CF-Patienten

Grundsätzlich besteht bei der CF der Grundsatz: Normalkost vor Diät. Die Kost sollte geschmackvoll und attraktiv angerichtet sein, unnötige diätetische Einschränkungen sind unbedingt zu vermeiden. Dem Auftreten von psychogenen Eßstörungen kann am besten entgegengewirkt werden, wenn die Mahlzeiten gemeinsam im Kreis der Familie in freundlicher Atmosphäre eingenommen werden. Die während der Mahlzeit geführten Gespräche sollten die Kinder miteinbeziehen, so daß Zeiten des Essens für sie etwas Positives darstellen. Eine Sonderbehandlung des CF-kranken Kindes gegenüber seinen Geschwistern sowie ständiges Ermahnen zum Essen sollte vermieden werden.

Der Fettanteil in der Nahrung sollte etwa 40% der zugeführten Energie bei einem möglichst hohen Anteil mehrfach ungesättigter Fettsäuren betragen. Bei nachgewiesener Pankreasinsuffizienz müssen Pankreasenzyme und Vitamine regelmäßig substituiert werden. Als Richtlinien für die Enzymsubstitution gelten für Säuglinge 300–600 (–1000) IE Lipase/g Nahrungsfett in Form von mikroverkapselten Pellets, entsprechend ca. 1000–2000 (–3500) IE Lipase/100 ml Milchmahlzeit. Ältere pankreasinsuffiziente Kinder und Erwachsene mit CF benötigen im Schnitt 2000–3000 IE Lipase/g Nahrungsfett bei einer sehr großen interindividuellen Variabilität, um einen hohen Fettabsorptionsquotienten zu erreichen [8, 75]. Wenn sehr hohe Dosen an Enzymen benötigt werden, kann es zu einem erhöhten Harnsäurespiegel im Serum kommen, so daß dieser überprüft werden sollte.

Berechnung des Energiebedarfs

Der tägliche Energiebedarf (TEB) ist von Patient zu Patient sehr unterschiedlich. Er richtet sich nach der verbleibenden Steatorrhöe unter Enzymgabe und ist abhängig vom Aktivitätsgrad des Patienten sowie von der Schwere seiner Lungenaffektion. Der tägliche Energiebedarf kann mit einer von Ramsey et al. (1992) angegebenen Formel abgeschätzt werden. Dabei wird die basale metabolische Rate (BMR) nach den von der Weltgesundheitsorganisation Formeln aus dem Gewicht berechnet (Tabelle 2). Der tägliche

Tabelle 2. Von der Weltgesundheitsorganisation vorgeschlagene Gleichungen zur Vorhersage der basalen metabolischen Rate (BMR in kcal/Tag) aus dem Gewicht (*Gew., kg*)

Alter (Jahre)	Mädchen	Jungen
0–3	61,0·Gew. –51	61,9·Gew. –54
3–10	22,5·Gew. +499	27,7·Gew. +495
10–18	12,2·Gew. +746	17,5·Gew. +651
18–30	14,7·Gew. +496	15,3·Gew. +679
30–60	8,7·Gew. +829	11,6·Gew. +879
10–18	12,2·Gew. +746	17,5·Gew. +651

Energieumsatz (TEU) ergibt sich aus der Multiplikation der BMR mit einem krankheitsspezifischen Faktor:

TEU = BMR · (Aktivitätsfaktor + Lungenfunktionsfaktor).

Der Aktivitätsfaktor beträgt bei Bettlägerigkeit 1,3, bei eingeschränkter körperlicher Aktivität 1,5 und bei einem normal aktiven Kind 1,7. Der zu addierende Lungenfunktionsfaktor wird bei praktisch normaler Lungenfunktion (FEV1 ≥ 80% des Vorhersagewertes) mit 0,1 angenommen, bei FEV1 von 40–79% mit 0,2 und bei schwerer Lungenaffektion mit FEV1 ≤ 40% mit 0,3. Besteht keine Steatorrhöe (Fettabsorptionsquotient (FAQ ≥ 0,93), entspricht der so berechnete TEU dem täglichen Energiebedarf (TEB = TEU). Bei noch bestehender Steatorrhöe (FAQ < 0,93) wird der TEB nach folgender Formel berechnet:

TEB = TEU (0,93/FAQ).

Besonderheiten bei Säuglingen

Auch Säuglinge mit CF sollten nach Möglichkeit gestillt werden. Wegen des niedrigen *Salz*gehalts in der Muttermilch muß bei gestillten Säuglingen ggf. NaCl in einer Dosierung von etwa 2–4 mmol/kg KG und Tag verabreicht werden, besonders während der Sommermonate. Falls die Mutter nicht stillen möchte, wird eine normale Säuglingsanfangsnahrung gegeben, wobei in der Regel eine Salzzulage nicht erforderlich wird. *Beikost* sollte nach den Empfehlungen für gesunde Kinder eingeführt werden. Es ist allerdings ratsam, *Vollmilch* erst nach dem 18. oder besser noch nach dem 24. Lebensmonat einzuführen, da Säuglingsnahrungen (auch Folgenahrungen) eine ernährungsphysiologisch günstigere Zusammensetzung besonders des Fettkörpers haben, welche die Fettresorption begünstigt.

Vorgehen bei Gedeihstörung

Ziel der Ernährung bei CF-Patienten ist es, einen Gewichtsindex um 100% zu erreichen. Bei den ersten Zeichen einer Gedeihstörung ist dringend eine konsequente Intervention notwendig. Eine Gedeihstörung liegt immer dann vor, wenn der Gewichtsindex unter 85% (= Malnutrition) liegt. Zusätzlich wird die Gedeihstörung bei Erwachsenen angenommen, wenn es zu einer Gewichtsabnahme über mehr als 2 Monate, bzw. von 5% des sonst üblichen Gewichtes kommt. Bei noch wachsenden Kindern zeigt auch ein Gewichtsstillstand über einen Zeitraum von > 2 – 3 Monaten bei Säuglingen und Kleinkindern und von > 6 Monaten bei Kindergarten und Schulkindern eine Gedeihstörung an.

Tritt eine Gedeihstörung auf, ist stets die Frage zu stellen, ob eine verminderte Zufuhr als Folge von gastrointestinalen, pulmonalen oder psychosozialen Problemen vorliegt, ob zu hohe Stuhlverluste auftreten oder ob eine Kombination von beidem vorliegt. Anamnese, Untersuchungsbefund, Nahrungsprotokoll und Bestimmung der Stuhlfettausscheidung schaffen hier Klarheit. Es macht nicht viel Sinn, einem Kind mit ausgeprägter Steatorrhöe und einer Zufuhr von 160% der empfohlenen Bedarfs die Energiezufuhr weiter zu erhöhen. In einer solchen Situation sollten die Bemühungen zunächst dahin gehen, die Malassimilation zu verbessern.

Findet sich eine ausgeprägte Steatorrhöe, sollten zunächst Dosis und Compliance der Enzymeinnahme überprüft werden. Ist die Dosis schon hoch, stellt sich die Frage einer schlechten Bioverfügbarkeit. Pellets mit kleinerem Durchmesser, wie sie neuerdings mit dem Präparat Kreon 25000 zur Verfügung stehen, entleeren sich physiologischer mit dem Speisebrei in den Magen als die größeren Pellets der Präparate Panzytrat oder Kreon 10000 [44, 52]. Bei einigen Kindern löst sich die Schutzschicht um die Enzyme nicht rechtzeitig, weil das duodenale pH zu niedrig ist. In solchen Fällen sind die Gabe von H2-Rezeptorantagonisten wie Ranitidin [21] und/oder der Versuch mit unverkapselten Enzymen gerechtfertigt. Bei Gallensäurenverlust als Folge einer ausgeprägten Steatorrhöe oder bei Resektion des terminalen Ileums verarmt der Körper an taurinkonjugierten Gallensäuren. In diesen Fällen kann eine Taurinsubstitution von 30 mg/kg KG und Tag versucht werden. Mittelkettige Triglyzeride (MCT) haben ihren Platz beim Kurzdarmsyndrom und bei schwerem Gallensäureverlust oder bei Cholestase. Es ist zu beachten, daß auch bei MCT-Gabe eine entsprechende Enzymsubstitution vorgenommen werden muß.

Ergibt die Evaluation eine inadäquate Nahrungsaufnahme und sind behandelbare Ursachen dafür weitgehend ausgeschlossen, sollte mit dem Stufenprogramm der enteralen Ernährungstherapie (s. Beitrag Ballauff und Koletzko, in diesem Band) begonnen werden. Wichtig erscheint es, die Intervention frühzeitig einzuleiten und konsequent durchzuführen. Bei Versagen einer Stufe muß rasch der nächste Schritt ergriffen werden, und der Patient sollte nicht über Monate oder gar Jahre in einem Zustand der Malnutrition verbleiben.

Die erste Stufe ist eine kalorische Anreicherung der Normalkost mit häuslichen Mitteln, um die Energiedichte der Mahlzeit zu erhöhen. Dafür eignen sich Fett (Sahne, Streichfette wie Margarine oder Butter, Soja- oder Rapsöl) und Kohlenhydrate (Maltodextrin), sowie die Gabe energiereicher Zwischenmahlzeiten, z. B. in Form selbsthergestellter Milchshakes. In der Regel werden die häuslich zubereiteten Mahlzeiten den kommerziell erhältlichen Supplementnahrungen geschmacklich vorgezogen. Aus praktischen Erwägungen (handliche Abpackung, keine Zubereitungszeit), aber auch bei sozial schwach gestellten Familien (Supplementnahrungen sind bei CF rezeptierfähig) erfreuen sich die inzwischen in großer Auswahl zu Verfügung stehenden kommerziellen Trinknahrung zunehmender Beliebtheit. Die Compliance ist jedoch bei langdauernder Zufuhr über Monate oder Jahre meist nicht sehr gut.

Eine intensivierte Sondenernährung bleibt den Patienten vorbehalten, bei denen die genannten ersten Maßnahmen nicht zum Erfolg führen. Inzwischen liegen mehrere Studien vor, die die positiven Effekte einer aggressiven enteralen Ernährungstherapie bei CF-Patienten belegen [7, 45, 53, 56, 65, 70]. Nachuntersuchungen von CF-Patienten, die wegen Malnutrition mit einer intensivierten Ernährungstherapie behandelt wurden, zeigten, daß noch Jahre nach Ende der Therapie Gewicht, Größe, Lungenfunktion und Mortali-

tät der behandelten Patienten günstiger waren im Vergleich zu einem nicht behandelten Kontrollkollektiv [17]. Vor Einleitung einer Hyperalimentation sollte durch Bestimmung des HbA1c-Wertes geprüft werden, ob bereits eine pathologische Glucosetoleranz vorliegt, da ein Teil der Patienten unter der vermehrten Kohlenhydratzufuhr einen insulinpflichtigen Diabetes mellitus entwickelt [34]. Eine nasogastrale Sondierung wird von den meisten CF-Patienten wegen Nasenpolypen oder häufiger Hustenanfälle mit Dislokation der Sonde nicht toleriert, so daß in der Regel eine perkutan endoskopisch gelegte Gastrostomie (PEG) notwendig wird. Besteht ein ausgeprägter gastroösophagealer Reflux, der sich unter der Gabe des Prokinetikums Cisaprid nicht bessert, oder wird die sondierte Nahrung häufig erbrochen, sollte die Nahrung besser kontinuierlich distal des Treitz-Bandes durch eine jejunale Sonde appliziert werden oder − zur Vermeidung von Aspirationen und Verschlechterung der pulmonalen Situation − die Anlage der PEG mit einer Fundoplikatio kombiniert werden.
In der Regel wird die Sondennahrung und damit die zusätzlichen Kalorien nur nachts appliziert, und der Patient ißt während des Tages seine normalen Mahlzeiten. Eine Hyperalimentation darf nur bei noch ausreichender Lungenfunktion durchgeführt werden. Bei einer Lungeninsuffizienz mit mangelhafter Fähigkeit zur Erhöhung des Atemminutenvolumens kann eine zu hohe Kalorienzufuhr zu einer fatalen Hyperkapnie führen. Im Endstadium der Lungenerkrankung sollten bei Sondierung also nur mäßig Kalorien in Form einer Nahrung mit hohem Fett- und niedrigem Kohlenhydratanteil und damit kleinerem respiratorischen Quotienten verabreicht werden [35]. Vor Eintritt dieses Lungenendstadiums bietet die Gabe einer Sondennahrung mit einem übermäßig hohen Fettanteil (>40% der zugeführten Kalorien) keine erkennbare Vorteile. Wegen der fehlenden Möglichkeit, während der nächtlichen Sondierung entsprechend Pankreasenzyme zu verabreichen, besteht sogar die Gefahr, das Ausmaß der Steatorrhöe zu verstärken. Auch die Gabe von Hydrolysaten hat sich in Studien im Vergleich zu nährstoffdefinierten Nahrungen nicht als überlegen erwiesen, so daß in der Regel die preiswerteren hochmolekularen Formeldiäten eingesetzt werden können [59]. Wir empfehlen unseren CF-

Patienten mit nächtlicher Sondierung unabhängig vom Typ der verwandten Sondennahrung, vor dem Einschlafen und im Falle nächtlichen Aufwachens Enzympräparate einzunehmen. Eine parenterale Ernährung bleibt besonderen Situationen wie perioperativen Zuständen, einem ausgeprägtem Kurzdarmsyndrom oder einem Präfinalstadium der Erkrankung vorbehalten.

Substitution von Vitaminen

Tabelle 3 faßt die derzeitigen Empfehlungen zur Vitaminsubstitution pankreasinsuffizienter CF-Patienten zusammen. Annäherungsweise können die empfohlenen Dosen an wasserlöslichen Vitaminen und Vitamin A und D für Säuglinge und Kleinkinder durch täglich 3mal 5 Tropfen Multibionta und die übliche D-Fluorette 500 erreicht werden. Vitamin E ist in den üblichen Multivitaminpräparaten nicht in ausreichender Menge enthalten und muß separat substituiert werden. Die hier angegebenen Werte sind Richtwerte. Einige Patienten benötigen sehr viel höhere Dosen, und Spiegelkontrollen sind unerläßlich. Die Werte im Serum für

Tabelle 3. Empfohlene durchschnittliche Vitaminsubstitution bei pankreasinsuffizienten Patienten mit zystischer Fibrose ohne Cholestase (Richtwerte, die je nach Serumspiegel dem individuellen Bedarf angepaßt werden müssen)

Wasserlösliche Vitamine:	2× Bedarf	
Vitamin A:	<2 Jahre	1000 – 2000 I.E.
	>2 Jahre	5000 I.E.
Vitamin D:	<1 Jahr	500 – 1000 I.E.
	>1 Jahr	400 I.E.
Vitamin E:	<6 Monate	25 I.E.
	>6 Monate	50 I.E.
	1 – 4 Jahre	100 I.E.
	4 – 10 Jahre	100 – 200 I.E.
	>10 Jahre	200 – 400 I.E.
Vitamin K:	<1 Jahr	2,5 mg/Woche

Vitamin E sollten im oberen Normbereich liegen. Eine zu hohe Substitution von Vitamin E kann eine Koagulopathie bei latentem Vitamin-K-Mangel verstärken.

Eine Vitamin-K-Substitution sollte routinemäßig im 1. Lebensjahr durchgeführt werden, danach ist sie nur bei Erniedrigung der Vitamin-K-abhängigen Einzelfaktoren im Gerinnungsstatus notwendig.

Bei Cholestase müssen – je nach Spiegel – 10–15000 I.E. Vitamin A und bis zu 100 I.E./kg Körpergewicht Vitamin E zugeführt werden. In diesen Fällen ist der Tocopherolspiegel in Relation zu Cholesterin oder zu den Gesamtlipiden zu betrachten. Vitamin D, ist in Form von 25-OH-Cholecalciferol oder $1,25(OH)_2$-Cholecalciferol und Vitamin K regelmäßig zu verabreichen.

Literatur

1. Abernathy RS (1976) Bulging fontanelle as presenting sign in cystic fibrosis: vitamin A metabolism and effect on cerebrospinal fluid pressures. Am J Dis Child 130:1360–1362
2. Abman SH, Accurso FJ, Bowman CM (1986) Persistent mobidity and mortality of protein calorie malnutrition in young infants with CF. J Pediatr Gastroenterol Nutr 5:393–396
3. Beckerman RC, Taussig LM (1979) Hypoelectrolytemia and metabolic alkalosis in infants with cystic fibrosis. Pediatrics 63:580–583
4. Bell L, Linton WL, Corey M, Durie P, Forstner G (1981) Nutrient intakes of adolescents with cystic fibrosis. J Can Diet Ass 42:62–71
5. Belli DC, Levy E, Darling P, Leroy C, Lepage G, Giguere R, Roy CC (1987) Taurine improves the absorption of a fat meal in patients with cystic fibrosis. Pediatrics 80:517–523
6. Bines HE, Jacobowitz E (1991) Hypoproteinemia, anemia and failure to thrive in an infant. Gastroenterology 101:848–856
7. Boland MP, MacDonald NE, Stoski DS, Soucy P, Patrick J (1986) Chromic jejunostomy feeding with a non-elemental formula in undernourished patients with cystic fibrosis. Lancet i:232–234
8. Brady MS, Rickard K, Yu P, Eigen H (1991) Effectiveness and safety of small vs. large doses of enteric coated pancreatic enzymes in reducing steatorrhea in children with cystic fibrosis. Pediatr Pulmonol 10:79, 85
9. Bronstein MN, Sokol RJ, Abman SH, Chatfield BA, Hammond KB, Hambidge KM, Stall CD, Accurso FJ (1992) Pancreatic insufficiency, growth, and

nutrition in infants identified by newborn screening as having cystic fibrosis. J Pediatr 120:533–540
10. Buchdahl RM, Cox M, Fullelylove C, Marchant JL, Tomkins AM, Brueton MJ, Warner JO (1988) Increased energy expenditure in cyxtic fibrosis. J Appl Physiol 64:1810–1816
11. Buchdahl RM, Fulleylove C, Marchant JL, Warner JO, Brueton MJ (1989) Energy and nutrient tintakes in cystic fibrosis. Arch Dis Child 64:373–378
12. Bye AME, Muller DPR, Wilson J, Wrigth VM, Mearns MB (1985) Symptomatic vitamin E deficiency in cystic fibrosis. Arch Dis Child 60:162–164
13. Chase HP, Long MA, Lavin MH (1979) Cystic fibrosis and malnutrition. J Pediatr 95:337–347
14. Corey M, Gaskin K, Durie P, Levison H, Forstner G (1984) Improved prognosis in CF patients with normal fat absorption. J Pediatr Gastroenterol Nutr [Suppl] 1:S99–S105
15. Corey M, McLaughlin FJ, Williams M, Levison H (1988) A comparison of survival, growth, and pulmonary function in patients with cystic fibrosis in Boston and Toronto. J Clin Epidemiol 41:583–591
16. Cornelissen EAM, van Lieburg AF, Motohara K, van Oostrom CG (1992) Vitamin K status in cystic fibrosis. Acta Paediatr 81:658–661
17. Dalzell AM, Shepherd RW, Dean B, Cleghorn GJ, Holt TL, Francis PJ (1992) Nutritional rehabilitation in cystic fibrosis: a 5 year follow-up study. J Pediatr Gastroenterol Nutr 15:141–145
18. Darling PB, Lepage G, Leroy C, Masson P, Roy CC (1985) Effect of taurine supplements on fat absorption in cystic fibrosis. Pediatr Res 19:578–582
19. Dewit O, Prentice A, Coward A, Weaver LT (1992) Starch digestion in young children with cystic fibrosis measured using a ^{13}C breath test. Pediatr Res 32:45–49
20. Dolan TF, Rowe DS, Gibson LE (1970) Edema and hypoproteinemia in infants with cystic fibrosis. Clin Pediatr 9:295–297
21. Durie PR, Bell L, Linton W, Corey ML, Forstner GG (1980) Effect of cimetidine and sodium bicarbonate on pancratic replacement therapy in cystic fibrosis. Gut 21:778–786
22. Durie PR, Pencharz PB (1989) A rational approach to the nutritional care of patients with cystic fibrosis. J R Soc Med [Suppl] 16:11–20
23. Elias E, Muller DPR, Scott J (1981) Association of spinocerebellar disorders with cystic fibrosis or chronic childhood cholestasis and very low serum vitamin E. Lancet 2:1319–1321
24. Farrell PM, Hubbard VS (1983) Nutrition in cystic fibrosis: vitamins, fatty acids and minerals. In: Lloyd-Still JD (ed) Textbook of cystic fibrosis. Wright, Boston, pp 263–292
25. Feigal RJ, Shapiro BL (1979) Mitochondrial calcium uptake and oxygen consumption in cystic fibrosis. Nature 278:276–277
26. Feigelson J, Girault F, Pecau Y (1987) Gastro-oesophageal reflux and esophagitis in cystic fibrosis. Acta Paediatr Scand 76:989–990
27. Forstner G, Gall G, Corey M, Durie P, Hill R, Gaskin K (1980) Digestion and

absorption of nutrients in cystic fibrosis. In: Sturgess JM (ed) Perspectives in cystic fibrosis. Imperial Press, Toronto, pp 137–149
28. Frisancho A (1981) New norms of upper limb fat and muscle areas for assessment of nutritional status. Am J Clin Nutr 34:2540–2545
29. Gaskin K, Gurwitz D, Durie P, Corey M, Levison H, Forstner G (1982) Improved respiratory prognosis in patients with cystic fibrosis with normal fat absorption. J Pediatr 100:857–862
30. Gibbens DT, Gilsanz V, Boechat MI, Dufer D, Carlson ME, Wang CI (1988) Osteoporosis in cystic fibrosis. J Pediatr 113:295–300
31. Gibson RA, Teubner JK, Haines K, Cooper DM, Davidson GP (1986) Relationships between pulmonary function and plasma fatty acid levels in cystic fibrosis patients. J Pediatr Gastroenterol Nutr 5:408–415
32. Greer R, Shepherd R, Cleghorn G, Bowling FG, Holt T (1991) Evaluation of growth and changes in body composition following neonatal diagnosis of cystic fibrosis. J Pediatr Gastroenterol Nutr 13:52–58
33. Hanly JG, McKenna MJ, Quigley C, Freaney R, Muldowney FP, Fitzgerald MX (1985) Hypovitaminosis D and response to supplementation in older patients with cystic fibrosis. J Med 56:377–385
34. Kane RE, Black P (1989) Glucose intolerance with low-, medium and high-carbohydrate formulas during nighttime enteral feedings in cystic fibrosis patients. J Pediatr Gastroenterol Nutr 8:321–326
35. Kane RE, Hobbs PJ, Black PG (1990) Comparison of low, medium and high carbohydrate formulas for nighttime enteral feedings in cystic fibrosis patients. J Parenteral Enteral Nutr 14:47–52
36. Kerem E, Corey M, Kerem B, Rommens J, Markiewicz D, Levison H, Tsui L, Durie P (1990) The releation between genotype and phenotype in cystic fibrosis – analysis of the most common mutation (delta F 508). N Engl J Med 323:1517–1522
37. Kindstedt-Arfwidson K, Strandvik B (1988) Food intake in patients with cystic fibrosis on an ordinary diet. Scand J Gastroenterol [Suppl 143]:160–162
38. Koletzko B (1986) Essentielle Fettsäuren: Bedeutung für Medizin und Ernährung. Akt Endokrinol Stoffwechsel 7:18–27
39. Koletzko B, Rühl-Bagheri I, Thiel I, Steinkamp G (1992) Effects of a formula supplement rich in linoleic acid on the essential fatty acid status of cystic fibrosis patients. Clin Nutr 11 [Suppl]:39–40
40. Koletzko S, Koletzko B, Reinhardt D (1993) Aktuelle Aspekte der Ernährungstherapie bei cystischer Fibrose. Monatsschr Kinderheilkd (im Druck)
41. Koletzko S, Stringer DA, Cleghorn GJ, Durie PR (1989) Intestinal lavage treatment of distal intestinal obstruction syndrome in cystic fibrosis. Pediatrics 83:727–733
42. Koletzko S, Corey M, Ellis L, Spino M, Stringer DA, Durie PR (1990) Effects of Cisapride in patients with cystic fibrosis and distal intestinal obstruction syndrome. J Pediatr 117:815–822
43. Kraemer R, Rüdeberg A, Hadorn B, Rossi E (1978) Relative underweight in cystic fibrosis and its prognostic value. Acta Paediatr Scand 67:33–37

44. Kühnelt P, Mundlos S, Adler G (1991) Einfluß der Pelletgröße eines Pankreasenzympräparates auf die duodenale lipolytische Aktivität. Z Gastroenterol 29:417–421
45. Levy LD, Durie PR, Pencharz PB, Corey ML (1985) Effects of long-term nutritional rehabilitation in cystic fibrosis. J Pediatr 107:225–230
46. Littlewood JM, MacDonald A (1987) Rationale of modern dietary recommendations in cystic fibrosis. J R Soc Med [Suppl] 15:16–24
47. Lloyd-Still JD, Johnson SB, Holman RT (1981) Essential fatty acid status in cystic fibrosis and the effects of safflower oil supplementation. Am J Clin Nutr 34:1–7
48. MacDonald A, Kelleher J, Littlewood JM (1988) A normal fat diet for cystic fibrosis: is a dietitian still needed? Scanc J Gastroenterol 23 [Suppl]:157–159
49. Marcoulis G, Parmentier Y, Nicolas JP, Jimenez M, Gerard P (1980) Cobalamine malabsorption due to nondegradation of R proteins in the human intestine. J Clin Invest 66:430–440
50. Marcus MS, Sondel SA, Farrell PM, Laxova A, Carey PM, Langhough R, Mischler EH (1991) Nutritional status in infants with cystic fibrosis associated with early diagnosis and intervention. Am J Clin Nutr 54:578–585
51. McKenna MC, Hubbard VS, Bieri JG (1985) Linoleic acid absorption from lipid supplements in patients with cystic fibrosis with pancreatic insufficiency and in control subjects. J Pediatr Gastroenterol Nutr 4:45–51
52. Meyer JH, Elashoff J, Porter-Fink V, Dressman J, Amidon GL (1988) Human postprandial gastric emptying of 1–3 millimeter spheres. Gastroenterology 94:1315–1325
53. Moore MC, Greene HL, Donald WD, Dunn GD (1986) Enteral-tube feeding as adjunct therapy in malnourished patients with cystic fibrosis: a clinical study and literature review. Am J Clin Nutr 44:33–41
54. Nielsen OH, Larsen BF (1982) The incidence of anemia, hypoproteinemia, and edema in infants as presenting symptoms of cystic fibrosis: a retrospective survey of the frequency of this symptom complex in 130 patients with cystiv fibrosis. J Pediatr Gastroenterol Nutr 1:355–359
55. Nussbaum E, Boat TF, Wood RE, Doershuk CF (1979) Cystic fibrosis with acute hypoelectrolemia and metabolic alkalosis in infancy. AM J Dis Child 133:965–966
56. O'Loughlin E, Forbes D, Parsons H, Scott B, Cooper D, Gall G (1986) Nutritional rehabilitation of malnourished patients with cystic fibrosis. Am J Clin Nutr 43:732–737
57. O'Rawe A, McIntosh I, Dodge JA, Brock DJH, Redmond AOB, Ward R, Mac Pherson AJS (1992) Increased energy expenditure in cystic fibrosis is associated with specific mutation. Clin Sci 82:71–76
58. Parsons HG, Beaudy P, Dumas A, Pencharz PB (1983) Energy needs and growth in children with cystic fibrosis. J Pediatr Gastroenterol Nutr 2:44–49
59. Pelekanos JT, Holt TL, Ward LC, Cleghorn GJ, Shepherd RW (1990) Protein turnover in malnourished patients with cystic fibrosis: effects of elemental and

nonelemental nutritional supplements. J Pediatr Gastroenterol Nutr 10: 339–343
60. Ramsey BW, Farrell PM, Pencharz P, and the Consensus Committee (1992) Nutritional assessment and management in cystic fibrosis: a consensus report. Am J Clin Nutr 55:108–116
61. Rayner RJ, Tyrell JC, Hiller EJ, Marenah C, Neugebauer MA, Vernon SA, Brimlow G (1989) Night blindness and conjunctival xerosis caused by vitamin A deficiency in patients with cystic fibrosis. Arch Dis Child 64:1151–1156
62. Reardon MC, Hammond KB, Accurso FJ, Fisher CD, McCabe ERB, Cotton EK, Bowman CM (1984) Nutritional deficits exist before 2 months of age in some infants with cystic fibrosis identified by screening test. J Pediatr 105:271–274
63. Reisman J, Petrou C, Corey M, Stringer D, Durie P, Levison H (1989) Hypoalbuminemia at initial examination in patients with cystic fibrosis. J Pediatr 115:755–758
64. Reiter EO, Brugman SM, Pike JW, Pitt M, Dokoh S, Haussler MR, Gerstle RS, Taussig LM (1985) Vitamin D metabolites in adolescents and young adults with cystic fibrosis: effects of sun and season. J Pediatr 106:21–26
65. Shepherd RW, Holt TL, Thomas BJ, Kay L, Isles A, Francis PJ, Ward LC (1986) Nutritional rehabilitation in cystic fibrosis: controlled studies of effects on nutritional growth retardation, body protein turnover and the course of pulmonary disease. J Pediatr 109:788–794
66. Shepherd RW, Vasques-Velasquez L, Prentice A, Holt TL, Coward WA, Lucas A (1988) Increased energy eypenditure in young children with cystic fibrosis. Lancet 1:1300–1303
67. Shmerling DH, Forrer JCW, Prader A (1970) Fecal fat and nitrogen in healthy children and in children with malabsorption or maldigestion. Pediatrics 5:690–695
68. Sokol RJ, Reardon MC, Accurso FJ, Stall C, Narkewicz M, Abman SH, Hammond BK (1989) Fat-soluble-vitamin status during the first year of life in infants with cystic fibrosis identified by screening of newborns. Am J Clin Nutr 50:1064–1071
69. Steinkamp G, Rühl I, Müller MJ, von der Hardt H (1989) Increased resting energy expenditure is related to the severity of lung disease in cystic fibrosis. Pediatr Pulmonol [Suppl] 4:146 (Abstract)
70. Steinkamp G, Rühl I, von der Hardt H (1990) Long-term effects of nocturnal gastrostomy feedings on nutritional status and lung function in CF. Pediatric Pulmonol [Supl] 5:267 (Abstact)
71. Strandvik B, Brönnegard M, Gilljam H, Carlstedt-Duke J (1988) Relation between defective regulation of arachidonic acid release and symptoms in cystic fibrosis. Scand J Gastroenterol 23 [Suppl 143]:1–4
72. Stutts MJ, Knowles MR, Gatzy JT, Boucher RC (1986) Oxygen consumption and ouabain binding sites in cystic fibrosis nasal epithelium. Pediatr Res 20:1316–1320

73. Thompson GN, Robb TA, Davidson GP (1987) Taurine supplementation, fat absorption, and growth in cystic fibrosis. J Pediatr 111:501–506
74. Thompson GN (1988) Excessive taurine loss predisposes to taurine deficiency in cystic fibrosis. J Pediatr Gastroenterol Nutr 7:214–219
75. Tomezsko JL, Stallings V, Scanlin TF (1992) Dietary intake of healthy children with cystic fibrosis compared with normal control children. Pediatrics 90:547–553
76. Vaisman N, Pencharz PB, Corey M, Canny GJ, Hahn E (1987a) Energy expenditure of patients with cystic fibrosis. J Pediatr 111:496–500
77. Vaisman N, Levy LD, Pencharz PB, Tan YK, Soldin SJ, Canny GJ, Hahn E (1987b) Effect of salbutamol on resting energy expenditure in patients with cystic fibrosis. J Pediatr 111:137–139
78. Vaisman N, Clarke R, Rossi M, Goldberg E, Zello GA, Pencharz PB (1992) Protein turnover and resting energy expenditure in patients with undernutrition and chronic lung disease. Am J Clin Nutr 55:63–69
79. Vernon SA, Neugebauer MAZ, Brimlow G, Tyrell JC, Hiller EJ (1989) Conjunctival xerosis in cystic fibrosis. J R Soc Med 82:46–47
80. Walters TR, Koch HF (1972) Hemorrhagic diathesis and cystic fibrosis in infancy. Am J Dis Child 124:641–643
81. Waters DL, Dorney SFA, Gaskin KJ, Gruca MA, O'Halloran M, Wilcken B (1990) Pancreatic function in infants indentified as having cystic fibrosis in a neonatal screening program. N Engl J Med 322:303–308
82. Weber AM, Roy CC, Morin CL, Lasalle R (1973) Malabsorption of bile acids in children with cystic fibrosis. N Engl J Med 289:1001–1005

Einfluß von Ernährungsfaktoren auf Entstehung und Verlauf der chronischen Lungenerkrankung nach Frühgeburt (BPD)

M. Griese

Chronische Lungenerkrankung nach Frühgeburt

Die Überlebenschancen von immer kleineren Frühgeburten sind in den letzten Dekaden kontinuierlich angestiegen. So lag 1970 das Gewicht, bei welchem die Hälfte der Kinder überlebte, noch bei 1100 g, während es 1992 nur etwa 700 g beträgt. Diese extrem unreifen Neugeborenen haben ein sehr hohes Risiko, eine chronische Lungenerkrankung nach Frühgeburt, die sog. bronchopulmonale Dysplasie (BPD), zu entwickeln. Deshalb hat parallel mit der verbesserten Überlebensrate auch die Inzidenz der BPD stetig zugenommen [24]. Nach allgemeiner Übereinkunft liegt dann eine BPD vor, wenn eine Sauerstoffabhängigkeit für mehr als 28 Tage nach der Geburt besteht. Der Verlauf der Erkrankung kann milde, aber auch kompliziert und langwierig sein. Während der Kindheit lassen sich mit abnehmender Ausprägung meist obstruktive Lungenfunktionsstörungen, bei einem Teil der Patienten sogar bis ins Erwachsenenalter hinein nachweisen [24]. Trotz intensiver Bemühungen in der Neonatalperiode die schädigenden Faktoren maximal zu reduzieren und protektive Mechanismen zu stärken, wurde ein entscheidender Durchbruch bei der Prävention und Therapie der BPD bisher jedoch noch nicht erzielt. Mitursache hierfür ist die multikausale Bedingtheit der Erkrankung. In Tabelle 1 sind die bisher identifizierten pathogenetischen Prinzipien dargestellt. Zusätzliche mannigfaltige Wechselbeziehungen zwischen den verschiedenen pathogenetischen Faktoren erhöhen die Komplexität. Dies trifft insbesondere für die Flüssigkeits- und Nahrungszufuhr zu. Ziel dieser Arbeit ist es daher, die Auswirkungen der Ernäh-

Tabelle 1. Pathogenetische Faktoren und bekannte protektive Systeme bei der chronischen Lungenerkrankung nach Frühgeburt. (*TRH* „thyreotropin releasing hormone", *DNCG* Dinatriumchromoglykat)

Genetische Faktoren	
Lungenunreife	Glukokortikoide/TRH, Ambroxol
Surfactantmangel	Surfactantsubstitution
Sauerstofftoxizität	Antioxidative Schutzsysteme
Barotrauma	
Infektionen und Entzündungsprozesse	Antibiotika/Virostatika
Proteolyse	Proteinaseinhibitorsysteme
Atemwegsobstruktion	Bronchodilatatoren
Hyperreagibles Bronchialsystem	DNCG, Ketotifen
Wachstumsfaktorimbalance	
Ineffiziente Reparaturmechanismen	
Flüssigkeitsüberladung	Ausgewogene Bilanz
Mangel- und Unterernährung	Optimale Ernährung

rung auf die übrigen Mechanismen der Krankheitsentstehung bei der BPD darzustellen.

Einfluß von Ernährungsfaktoren

Altersabhängigkeit der ernährungsbedingten Lungenschädigung

Das Anlegen und Auffüllen von Energiereserven in Form von Fett oder Glykogen erfolgt beim Feten vorwiegend während der letzten Wochen der Schwangerschaft. So hat ein Frühgeborenes der 26. SSW nur etwa 110 kcal Nichtproteinenergiereserve pro kg Körpergewicht (entsprechend ungefähr 2% Fett des Körpergewichts (KG) und weniger als 0,5% Glykogen) im Vergleich zu etwa 1500 kcal/kg KG (entsprechend ungefähr 15% Fett und 1,2% Glykogen) bei einem Reifgeborenen [13]. Obgleich schon direkt postnatal auch bei den kleinen Frühgeborenen, nicht zuletzt durch das intrauterine Verschlucken von Amnionflüssigkeit, der Magen-Darm-Trakt auf die perorale Nahrungszufuhr vorbereitet ist, lassen die vielfältigen respiratorischen und infektiologischen Probleme die Ernährung oft in den Hintergrund treten. So kommen Frühgeborene schnell in eine ausgeprägte Mangel- oder Unterernährungssituation („acute semistarvation") [54], und so erscheinen tierexperimentelle Modelle mit reduzierter Nahrungszufuhr zur Untersuchung dieser Zusammenhänge adäquat. Hinzu kommt, daß sich die menschliche Lunge von der 24.–40. SSW erst im Entwicklungsstadium der „Sacculus"lunge befindet, die Alveolarisation gerade beginnt und sich bis zum 8. Lebensjahr fortsetzt. In Übereinstimmung mit dieser labilen Situation des menschlichen Frühgeborenen zeigen Experimente an neugeborenen Tieren erwartungsgemäß eine Abhängigkeit der ernährungsbedingten Lungenschädigung vom jeweiligen perinatalen Alter [30].

Klinische Studien und tierexperimentelle Daten

Obgleich wenig beachtet und erst kürzlich als umfassende Hypothese formuliert [13] liegen dennoch seit langem eine Vielfalt von Informationen aus Tierexperimenten (Tabelle 3) und z. T. auch vom Menschen (Tabelle 2) vor, die die grundlegende Bedeutung von Ernährungsfaktoren bei der Entstehung einer chronischen Lungenerkrankung belegen.

Der klinisch am längsten bekannte Ernährungsfaktor hinsichtlich seiner Rolle bei der Entstehung einer chronischen Lungenerkrankung ist die *Menge an Flüssigkeitszufuhr in den ersten Lebenstagen* [3]. Obgleich die genauen Pathomechanismen unklar sind, ist eine übermäßige Zufuhr von kristallinem oder kolloidalem Volumen eng mit der Entstehung einer chronischen Lungenerkrankung nach Frühgeburt assoziiert [49, 50] und wahrscheinlich auf eine ödematöse Schädigung der Lunge im Zusammenwirken mit den übrigen Pathogenesefaktoren zurückzuführen [37].

Eine *generelle Unter- bzw. Mangelversorgung* mit den verschiedensten Nahrungsstoffen beeinflußt über vielfältige Wege den Verlauf der Lungenerkrankung nach Frühgeburt. In placebokontrollierten Doppelblindstudien an Frühgeborenen wurde gezeigt, daß die Korrektur von Defiziten durch ausreichende Zufuhr von *Vitamin E* und *Vitamin A* sowie durch eine *Inositolsupplementation* auf

Tabelle 2. Klinische Studien zum Zusammenhang zwischen Ernährungsfaktoren und chronischer Lungenerkrankung nach Frühgeburt (BPD)

Zielgröße	Ernährungsfaktor	Literatur
Häufigkeit der BPD ↑	Erhöhte Flüssigkeitszufuhr	Brown et al. (1978) Von Marter et al. (1990) Palta et al. (1991)
Häufigkeit der BPD ↓	Flüssigkeitsrestriktion	Tammela et al. (1992)
Schweregrad des Atemnotsyndroms ↓	Inositolsupplementation	Hallman et al. (1986)
Inzidenz der BPD ↓	Inositolsupplementation	Hallman et al. (1992)
Inzidenz der BPD ↓ Inzidenz der BPD →	Vitamin-E-Gabe Vitamin-E-Gabe	Ehrenkrantz et al. (1978) Watts et al. (1991)
Wahrscheinlichkeit einer BPD ↑	Vitamin-A-Mangel	
Inzidenz der BPD ↓ O_2-Bedarf ↓ Maschinelle Beatmung ↓ Atemwegsinfektionen ↓ Frühgeborenenretinopathie ↓	Vitamin-A-Gabe	Hustead et al. (1984) Shennai et al. (1985) Shennai et al. (1987)
Inzidenz der BPD → O_2-Bedarf nach 31 Lebenstagen, sonstige Frühgeborenenkomplikationen →	Vitamin-A-Gabe	Pearson et al. (1992)

→ unverändert, ↓ vermindert, ↑ vermehrt.

Tabelle 3. Tierexperimentelle Untersuchungen zum Zusammenhang zwischen Ernährungsfaktoren und der Entstehung einer Lungenerkrankung. (*DPPC* Dipalmitoylphosphatidylcholin, *PUFA* vielfach ungesättigte Fettsäuren, *L/S-Ratio* Lecithin/Sphingomyelinratio)

Organfunktion	Beeinflußte Zielgröße	Relevanter Ernährungsfaktor	Spezies	Literatur
Lungenwachstum Lungendifferenzierung	Lungenproteinbiosynthese ↓ (komplette Hemmung)	Akute Unterernährung	Frühgeborenes Meerschweinchen	Kelly et al. (1992)
	Lungenoberfläche und Diffusionskapazität ↓	Altersabhängige Unterernährung	Neugeborenes Meerschweinchen	Lechner (1985)
	Lungengewicht ↓ Lungenproteingehalt ↓ Lungen-DNA-Gehalt ↓	Unterernährung + hoher O_2-Gehalt (additiv)	Ratte	Frank u. Groseclose (1982)
	Lungenwachstum ↓	Diätetisches Na^+-Defizit	Junge Ratte	Gallagher et al. (1990)
	Lungengewicht ↓ Lungenkollagengehalt ↓	Proteinmangelernährung	Neugeborene Ratte	Myers et al. (1983)
Pulmonale Reparaturprozesse	Lungenelastinsynthese ↓ Lungenkollagensynthese ↓ Kompensatorisches Lungenwachstum nach Pneumektomie ↓	Chronische Unterernährung	Neugeborene und erwachsene Ratte	Sahebjami (1980, 1985)
		Diätetisches Na^+-Defizit	Junge Ratte	Gallagher et al. (1990)
Pulmonale oxidative Resistenz	Überleben in hohem O_2 ↑ Lungengehalt an PUFA ↑	Hoher Gehalt an PUFA, unabhängig, ob n-6 oder n-3-Fettsäuren; *oral* appliziert	Neugeborene Ratte	Sosenko et al. (1988)

Tabelle 3 (Fortsetzung)

Organfunktion	Beeinflußte Zielgröße	Relevanter Ernährungsfaktor	Spezies	Literatur
	Überleben in hohem O_2 ↑ Lungengehalt an PUFA ↑ Klinischer Zustand ↑, Lungenpathologie ↓	Ernährung der mütterlichen Ratte 3 Wochen vor und während der Schwangerschaft sowie Laktation mit einer Nahrung mit hohem PUFA-Gehalt (Intralipid)	Neugeborene Ratte	Sosenko et al. (1991)
	Überleben in hohem O_2 ↓	Protein- und Aminosäurendefizit (insbesondere S-haltige Aminosäuren)	Ratte	Deneke et al. (1983)
	Enzymatische antioxidative Kapazität ↑ Morphologischer Lungenschaden ↓	Vitamin-E-Gabe	Neugeborenes Kaninchen	Wender et al. (1981)
Lokale immunologische Funktion der Lunge	Ortsständige zelluläre und humorale Immunregulation ↓	Allgemeine Unterernährung und spez. Defizite	Mensch	Edelmann et al. (1986) Schroten (in diesem Bd.)
	Unterschiedliche Aktivierung der Phagozytose von Alveolarmakrophagen-Subpopulationen durch Surfactant und Surfactantprotein A	Unterernährung	Ratte	Sakai et al. (1992)

↓ vermindert, ↑ vermehrt.

Einfluß von Ernährungsfaktoren auf Lungenerkrankung 197

Resistenz gegen Barotrauma	Verlust von Flimmerepithel Squamöse Epithelmetaplasie	Vitamin-A-Mangel	Ratte	Anzano et al. (1980)
Surfactantproduktion	Lungenphospholipidgehalt ↓	Akute Unterernährung	Neugeborene Ratte	Gross et al. (1976)
	Pulmonale Fettsäurebiosynthese ↓	Akute Unterernährung	Neugeborene Ratte	Gross et al. (1975)
	Minimale Oberflächenspannung in den Lungen ↑	Akute Unterernährung	Ratte	Faridy (1970)
	Surfactantmenge ↓	Akute Unterernährung	Junge Ratte	Brown et al. (1984)
	Potenzierung des Glukokortikoid-induzierten Surfactantanstiegs L/S-Ratio (besser)	Pränatale Inositolsupplementation	Fetales Kaninchen	Hallman (1984)
	Phospholipidgehalt der Lunge ↑ Pulmonaler Gehalt an DPPC ↑ Anzahl der Lamellenkörperchen in Typ-2-Pneumozytenprogenitorzellen ↑	Pränatale Inositolsupplementation Pränatale Carnitinsupplementation	Menschliches Frühgeborenes Ratte	Hallman et al. (1987) Lohninger et al. (1990)
	DPPC-Konzentration in Lamellenkörperchen oder Surfactantdefizit in Nichtlamellenkörperchenkompartimenten ↓	Pränatale Kalorienrestriktion	Neugeborenes Meerschweinchen	Lin et al. (1991)
	DPPC-Gehalt der Lunge ↓ DPPC-Gehalt wird komplett bzw. partiell korrigiert	Pränatale Protein- und Kalorien-Unterernährung Postnatale Inositolsupplementation bzw. Lipidsupplementation	Neugeborene Ratte	Guarner et al. (1992)

Serumspiegel, wie sie normalerweise durch Stillen erzielt werden, zu einer Reduktion der Inzidenz und Schwere der BPD führten (Tabelle 2).

Tierexperimentelle Untersuchungen (Tabelle 3) geben Aufschluß über den Effekt weiterer spezifischer Nahrungsfaktoren. So ist der positive Einfluß einer *Carnitin*supplementation sowie eines hohen Gehalts an *vielfach ungesättigten Fettsäuren* bekannt. Viele Studien belegen den modulierenden Effekt unterschiedlicher Nahrungsregimes auf das *pulmonale Surfactantsystem*. Darüber hinaus wird spekuliert, daß noch eine ganze Reihe von anderen Pathomechanismen aktiv ist. Diese betreffen die Spurenelemente *Kupfer, Zink, Mangan oder Selen*, die bei vielen enzymatischen Reparaturvorgängen und bei der oxidativen Resistenz eine große Rolle spielen (s. unten). Die Auswirkungen von Unterernährung auf die Atemmuskulatur ist bei Neugeborenen bisher nur wenig untersucht [2, 31].

Praktische Aspekte bei der Ernährung von Frühgeborenen mit Lungenproblemen

Die Ernährung von Frühgeborenen ist nicht einfach und bedarf vieler Erfahrung und eines konstanten Versorgungsprotokolls. Praktische Hinweise finden sich im Bericht der ESPGAN [10] und einige theoretische Details bei Neu et al. [35].

Adäquate Flüssigkeitszufuhr

Während des *1. Lebenstages* haben sich bei Frühgeborenen unter 2000 g 60–80 ml/kg Körpergewicht an kristalliner Flüssigkeitszufuhr, *einschließlich* der Volumina im Rahmen von Medikationen und sonstigen Zusätzen, wie Kalziumglukonat (10%, 5 ml/kg) und der oral zugeführten Flüssigkeit bewährt. Je nach klinischem Bild (z. B. kein symptomatischer Ductus arteriosus) und Urinausscheidung, können am 2. und 3. Tag je 15 ml/kg Körpergewicht mehr an Flüssigkeit gegeben werden. Die i. v.-Lösungen sollten Glukose

10% und Aminosäuren für Neugeborene (10%) im Verhältnis 6 zu 1 enthalten. An dem *2. Lebenstag* können zusätzlich Natrium, Kalium, Spurenelemente, Vitamine und Fett verabreicht werden. Spätestens ab dem *3. Lebenstag* ist auf die Zufuhr von Phosphat (Natriumglyzerophosphat, etwa 1,5 mmol/kg Tag, bei Kindern unter 1500 g 2,5 mmol/kg Tag zusammen mit 20%igem Kalziumglukonat, 5 ml/kg Tag) zu achten. Sollten gleichzeitig mit dieser relativ eingeschränkten Flüssigkeitszufuhr Volumen- bzw. Blutdruckprobleme bestehen, ist an eine frühzeitige Gabe von Erythrozyten zu denken, insbesondere wenn der Hämatokrit unter 45 Vol% liegt. Erythrozyten haben den Vorteil, daß sie im Gegensatz zu Plasmaproteinen oder Albumininfusionen länger intravasal verbleiben und nicht bei pulmonalem oder generalisiertem Kapillarleck ins Interstitium oder intraalveolär diffundieren. Die extravasal liegenden Proteine sind volumenwirksam und können so das Lungenödem verstärken und zur Inaktivation von Surfactant sowie einer Störung des Surfactantmetabolismus (Recycling) führen.

Enterale Nahrungszufuhr

Der orale Nahrungsaufbau via Sondenfütterung ist auch bei Kindern unter 1500 g früh postpartal möglich und bietet den Vorteil der einfachen Zufuhr von Nahrung mit relativ hoher Kaloriendichte. Einige Stunden nach der Geburt können 1–2 ml 10%iger Glucose gegeben werden und dann im Alter von 5–6 h mit der 3stündlichen Gabe von 1–2 ml (<1000 g) oder 1–5 ml (<2000 g) von Muttermilch oder einer verdünnten Frühgeborenennahrung begonnen werden. Die Beurteilung der Verträglichkeit und die Entscheidung über die weitere Steigerung (1–2 ml pro Tag pro Mahlzeit) ist weniger abhängig von der Farbe und Größe der Magenreste oder ob das Kind in den ersten Tagen Mekonium abgesetzt hat, als vielmehr von der Erfahrung und kontinuierlichen Beobachtung des Kindes durch die Intensivschwester. Ab einer Nahrungsmenge von 5 ml pro Mahlzeit wird der Muttermilch ein Muttermilchverstärker (z. B. 5 g FM85 pro 100 ml) zugesetzt. Bei umsichtigem Einsatz ist die Inzidenz von ernsthaften gastrointestinalen Komplikationen einschließlich einer

nekrotisierenden Enterokolitis nicht erhöht und wurde sogar mit niedrigerer Häufigkeit gefunden, wenn die enterale Nahrungszufuhr nicht zu lange verzögert wurde [29, 36].
Im späteren Verlauf ist es realistisch, bei Frühgeborenen mit chronischer Lungenerkrankung eine Kalorienzufuhr von 110 bis 150 kcal/kg KG Tag anzustreben und so eine Gewichtszunahme von 10 bis 20 g/Tag zu erreichen. Dies bedeutet bei Verwendung von Nahrungen mit 75–85 kcal/100 ml eine Flüssigkeitsbelastung von etwa 130–175 ml/kg KG Tag. Insbesondere bei gleichzeitiger diuretischer Therapie ist auf eine ausreichende Natriumchlorid- und Natriumphosphatzufuhr zu achten. Oft viel wichtiger als eine maximale Flüssigkeitsrestriktion oder Kalorienzufuhr ist bei diesen Kindern eine angenehme und ruhige Pflege und Versorgung in einer entspannten und zufriedenstellenden Atmosphäre. Da eine relative Hypoxämie mit der Nahrungsaufnahme im Magen-Darm-Trakt interferiert [2] und es oft erst nach einer Optimierung der Sauerstofftherapie zu einer Beschleunigung des somatischen Wachstums und auch der Lungenreparaturprozesse kommt, ist hier *nicht* die Unterernährung der limitierende Faktor. Daher ist insbesondere bei diesen oft älteren Kindern auf eine großzügige und ausreichende Sauerstoffversorgung zu achten.

Intravenöse Lipidzufuhr

Aufgrund der potentiellen Verstärkung einer Hyperbilirubinämie und Verschlechterung der Oxygenierung wurde traditionell bei unreifen Frühgeborenen die intravenöse Gabe von Fett eher zurückhaltend gehandhabt. Neuere Daten und klinische Erfahrungen belegen jedoch, daß bei Beachtung spezifischer Dosis- und Infusionsrichtlinien die Gabe von Fett auch bei sehr kleinen Frühgeborenen nicht unsicher ist. Ab dem 2. Lebenstag kann Fett als Dauerinfusion (über 20–24 h) in einer Dosis von 0,5 g/kg KG Tag gegeben werden. Man steigert die Zufuhr täglich um 0,5 g/kg KG bis zu 2,0 g/kg KG Tag. Die Verwendung der 20%igen Fettzubereitung hält einerseits das zu infundierende Volumen gering, andererseits bleibt auch der Anteil an mitinfundierten, emulgierenden Phospholipiden klein [28]. Im Gegensatz zur 10%igen Präparation wurden bei Verwendung von 20%igen Fettlösungen keine signifikanten Erhöhungen der Serumtriglyzeridspiegel im Vergleich zum Ausgangswert vor Therapiebeginn beobachtet [23]. Sollte dies dennoch der Fall sein, ist eine sorgfältige Familienanamnese zu erheben und es sind andere Ursachen zu bedenken [53]. Die Zufuhr von Fett verhindert den bei über 50% der Frühgeborenen unter Glukose-Aminosäuren-Infusion nach 5−7 Tagen auftretenden Mangel an essentiellen Fettsäuren [18, 27]. Darüber hinaus wird eine vermehrte CO_2-Produktion verhindert, die mit der energieverbrauchenden Konversion von Glukose zu Fett anfällt und manchmal bei grenzwertiger respiratorischer Situation eine Rolle spielen mag. Eine höhere Fettzufuhr von z. B. mehr als 3 g/kg KG Tag kann sich in einer Störung der pulmonalen Diffusionskapazität [40] bemerkbar machen und sollte ebenso wie noch höhere Dosierungen, die in retrospektiven Studien mit Störungen des respiratorischen Systems einhergingen, vermieden werden [6, 39].

Versorgung mit Spurenelementen und Vitaminen

Viele Mineralien finden sich erst im letzten Teil der Schwangerschaft in ausreichenden Mengen beim Feten. Da sie als Kofaktoren vieler Enzyme sowohl bei pulmonalen Reparaturprozessen (Kupfer für die Lysyloxidase bei der Lungengerüstsynthese; Zink für die Thymidinkinase und die RNA-Polymerase) als auch bei der oxidativen Resistenz (Selen für die Glutathionperoxidase; Kupfer, Zink und Mangan für die Superoxiddismutase) eine wichtige Rolle spielen, sollten sie ab dem 2. Lebenstag bei allen Frühgeborenen zugeführt werden (1 ml Inzolen infantibus sine NaK). Eine ausreichende Versorgung mit Vitamin A und Vitamin E reduziert die Häufigkeit und Schwere der chronischen Lungenerkrankungen nach Frühgeburt (Tabelle 2). Die in den neueren Studien [51] nicht mehr nachweisbaren protektiven Effekte erhöhter Vitamin-E-Zufuhr sind am ehesten auf eine verbesserte Grundversorgung der Frühgeborenen mit diesem Vitamin zurückzuführen [24]. Ähnliche Beobachtungen wurden kürzlich für Vitamin A berichtet [38].

Ernährungsfaktoren spielen eine signifikante Rolle bei der Entstehung und im Verlauf der chronischen Lungenerkrankungen nach Frühgeburt. Jedoch nicht die einfache Applikation einzelner Komponenten, sondern eine bedarfsgerechte und optimierte Nahrungszufuhr kann aufgrund der vielfachen Wechselbeziehungen zwischen Ernährung und den anderen Pathogenesefaktoren einen wesentlichen Beitrag leisten, den nichterwünschten Übergang von der akuten (neonatales Atemnotsyndrom) in die chronische Lungenerkrankung nach Frühgeburt zu reduzieren. Damit eröffnet sich die Chance eines präventiven Eingreifens und so durch eine adäquate Ernährung eine verbesserte Abwehrkapazität gegenüber den Schäden der Hypoxie, der mechanischen Beatmung und den infektiösen Komplikationen zu gewährleisten und ausreichende Reparatur- und Wachstumsvorgänge der geschädigten Lunge zu induzieren.

Literatur

1. Anzano MA, Olson JA, Lamb AJ (1980) Morphologic alterations in the trachea and the salivary gland following the induction of rapid synchronous vitamin A deficiency in rats. Am J Pathol 98:7171–7180
2. Askanazi J, Weissman C, Rosenbaum SH (1982) Nutrition and the respiratory system. Crit Care Med 10:163–172
3. Brown ER, Stark A, Sosenko I, Lawson EE, Avery ME (1978) Bronchopulmonary dysplasia: possible relationship to pulmonary edema. J Pediatr 92:982–984
4. Brown LAS, Bliss AS, Longmore WJ (1984) Effect of nutritional status on the lung surfactant system: food deprivation and caloric restriction. Exp Lung Res 6:133–147
5. Bruce MC, Wedig E, Jentoft N, Martin RC, Cheng PW, Boat TF, Fanaroff AA (1985) Altered urinary excretion of elastin cross-links in premature infants who develop bronchopulmonary dysplasia. Am Rev Respir Dis 131:568–572
6. Cooke RWI (1991) Factors associated with chronic lung disease in preterm infants. Arch Dis Child 66:776–779
7. Deneke SM, Gershoff SN, Fanburg BL (1983) Potentiation of oxygen toxicity in rats by dietary protein or amino acid deficiency. J Appl Physiol 54:147–151
8. Edelman NH, Rucker RB, Peavy HH (1986) Nutrition and the respiratory system. Am Rev Respir Dis 134:347–352
9. Ehrenkranz RA, Bonta BW, Ablow RC, Warshaw JB (1978) Amelioration of bronchopulmonary dysplasia after vitamin E administration. A preliminary report. N Engl J Med 299:564–569

10. ESPGAN Committee on Nutrition of the preterm infant (1987) Nutrition and feeding of preterm infants. Acta Paediatr Scand [Suppl] 336:1–14
11. Faridy EE (1970) Effect of food and water deprivation on surface activity of rat lungs. J Appl Physiol 29:493–498
12. Frank L, Groseclose EE (1982) Oxygen toxicity in newborns: the adverse effects of undernutrition. J Appl Physiol 53:1248–1255
13. Frank L, Sosenko IRS (1988) Undernutrition as a major contributing factor in the pathogenesis of bronchopulmonary dysplasia. Am Rev Respir Dis 138:725–729
14. Gallagher KJ, Wolpert E, Wassner S, Rannels DE (1990) Effect of diet induced sodium deficiency on normal and compensatory growth of the lung in young rats. Pediatr Res 28:455–459
15. Gross I, Ilic I, Wilson CM, Rooney SA (1976) The influence of postnatal nutritional deprivation on the phospholipid content of developing rat lung. Biochim Biophys Acta 441:412–442
16. Gross I, Rooney SA, Warshaw JB (1975) The inhibition of enzymes related to pulmonary fatty acid and phospholipid synthesis by dietary deprivation in the rat. Biochem Biophys Res Commun 64:59–63
17. Guarner V, Tordet C, Bourbon JR (1992) Effects of maternal protein-calorie malnutrition on the phospholipid composition of surfactant isolated from fetal and neonatal rat lungs. Compensation by inositol and lipid supplementation. Pediatr Res 31:629–635
18. Gutcher GR, Farrell PM (1991) Intravenous infusion of lipid for the prevention of essential fatty acid deficiency in premature infants. Am J Clin Nutr 54:1024–1028
19. Hallman M (1984) Effect of extracellular myo-inositol on surfactant phospholipid synthesis in the fetal rabbit lung. Biochim Biophys Acta 795:67–78
20. Hallman M, Arjomaa P, Hoppu K (1987) Inositol supplementation in respiratory distress syndrome: relationship between serum concentration, renal excretion, and lung effluent phospholipids. J Pediatr 110:604–610
21. Hallman M, Jarvenpaa AL, Pohjavuori M (1986) Respiratory distress syndrome and inositol supplementation in preterm infants. Arch Dis Child 61:1076–1079
22. Hallman M, Bry K, Hoppu K, Lappi M, Pohjavuori M (1992) Inositol supplementation in Premature infants with respiratory distress syndrome. N Engl J Med 326:1233–1239
23. Hanssler L, Schlotzer E, Blenkers B, Roll C, Zhou C, Kordass U (1992) Elimination von Fettemulsionen unterschiedlicher Konzentration aus dem Serum. Klin Pädiatr 204:27–33
24. Hazinski TA (1990) Bronchopulmonary dysplasia. In: Chernic V (eds) Kendig's disorders of the respiratory tract in children. Saunders, Philadelphia, pp 300–320
25. Hustead VA, Gutcher GR, Anderson SA, Zachman RD (1984) Relationship of vitamin A (retinol) to lung disease in the preterm infant. J Pediatr 105:610–615
26. Kelly FJ, Fussell JC, Postle TD (1992) Effect of acute food restriction on pulmonary growth and protein turnover in preterm guinea pigs. Am J Physiol 262:E240–245

27. Koletzko B (1986) Essentielle Fettsäuren: Bedeutung für Medizin und Ernährung. Akt Endokr Stoffwechselkr 7:18–27
28. Koletzko B, Filler R, Heim T: Stoffwechsel einer Lipidemulsion bei parenteral ernährten Neugeborenen: Analyse der Plasma-Lipoproteine. In: Grünert A, Reinauer H (Hrsg) Das Problem „Fett" in der Ernährungstherapie. Karger, Basel (im Druck)
29. LaGamma EF, Ostertag SG, Birenbaum H (1985) Failure of delayed oral feedings to prevent necrotizing enterocolitis. Results of study in very-low-birth weight neonates. Am J Dis Child 139:385–390
30. Lechner AJ (1985) Perinatal age determines the severity of retarded lung development induced by starvation. Am Rev Respir Dis 131:638–643
31. Lewis MI, Belman MJ (1988) Nutrition and the respiratory muscles. Clin Chest Med 9:337–348
32. Lin Y, Lechner AJ (1991) Surfactant content and type II cell development in fetal guinea pig lungs during prenatal starvation. Pediatr Res 29:288–291
33. Lohninger A, Boeck P, Adak C, Feiks A, Kaiser E (1990) Effect of carnitine on foetal rat lung dipalmitoyl phosphatidylcholine content and lung morphology. J Clin Chem Clin Biochem 28:313–318
34. Myers BA, Dubick MA, Gerreits J, Rucker RB, Jackson AC, Reiser KM, Williams SM, Last JA (1983) Protein deficiency: effects on lung mechanics and the accumulation of collagen and elastin in rat lung. J Nutr 113:2308–2315
35. Neu J, Valentine C, Meetze W (1990) Scientifically-based strategies for nutrition of the high-risk low birth weight infant. Eur J Pediatr 150:2–13
36. Ostertag SG, LaGamma EF, Reisen CF, Ferentino FL (1986) Early enteral feeding does not affect the incidence of necrotizing enterocolitis. Pediatrics 77:275–280
37. Palta M, Gabbert D, Weinstein MR, Peters ME (1991) Multivariate assessment of traditional risk factors for chronic lung disease in very low birth weight neonates. J Pediatr 119:285–292
38. Pearson E, Bose C, Snidow T, Ransom L, Young T, Bose G, Stiles A (1992) Trial of vitamin A supplementation in very low birth weight infants at risk for bronchopulmonary dysplasia. J Pediatr 121:420–427
39. Pereira GP, Fox WW, Stanley CA, Baker L, Schwartz JG (1980) Decreased oxygenation and hyperlipemia during intravenous fat infusions in premature infants. Pediatrics 66:26–30
40. Piedboef B, Chessex P, Hazan J, Pineault M, Lavoie JC (1991) Total parenteral nutrition in the newborn infant: energy substrates and respiratory gas exchange. J Pediatr 118:97–102
41. Sahebjami H, McGee (1985) Effects of starvation on lung mechanics and biochemistry in young and old rats. J Appl Physiol 58:778–784
42. Sahebjami H, Vassallo CL (1980) Influence of starvation on enzyme induced emphysema. J Appl Physiol 48:284–288
43. Sakai K, Kweon MN, Kohri T, Kishino Y (1992) Effects of pulmonary surfactant and surfactant protein A on phagocytosis of fractionated alveolar macrophages: relationship to starvation. Cell Mol Biol 38:123–130

44. Shenai JP, Chytil F, Stahlman MT (1985) Vitamin A status in neonates with bronchopulmonary dysplasia. Pediatr Res 19:185–189
45. Shenai JP, Kennedy KA, Chytil F, Stahlman MT (1987) Clinical trial of vitamin A supplementation in infants susceptible to bronchopulmonary dysplasia. J Pediatr 111:269–277
46. Snyder JM, Mendelson CR, Johnston JM (1985) The morphology of lung development in the human fetus. In: Nelson GH (ed) Pulmonary development. Dekker, New York Basel, pp 19–46
47. Sosenko IRS, Innis SM, Frank L (1988) Polyunsaturated fatty acids and protection of newborn rats from oxygen toxicity. J Pediatr 112:630–637
48. Sosenko IRS, Innis SM, Frank L (1991) Intralipid increases lung polyunsaturated fatty acids and protects newborn rats from oxygen toxicity. Pediatr Res 30:413–417
49. Tammela OKT, Lanning FP, Koivisto ME (1992) The relationship of fluid restriction during the 1st month of life to the occurrence and severity of bronchopulmonary dysplasia in low birth weight infants: a 1-year radiological follow up. Eur J Pediatr 151:295–299
50. Van Marter LJ, Leviton A, Allred EN, Pagano M, Kuban KCK (1990) Hydration during the first days of life and the risk of bronchopulmonary dysplasia in low birth weight infants. J Pediatr 116:942–949
51. Watts JL, Ilner R, Zipursky A, Paes B, Ling E, Gill G, Fletcher B, Rand C (1991) Failure of supplementation with vitamin E to prevent bronchopulmonary dysplasia in infants < 1500 g birth weight. Eur Respir J 4:188–190
52. Wender DF, Thulin GE, Smith GJW, Warshaw JB (1981) Vitamin E effects lung biochemical and morphologic response to hyperoxia in the newborn rabbit. Pediatr Res 15:262–268
53. White RD (1990) Serum triglyceride concentrations in infants with bronchopulmonary dysplasia. J Pediatr 116:494
54. Ziegler EE (1991) Malnutrition in the premature infant. Acta Paediatr Scand [Suppl] 374:58–66

Nierenerkrankungen

C. Fabian-Bach, E. Bürkel, A.-M. Wingen und O. Mehls

In der Behandlung von Kindern mit Nierenerkrankungen stellt die Ernährungstherapie neben der medikamentösen Therapie und der Dialysebehandlung eine wichtige und ergänzende Maßnahme dar. Zu den Zielen der Ernährungstherapie zählen die Sicherung von Wachstum und Gedeihen, die Verminderung der Progression der Niereninsuffizienz, die Reduktion von Urämietoxinen aus dem Proteinstoffwechsel und der Ausgleich der Elektrolyt- und Wasserbilanz.

Wachstum und Energie

Ein bisher ungelöstes therapeutisches Problem bei Kindern mit Niereninsuffizienz stellt die Verzögerung der körperlichen Entwicklung und die Verminderung des Wachstums dar. Das Ausmaß der Wachstumsverzögerung ist abhängig von der Grunderkrankung, dem Grad der Niereninsuffizienz, dem Alter des Patienten bei Beginn der Erkrankung und der Therapie [34, 43]. Bereits im präterminalen Stadium der Niereninsuffizienz sind viele Kinder minderwüchsig [9], bei Dialysebeginn 30% der Patienten [43, 58]. Ca. 1/3 der niereninsuffizienten Kinder erreichen eine nur unter der Norm liegende Endgröße [56, 57].
Die Ursachen des renalen Minderwuchses sind vielfältig (Übersicht bei [45]) und bis heute nicht restlos geklärt. Periphere Wachstumshormonresistenz, Störungen des Vitamin-D-Stoffwechsels, sekundärer Hyperparathyroidismus [44], Salzmangel, Azidose [26], Anämie, Insulinresistenz, Malnutrition und „urämische Toxi-

ne" werden in unterschiedlichem Ausmaß für die Pathogenese der Wachstumsstörungen angeschuldigt.

Eine mangelnde Energie- und Nährstoffversorgung führt insbesondere im Säuglings- und Kleinkindesalter zu einem verminderten Wachstum. Liegt die Energiezufuhr unter etwa 80% der für gesunde Kinder empfohlenen Energiemenge [14, 20] kann es zu einer Beeinträchtigung des Wachstums kommen [3]. Einige Autoren nehmen für niereninsuffiziente Kinder bei jeder gegebenen Proteinzufuhr einen erhöhten Energiebedarf an [4, 12, 23], der wissenschaftlich jedoch nicht bewiesen werden konnte. Die Empfehlung für die Energiezufuhr orientiert sich daher an den Empfehlungen für gesunde Kinder und sollte annähernd 100% dieser Richtwerte betragen. Bemühungen, das Wachstum niereninsuffizienter Kinder jenseits des 3. Lebensjahres durch übermäßige Energiezufuhr zu verbessern, sind fehlgeschlagen [3].

Im Säuglingsalter hängt das Wachstum in erster Linie von der Energie- und Nährstoffversorgung und nicht von hormonellen Einflüssen ab. Die Energiezufuhr sollte daher sicherheitshalber über der durchschnittlichen Energiezufuhr des gesunden Säuglings liegen und ca. 120 kcal pro kg Körpergewicht und Tag [18]. Ungerechtfertigt scheint die Forderung nach einer Energiezufuhr von 150 kcal pro kg Körpergewicht und Tag [49], zumal die Autoren nicht beweisen konnten, daß die Patienten ein Aufholwachstum zeigten.

Bei peritonealdialysierten Patienten kommt es zu einer Resorption von Glukose aus dem Dialysat. Die Energiezufuhr erhöht sich dadurch um ca. 8–10 kcal/kg Körpergewicht und Tag [13, 55]. Da diese Kalorienmenge relativ zum Gesamtbedarf gering ist, wird sie i. allg. nicht berücksichtigt und stellt somit einen „Sicherheitsfaktor" dar.

Die Veränderung der Geschmackswahrnehmung [11], Appetitlosigkeit und eine niedrige spontane Nahrungsaufnahme [4, 23] erschweren die Sicherung einer adäquaten Energieversorgung. Insbesondere Säuglinge verweigern häufig die Nahrungsaufnahme, so daß der Einsatz einer nasogastralen Sonde zur teilweisen oder auch vollständigen Nahrungszufuhr notwendig ist. Das Wachstum und Gedeihen dieser Kinder kann hiermit entscheidend verbessert werden [1, 48, 61].

Eine ausgeprägte Mangelernährung, wie sie früher vielfach beobachtet wurde [5, 6, 16, 28], findet man heute nur noch selten [35, 42].
Die adäquate medikamentöse Therapie von Azidose, Elektrolytimbalanzen, Hypertonie und insbesondere die Korrektur der Anämie durch Erythropoietin und die Behandlung mit Wachstumshormon verbessern im Vergleich zu früher die spontane Nahrungsaufnahme vieler Patienten.
Ist die spontane Nahrungsaufnahme trotzdem zu gering (unter 80% der Empfehlungen), erfolgt eine Energiesupplementierung in Form von Kohlenhydraten und Fetten. Ernährungsphysiologisch günstig sind Maltodextrine und pflanzliche Öle. Wird die Nahrung sondiert, ist dies zu realisieren. Bei spontaner Nahrungsaufnahme und der Lebensmittelauswahl durch Patient und Familie wird eine Energiesupplementierung oft nur in Form von zuckerhaltigen Getränken, Süßigkeiten oder Sahne, Crème fraîche und Butter akzeptiert. Eine Alternative zu Wurst und Käse als Brotbelag stellt Pflanzencreme dar, die von vielen Kindern auch angenommen wird.

Verminderung der Progression der Niereninsuffizienz

Gegenwärtig wird in vielen klinischen Studien untersucht, ob es möglich ist, die Progredienz der Niereninsuffizienz durch die Restriktion der Proteinzufuhr zu verlangsamen [21, 40, 41, 51, 52]. Brenner et al. [8] konnten in Tierexperimenten zeigen, daß durch eine reduzierte Proteinzufuhr die Hyperfiltration der Restnephrone der erkrankten Niere vermindert werden kann. Damit ist eine mögliche Erklärung für die in Tierexperimenten beobachtete Verlangsamung der Progredienz der Niereninsuffizienz unter proteinreduzierter Kost gegeben [25, 47]. Unklar ist, ob die reduzierte Proteinzufuhr an sich oder die gleichzeitig reduzierte Phosphorzufuhr zur Verminderung der Hyperfiltration führt [39, 46, 62]. Kurzzeitstudien und Untersuchungen mit sehr geringen Fallzahlen bei Kindern mit chronischer Niereninsuffizienz schienen den positiven Effekt der Proteinrestriktion [27, 30, 50] zu bestätigen. Erste

Ergebnisse der European Study Group for Nutritional Treatment of Chronic Renal Failure in Childhood konnten jedoch während eines Beobachtungszeitraums von 2 Jahren keinen Unterschied zwischen der Progredienz der Niereninsuffizienz in der Studiengruppe mit proteinreduzierter Diät und der Kontrollgruppe finden [65, 66].
Von einigen Autoren werden auch andere Nährstoffe wie Fette [33] und Kohlenhydrate [38] für die Progredienz der Niereninsuffizienz verantwortlich gemacht. Derzeit ist eine wissenschaftlich begründbare Empfehlung, für die Zusammensetzung einer Diät zur Erhaltung der Nierenfunktion über die normalen Empfehlungen für eine gesunde Ernährung hinaus, nicht möglich.

Protein

Bei Fortschreiten der Niereninsuffizienz kommt es, bedingt durch die verminderte Ausscheidungsfunktion der Niere, zu einer Akkumulation von Harnstoff und möglichen Toxinen des Proteinstoffwechsels. Im fortgeschrittenen Stadium der chronischen Niereninsuffizienz wie auch bei akuter Niereninsuffizienz soll die Zufuhr an Nahrungsprotein soweit eingeschränkt werden, daß die Serumharnstoffkonzentration 200 mg % nicht überschreitet. Da es keinen Anhalt dafür gibt, daß der Proteinbedarf niereninsuffizienter Kinder über dem gesunder Kinder liegt, orientiert sich die Empfehlung für die Proteinzufuhr an den Empfehlungen für Gesunde. Ist eine Proteinrestriktion klinisch angezeigt, kann die Proteinzufuhr gefahrlos bis auf die empfohlene Menge reduziert werden. Eine Einschränkung darüber hinaus birgt die Gefahr der Wachstumsbeeinträchtigung.
Unter den heutigen Ernährungsgewohnheiten liegt die spontane Proteinaufnahme trotz häufig vorkommender Appetitlosigkeit, auch bei niereninsuffizienten Kindern, insbesondere bei Kleinkindern, weit über den Zufuhrempfehlungen [17, 42, 65]. Eine Proteinreduktion auf die Höhe der Empfehlungen erfordert daher eine einschneidende Ernährungsumstellung. Bei Säuglingen ist eine Zufuhr, die in etwa der eines gesunden, gestillten Säuglings ent-

spricht, ausreichend, zumal dann, wenn die Energiezufuhr ausreichend hoch ist. Dies bedeutet für den Säugling mit Niereninsuffizienz eine Proteinzufuhr von 1,7 g pro kg Körpergewicht und Tag in den ersten 3 Monaten und eine Zufuhr von 1,5 g ab dem 4. Monat [18].
Bei glomerulären Erkrankungen liegt häufig eine ausgeprägte Proteinurie vor, die zum Nephrotischen Syndrom mit Hypoproteinämie (Albumin unter 25 g/l) führen kann. Während früher eine proteinreiche Kost empfohlen wurde, sieht man heute davon ab, da eine erhöhte Proteinzufuhr den Grad der Proteinurie durch Hyperperfusieren der Niere steigert.
Trotz gleichzeitiger Steigerung der Proteinsynthese in der Leber resultiert somit kein Anstieg der Serum-Albuminkonzentration, sondern ein geringer Abfall [31, 32].
Bei Dialysenotwendigkeit kommt es durch den Dialysevorgang sowohl bei Hämodialyse als auch bei Peritonealdialyse zu einem Verlust an Aminosäuren bzw. Protein, der bei 0,1 – 0,3 g Protein pro kg Körpergewicht und Tag liegt [7, 15]. Selbst unter Berücksichtigung dieses Verlustes steht im Vordergrund der Ernährungsberatung auch bei Dialysepatienten die Einschränkung der Proteinzufuhr aufgrund der hohen spontanen Proteinaufnahme bei den meisten Kindern. Realistisch ist eine Zufuhr von etwa 150% der Zufuhrempfehlungen. Je nach Alter des Kindes entspricht dies 2,5 – 1,2 g pro kg Körpergewicht und Tag.
Proteinreiche Lebensmittel mit hoher biologischer Wertigkeit, die in kleinen Mengen gegessen werden dürfen, sind Fleisch und Wurstwaren. Milch, Milchprodukte, Käse und Eier sind für den regelmäßigen Verzehr weniger geeignet, da sie viel Phosphor enthalten. Hülsenfrüchte, Nüsse, Sojaprodukte und Pilze spielen in der Ernährung von Kindern keine große Rolle. Wurst und Käse als Brotbelag können durch Pflanzencreme oder Kräuterbutter ausgetauscht werden. Spezielle, energiereiche Trinknahrungen mit niedrigem Gehalt an Protein, Phosphor, Kalium und Natrium (Sonana Ren-o-mil) eignen sich zur Herstellung von Mixgetränken und Joghurt. Sie können auch zur Zubereitung von Speisen als Milchersatz (z. B. Pudding, Kartoffelbrei) verwendet werden.

Kalium, Natrium, Phosphor

Im präterminalen Stadium der Niereninsuffizienz kommt es bei Erkrankungen, die besonders die tubuläre Funktion beeinträchtigen, wie z. B. hypo- und dysplastischen Nieren, zu einer Polyurie mit erhöhter Ausscheidung von Natrium, Kalium und Phosphor, so daß in Abhängigkeit der Serumkonzentration eine medikamentöse Supplementierung notwendig ist. Insbesondere für Säuglinge oder Kinder, die ihre Nahrung nicht frei wählen, besteht die Gefahr einer Hyponatriämie und Gedeihstörung.

Bei Fortschreiten der Niereninsuffizienz bis zum Terminalstadium kommt es mit abnehmender Urinproduktion generell zu einer Retention von Kalium, Natrium und Phosphor. Zur Vermeidung von Elektrolytstörungen, Hypertonie und Herzrhythmusstörungen muß die Nahrungszufuhr dieser Mineralstoffe reduziert werden [22, 24, 37, 63]. Bei Kindern ist es nicht möglich, eine für alle Altersstufen gültige, quantitative Einschränkung anzugeben. Sinnvoller ist es, individuell in einer Ernährungsanamnese mineralstoffreiche Nahrungsmittel zu erfassen und die Auswahl und Menge in Abhängigkeit der Serumkonzentration (insbesondere Kalium und Phosphor) zu reduzieren. Generelle Verbote für bestimmte Lebensmittel werden möglichst vermieden und statt dessen Alternativen und abgewandelte Rezepturen für z. B. Tomatensoße, Pizza, Kartoffelchips angeboten. Von einem regelmäßigen Verzehr von Vollkornprodukten, die sehr kalium-, natrium- und phosphorreich sind, muß jedoch abgeraten werden.

Von besonderer klinischer Bedeutung ist die Einschränkung der Kaliumzufuhr. Die Serumkaliumkonzentration sollte zwischen 3,5 und 5,5 mmol/l liegen, bei Säuglingen nicht höher als 6 mmol/l. Kalium ist in allen Lebensmitteln enthalten, nicht jedoch in reinen Kohlenhydraten und Fetten. Zu kaliumreichen Lebensmitteln zählen Obst- und Gemüsesäfte, Schokolade, Kakao, Trockenfrüchte, Bananen, Nüsse, Ketchup und Kartoffelfertigprodukte wie Chips und Pommes frites. Diese Lebensmittel sollten nur in sehr kleinen Mengen und nicht regelmäßig gegessen werden, bei einem Kaliumspiegel über 5 mmol/l ganz gemieden werden. Durch küchentechnische Maßnahmen wie das mehrmalige Wässern und das Verwerten von Kochwasser kann der Kaliumgehalt von Kartoffeln und Gemüse um 30–50% reduziert werden, so daß auf den täglichen Verzehr dieser Lebensmittel nicht verzichtet werden muß (Kartoffeln ca. 100–130 g, Gemüse ca. 200 g). Auch kleine Mengen von Chips und Pommes frites aus gewässerten Kartoffeln können auf dem Wochenspeiseplan stehen. Wird Gemüse nicht kaliumarm zubereitet, z. B. für Salate, reduziert sich die Portion auf etwa 100–150 g je nach Alter des Kindes. Mehr als 1 Stück Obst (100–150 g) täglich sollte nicht gegessen werden.

Eine strenge Kochsalzreduzierung ist bei Kindern i. allg. über einen längeren Zeitraum nicht zu realisieren, so daß eine leicht gesalzene Kost empfohlen wird. Stark gesalzene Lebensmittel, wie gepökelte und geräucherte Speisen (roher Schinken, Mettwurst), Laugengebäck, Essiggurken, Brühwürfel, Sojasoße, Tomatenketchup und Fertigprodukte sollte gemieden werden. Kochsalzersatzmittel sind kaliumhaltig und somit ungeeignet. Statt Salz können Gewürze und Kräuter in üblichen Mengen verwendet werden.

Besondere Beachtung muß die Natriumbilanz des peritonealdialysierten Säuglings finden. Allein durch konvektiven Transport verliert ein Säugling ca. 6–10 mmol Na^+/kg Tag. Bei forcierter Dialyse kann der Verlust wesentlich höher liegen [36]. Die Natriumzufuhr/kg Körpergewicht durch Säuglingsmilchnahrungen liegt im Vergleich zur Natriumaufnahme von älteren Kindern weit niedriger. Aus diesem Grunde ist eine orale Natriumsubstitution in der Regel notwendig.

Die Serumphosphorkonzentration sollte zwischen 1,1 und 1,8 mmol/l liegen, bei Säuglingen zwischen 1,6 und 2,6 mmol/l. Lebensmittel, die proteinreich sind, enthalten auch viel Phosphor. Durch eine Bilanzierung der Proteinzufuhr wird somit auch die Phosphorzufuhr reduziert. Lebensmittel, meist Fertigprodukte, denen Phosphor in Form von Orthophosphorsäure als Antioxidans zugesetzt ist (u. a. Schmelzkäse, Schnelldesserts, Kuchenmischungen) sollten nicht verzehrt werden. Geeignete Nahrungsmittel sind wie bereits erwähnt u. a. aus Sonana Ren-o-mil zubereitete Speisen, phosphorarme Käsesorten wie Doppelrahmfrischkäse und Brie und als Brotaufstriche im Austausch gegen Wurst und Käse vegetarische Pasteten und Pflanzencreme.

Die alleinige Reduzierung der Phosphorzufuhr durch die Nahrung ist bei vielen Patienten nicht ausreichend, um den Serumphosphorspiegel zu senken, so daß zusätzlich Medikamente zur Phosphatbindung im Darm verordnet werden. Hierbei sind aluminiumhaltige Phosphatbinder zur Vermeidung einer Aluminiumintoxikation (Enzephalopathie, Osteomalazie) unbedingt zu vermeiden.

Wasser

Präterminal kommt es, wie bereits erwähnt, bei tubulären Erkrankungen aufgrund des verminderten Konzentrationsvermögens der Niere zu einer Polyurie. Die Trinkmenge der Patienten kann bei ca. 2–4 l pro Tag liegen. Trotz der hohen Trinkmenge kann eine Einschränkung der extrazellulären Flüssigkeit und eine geringe Exsikkose vorliegen. Aus diesem Grund darf die Flüssigkeitszufuhr dieser Patienten keinesfalls eingeschränkt werden. Während fieberhaften Erkrankungen und bei Durchfällen muß die Flüssigkeitszufuhr notfalls mittels Infusionen sichergestellt werden.
Im Terminalstadium der Niereninsuffizienz muß die Flüssigkeitszufuhr eingeschränkt werden, sobald es zu Überwässerung mit Gewichtszunahme und Ödembildung kommt. Die genaue Trinkmenge unter Dialysebehandlung kann nur individuell festgesetzt werden. Verschiedene Faktoren, wie Grad der Restdiurese, Art des Dialyseverfahrens (Hämodialyse oder Peritonealdialyse), Dialyseintensität und Alter des Kindes beeinflussen die Flüssigkeitsbilanz. Der Wassergehalt von Lebensmitteln muß bei Festsetzen der Trinkmenge zusätzlich berücksichtigt werden.

Vitamine

Im terminalen Stadium der Niereninsuffizienz ist die Aufnahme wasserlöslicher Vitamine, bedingt durch die spezielle Lebensmittelauswahl und die kaliumarme Zubereitung von Kartoffeln und Gemüse, sehr niedrig. Zusätzlich kann es bei Dialysebehandlung zu einem Verlust an wasserlöslichen Vitaminen kommen [59]. Diskutiert wird weiterhin ein veränderter Stoffwechsel von Vitamin B_6 und Folsäure, der eine erhöhte Zufuhr dieser Vitamine notwendig macht [2, 53, 60]. Die regelmäßige Substitution wasserlöslicher Vitamine z. B. in Form von Ren-o-vit ist daher erforderlich. Fettlösliche Vitamine sind nicht dialysabel, eine Substitution fettlöslicher Vitamine ist somit kontraindiziert [11, 67]. Zur Vermeidung bzw. Behandlung der renalen Osteopathie ist die regelmäßige Zufuhr von Vitamin D (Vitamin-D-Metaboliten) erforderlich [44].

Überwachung von Wachstum, Ernährungsstatus und Compliance

Anthropometrische Daten (Körpergröße, Körpergewicht, Oberarmumfang, Hautfaltendicke) sowie Impedanzmessungen werden in regelmäßigen Abständen durchgeführt [10, 24, 28, 54]. Die Bestimmung von biochemischen Parametern wie Gesamteiweiß, Albumin und Transferrin kann in einzelnen klinischen Situationen zusätzliche Information über Ernährungsstatus und Wachstum liefern [12, 22].
Die dargestellten Ernährungsrichtlinien erfordern insbesondere bei dialysepflichtigen Kindern eine einschneidende Modifikation der Ernährung und stellen neben der Dialysebehandlung zusätzliche Anforderungen an den Patienten. Um eine möglichst hohe Compliance zu erreichen, ist es notwendig abzuwägen, welche Ernährungsempfehlung im Vordergrund der Beratung stehen soll. In den Diätempfehlungen werden die Ernährungsgewohnheiten, die Vorlieben und Abneigungen bestimmter Nahrungsmittel und das Umfeld des Kindes (Familie, Schule, Beruf) berücksichtigt. Vor Beginn der Ernährungsumstellung und zur Kontrolle der Compliance wird eine Ernährungserhebung (Ernährungsprotokoll über 3–4 Tage) durchgeführt. Bei Kindern mit proteinreduzierter Kost erfolgt zusätzlich Bestimmung der Harnstoff-N-Ausscheidung im Urin [66].
Die Ernährungstherapie von niereninsuffizienten Kindern stellt ein umfangreiches und komplexes Arbeitsgebiet dar. Eine optimale Ernährungsberatung und diätetische Betreuung der Patienten und ihrer Familien kann nur durch die Zusammenarbeit von Arzt und

einer fachlich qualifizierten Ernährungsberaterin in einem kindernephrologischen Zentrum gewährleistet werden.

Literatur

1. Abitol C, Freundlich M, Hillereulo G, Strauss J (1985) Normal growth in infants with renal insufficiency on controlled feeding regimens. 4th International Congress on Nutrition and Metabolism in Renal Disease A20
2. Alexander SR (1984) CAPD in infants less than one year of age. In: Fine RN, Gruskin AB (eds) End stage renal disease in children. Saunders, Philadelphia
3. Arnold WC, Danford D, Holliday MA (1983) Effects of caloric supplementation on growth in children with uremia. Kidney Int 24:205–209
4. Betts P, MacGrath P (1974) Growth pattern and dietary intake of children with chronic renal insufficiency. Br Med J 2:189–193
5. Betts P, White R (1976) Growth potential and skeletal maturity in children with chronic renal insufficiency. Nephron 16:325
6. Blumenkrantz M, Kopple J, Gutmann R, Chan Y, Barbour G, Roberts C, Shen F, Gandi V, Tucker C, Curtis F, Coburn J (1980) Methods to assessing nutritional sttus of patients with chronic renal failure. Am J Clin Nutr 33:1567–1585
7. Bonzel K, Mehls O, Müller-Wiefel DE, Diekmann L, Wartha R, Ruder H, Rascher W, Schärer K (1986) Kontinuierliche ambulante Peritonealdialyse (CAPD) bei Kindern und Jugendlichen. Monatsschr Kinderheilkd 134:197–204
8. Brenner BM, Meyer TW, Hostetter H (1982) Dietary protein intake and the progressive nature of kidney disease: the role of hemodynamically mediated glomerular injury. N Engl J Med 307:652–659
9. Broyer M (1982) Growth in children with renal insufficiency. Ped Clin North Am 29:991–1003
10. Broyer M, Kleinknecht C, Loirat C, Marti-Henneberg C, Roy MP (1974) Growth in children treated with long-term hemodialysis. J Pediatr 84:642–649
11. Casey CE, Moser MC, Hambidge KM, Lum GM (1981) Zinc, copper, and vitamin A in pediatric dialysis. J Pediatr 98:434–435
12. Chantler C (1984) Nutritional assessment and management of children with renal insufficiency. In: Fine R, Gruskin A (eds) End stage renal disease in children. Saunders, Philadelphia
13. Dartois AM, Broyer M (1985) Dietary survey in a group of children treated with CAPD. In: Fine RN, Schärer K, Mehls O (eds) CAPD in Children. Springer, Berlin Heidelberg New York Tokyo
14. Deutsche Gesellschaft für Ernährung (1991) Empfehlungen für die Nährstoffzufuhr, 6. Aufl. Umschau, Frankfurt

15. Drachmann R, Niaudet P, Dartois A-M, Broyer M (1985) Protein losses during peritoneal dialysis in children. In: Fine RN, Schärer K, Mehls O (eds) CAPD in children. Springer, Berlin Heidelberg New York Tokyo
16. El-Bishti M, Burke J, Gill P (1981) Body composition in children with regular hemodialysis. Clin Nephrol 15:53
17. Fabian C, Wingen A-M, Mehls O für die European Study Group for Nutritional Treatment of Chronic Renal Failure in Childhood (1989) Beurteilung der Proteinzufuhr von Kindern mit präterminaler Niereninsuffizienz mit Ernährungsprotokollen und der Formel nach Maroni. Deutsche Gesellschaft für Ernährung, Bonn. Ernährungs-Umschau 4:36
18. Fabian-Bach C, Bürkel E, Wingen A-M, Mehls O (1992) Ernährung bei Niereninsuffizienz im Säuglingsalter. Nieren- und Hochdruckkrankheiten (im Druck)
19. Fabian-Bach C, Wingen A-M, Mehls O für die European Study Group for Nutritional Treatment of Chronic Renal Failure in Childhood (1990) Spontane Nahrungsaufnahme und Wachstum von Kindern mit chronischer Niereninsuffizienz. Deutsche Gesellschaft für Ernährung, München. Ernährungs-Umschau 4:37
20. Food and Nutrition Board (1989) Recommended dietary allowances 10th edn. National Academy, Washington
21. Giordano C (1981) Early diet to slow the course of chronic renal disease. In: Proceedings of the Eighth International Congress of Nephrology. Karger, Basel, p 71
22. Hellerstein S, Holliday MA, Grupe WE, Fine RN, Fennell RS, Chesney W, Chan JCM (1987) Nutritional management of children with chronic renal failure. Pediatr Nephrol 1:195–211
23. Holliday M (1975) Calorie intake and growth in uremia. Kidney Int 2:73–78
24. Holliday M (1987) Calories, protein and other nutrients. In: Holliday M, Barratt T, Vernier R (eds) Pediatric nephrology. Williams & Wilkins, p 160
25. Hostetter TH, Olson JL, Rennke HT, Ven Katachalam MA, Brenner BM (1981) Hyperfiltration in remnant nephrons: a potentially adverse response to renal ablation. Am J Physiol 241:F85–F93
26. Jenkins D, Burton PR, Bennett SE, Baker F, Walls J (1989) The metabolic consequences of the correction of acidosis in uraemia. Nephrol Dial Transplant 4:92–95
27. Jones R, Dalton N, Turner C, Haycock C, Chantler C (1983) Oral essential amino acid and ketoacid supplements in children with chronic renal failure. Kidney Int 24:95–113
28. Jones R, Rigdon S, Barratt T, Chantler C (1982) The effect of chronic renal failure in infancy on growth, nutritional status and body composition. Pediatr Res 16:784
29. Jones RW, Rigden SP, Barratt TM, Chantler C (1982) The effect of chronic renal failure in infancy on growth, nutritional status and body composition. Pediatr Res 16:784–791
30. Jureidini KF, Hogg RJ, van Renen J, Southwood TR, Henning PH, Cobiac L, Daniels L, Harris S (1990) Evaluation of long-term aggressive dietary management of chronic renal failure. Pediatr Nephrol 4:1–10

31. Kaysen GA (1988) Albumin metabolism in the nephrotic syndrome: the effect of dietary protein intake. Am J Kid Dis 12:461–480
32. Kaysen GA, Gambertoglio J, Felts J, Hutchison FN (1987) Albumin synthesis, albuminuria and hyperlipidemia in nephrotic patients. Kidney Int 31:1368–1376
33. Keane WF, Kasiske BL, O'Donnell MP (1988) Hyperlipidemia and the progression of renal disease. Am J Clin Nutr 47:157–160
34. Kleinknecht C, Broyer M (1980) Growth in children treated with long term dialysis. A study of 76 patients. In: Maxwell MH et al. (ed) Advances in nephrology, vol IX. Yearbook, Chicago, p 133
35. Kleinknecht C, Broyer M, Hout D, Marti-Henneberg C, Dartois AM (1983) Growth and development of non-dialysed children with CRF. Kidney Int 24 [Suppl 15]:40–47
36. Kohaut EC, Alexander SR, Mehls O (1985) The management of the infant on CAPD. In: Fine RN, Schärer K, Mehls O (eds) CAPD in children. Springer, Berlin Heidelberg New York Tokyo
37. Kopple JD, Coburn JW (1973) Metabolic studies on low protein diets in uremia. II. Calcium, phosphorus and magnesium. Medicine 52:597–607
38. Laouari D, Kleinknecht C, Dodu D (1983) Role of glucides in the progression of experimental renal disease. Eur J Pediatr 140:202
39. Laouari D, Kleinknecht C, Gubler MC (1982) Importance of proteins in the deterioration of the remnant kidneys, independently of other nutrients. Int J Pediatr Nephrol 3:263
40. Locatelli F, Alberti D, Graziani G, Buccianti R, Redelli B, Giangrande A and the Northern Italian Cooperative Study Group (1991) Prospective, randomized multicentre trial of the effect of protein restriction on progression of chronic renal insufficiency. Lancet 337:1299–1304
41. Maschio G, Oldrizzi L, Tessitore N (1982) Effects of dietary protein and phosphorus restriction on the progression of early renal failure. Kidney Int 22:371
42. Mehls O, Gilli G, Schärer K (1983) Analysis of growth and food intake in uremic children. Kidney Int 25 [Suppl 16]:S344
43. Mehls O, Ritz E, Gilli G, Kreusser W (1978) Growth in renal failure. Nephron 21:237
44. Mehls O, Salusky IB (1987) Recent advances and controversies in childhood renal osteodystrophy. Pediatr Nephrol 1:212–223
45. Mehls O, Wingen A-M, Gilli G, Fabian C (1989) Nutrition and growth in children with chronic renal failure. In: Giovanetti S (ed) Nutritional treatment of chronic renal failure. Kluver, Boston, p 299
46. Mitch WE (1984) The influence of the diet on the progression of renal insufficiency. Ann Rev Med 35:249
47. Nath KA, Kaufmann D, Hostetter TH (1985) Effect of low protein diet after renal injury is established. Kidney Int 27:248
48. Rees L, Rigden SPA, Ward GM (1989) Chronic renal failure and growth. Arch Dis Child 64:573–577

49. Rigden S, Start M, Rees L (1978) Nutritional management of infants and toddlers with chronic renal failure. Nutr Health 5:163–174
50. Rizzoni G, Basso T, Setari M (1984) Growth in children with chronic renal failure on conservative treatment. Kidney Int 26:52–58
51. Rosman JB, Langer K, Brandl M, Poers-Becht TPM, Van der Hem GK, Ter-Wee PM, Donker AJM (1989) Protein-restricted diets in CRF: a four year follow-up shows limited indications. Kidney Int [Suppl] 27:S96–S102
52. Rosman JB, TerWee PM, Meijer S, Sluitter WJ, Piers-Becht TP, Donker AJM (1984) Prospective randomized trial of early dietary protein restriction in chronic renal failure. Lancet 2:1291–1295
53. Ross EA, Shah GM, Reynolds RD, Sabo A, Pichon M (1989) Vitamin-B6 requirements of patients on chronic peritoneal dialysis. Kidney Int 36:702–706
54. Salusky IB, Fine RN, Nelson P, Blumenkrantz MJ, Kopple JD (1983) Nutritional status of children undergoing continuous ambulatory peritoneal dialysis. Am J Clin Nutr 38:599–611
55. Salusky IB, Lucullo L, Nelson P, Fine RN (1982) Continuous ambulatory peritoneal dialysis in children. Pediatr Clin North Am 29:1005
56. Schäfer F, Gilli G, Schärer K (1989) Pubertal growth and final height in chronic renal failure. Pediatr Adolesc Endocrinol 20:59–69
57. Schäfer F, Seidel C, Binding A, Gasser T, Largo RH, Prader A, Schärer K (1990) Pubertal growth in chronic renal failure. Ped Res 28:5–10
58. Schärer K, Gilli G (1984) Growth in children with renal insufficiency. In: Fine RN, Gruskin AB (eds) Endstage renal disease in children. Saunders, Philadelphia, p 271
59. Stein G (1985) Vitamin levels in chronic renal failure and need for supplementation. Blood Purification 3:52–62
60. Stockberger RA, Parrott KA, Alexander SR, Miller LT, Leklem JE, Jenkins RD (1987) Vitamin-B6 status of children undergoing continuous ambulatory peritoneal dialysis. Nutr Res 7:1021–1030
61. Strife CF, Quinlan M, Mears K, Davey ML, Clardy C (1986) Improved growth of three uremic children by nocturnal nasogastric feedings. Am J Dis Child 140:438–443
62. Walser M, Mitch WE, Collier VU (1979) The effect of nutritional therapy on the course of chronic renal failure. Clin Nephrol 11:66
63. Wassner SJ (1982) The role of nutrition in the care of children with renal insufficiency. Pediatr Clin North Am 29:973–988
64. Wingen A-M, Fabian-Bach C, Mehls O for the European Study Group for Nutritional Treatment of Chronic Renal Failure in Childhood (1992) The use of low protein diets in children with CRF: the results of the European Study Group. Pediatr Nephrol 6:C51
65. Wingen A-M, Fabian-Bach C, Mehls O for the European Study Group for Nutritional Treatment of Chronic Renal Failure in Childhood (1991) Low-protein diet in children with chronic renal failure – 1-year results. Pediatr Nephrol 5:496–500

66. Wingen A-M, Fabian-Bach C, Mehls O for the European Study Group for Nutritional Treatment of Chronic Renal Failure in Childhood (1992) Calculation of protein intake by urea-N-excretion in children with chronic renal failure. Clin Nephrol (in press)
67. Yazidis H, Digenis P, Fountas P (1975) Hypervitaminosis A accompanying advanced chronic renal failure. Br Med J 3:352

Onkologische Erkrankungen und Abwehrschwäche

C. Bender-Götze und U. Rampf

Einleitung

Kein in der Kinderonkologie erfahrener Arzt kann sich dem Thema „Ernährung" entziehen. Die Küche ist Mittelpunkt der Kinderkrebsstation, das Essen ein häufiger Anlaß zur Konfrontation zwischen Eltern und Pflegepersonal. Nur zu oft bedeutet die Nahrungsaufnahme die einzige Kommunikation der Mutter mit ihrem sterbenden Kind.
Folgende Fragestellungen ergeben sich beim Thema: „Ernährung des krebskranken und abwehrgeschwächten Kindes":

1. Wie kann das „Normalgewicht" des Kindes während der verschiedenen Krankheitsphasen aufrechterhalten werden?
2. Welche hygienischen Maßnahmen sind notwendig, um Infektionen auf oralem Weg zu vermeiden?
3. Kann „richtige" Ernährung bösartige Erkrankungen verhüten, lindern oder gar heilen? Gibt es eine „Krebsdiät"?

Gewichtsverhalten während der verschiedenen Krankheitsphasen

Gewicht bei Diagnose

Im Gegensatz zum Erwachsenen ist die „Tumorkachexie" als führendes Symptom bei Kindern eher selten. Das liegt am völlig anderen Spektrum der Malignome im Kindesalter, das vorwiegend aus Leukämien, Lymphomen und schnell wachsenden embryonalen

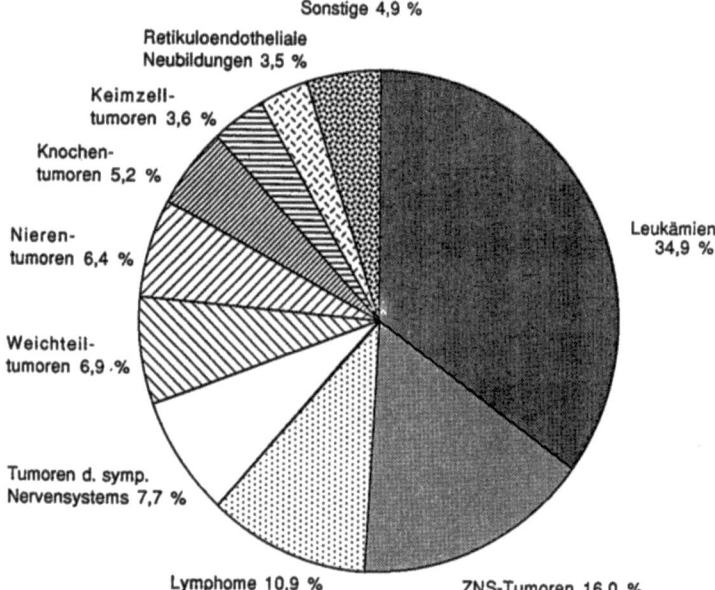

Abb. 1. Relative Häufigkeit der 1980–1990 gemeldeten Patienten unter 15 Jahren nach den häufigsten Diagnosegruppen [3]

Sarkomen besteht (s. Abb. 1). Die typischen Karzinome des Erwachsenenalters im Bereich des Magen-Darm-Trakts, Lunge und Genitalorganen kommen praktisch nicht vor.

Die durchschnittliche *Anamnesedauer* beträgt bei kindlichen Krebserkrankungen nur 5 Wochen [6], am häufigsten wird Gewichtsverlust als initiales Symptom bei Neuroblastomen (in 16%), Ewing- und Weichteilsarkomen (in 8%) angegeben [6]. Abb. 2 zeigt das Aufnahmegewicht von 93 Kindern, die wegen einer onkologischen Erkrankung in die Kinderpoliklinik eingewiesen wurden. Nur bei 16% lag das Gewicht unterhalb der 10. Perzentile (bezogen auf die Größe).

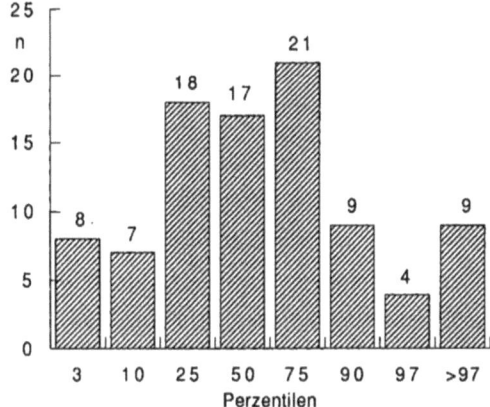

Abb. 2. Gewicht bei Aufnahme (in Perzentilen nach Länge) bei 93 onkologischen Patienten der Kinderpoliklinik München

Gewicht während der intensiven Therapiephase

Bösartige Erkrankungen des blutbildenden Systems (Leukämien, Non-Hodgkin-Lymphome) werden vorwiegend zytostatisch behandelt. Tumore werden primär – in letzter Zeit auch sekundär nach vorangehender zytostatischer Therapie – operiert. Ausgedehnte Bestrahlungen werden beim Kind wegen der zu erwartenden Folgeschäden immer seltener angewandt.

Besonders die hochdosierte zyklische Polychemotherapie (z.B. bei B-Zellymphomen, Weichteil- und Knochensarkomen) ist mit einer erheblichen Schleimhauttoxizität, Erbrechen und Durchfallneigung belastet. Hier ist es wichtig, daß die Eltern in der Stationsküche selbst kleine Mahlzeiten für ihre Kinder kochen können, unabhängig von rigiden Essenszeiten und phantasieloser Krankenhauskost. Allerdings sollten ritualisierte Kämpfe zwischen Eltern, Kind und Pflegepersonal um jeden Bissen vermieden werden. Seit Einführung des 5-HT$_3$-Antagonisten Ondansetron (Zofran) konnte das zytostatisch bedingte Erbrechen wirksam bekämpft werden [13].

Rechtzeitig sollte das Kind an eine regelmäßige Mundpflege gewöhnt werden, um Entzündungen vorzubeugen (z. B. mit Hexetidinmischungen, Salbei- und Kamillenspülungen). Auch der zentralvenöse untertunnelte Katheter (nach Hickman), der seit 1978 in der Kinderpoliklinik München bei allen Kindern mit onkologischen Erkrankungen zu Beginn gelegt wird, bedeutet eine erhebliche Erleichterung zur Durchführung der Polychemotherapie [1]. Falls erforderlich, kann jederzeit zusätzlich parenteral ernährt werden. Selbstverständlich sind unter jeder zytostatischen Hochdosistherapie tägliche Gewichtskontrollen, Bilanzierung und Kalorienberechnung notwendig. Zu achten ist auf eine ausreichende Zufuhr von Vitaminen (v.a. Vitamin K, B_1) und Spurenelementen (Zink, Magnesium). Stoffwechselentgleisungen werden am häufigsten unter Asparaginase-Infusionen beobachtet – z. B. Diabetes mellitus, Hypoglykämien und Hypoproteinämien.

Abbildung 3 zeigt das Gewichtsverhalten der 93 intensiv zytostatisch behandelten Kinder bei Entlassung in die Nachsorge: nur 14 hatten bis zu 10% ihres Aufnahmegewichtes verloren, 43 hatten sogar 10–30% zugenommen.

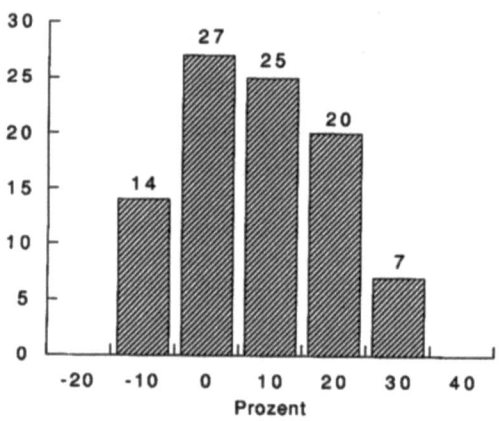

Abb. 3. Gewichtsverhalten nach Intensivtherapie bei 93 onkologischen Patienten

Gewicht nach Behandlungsende

Nach Abschluß der intensiven Therapiephase wird bei Leukämien noch über 12−18 Monate eine orale zytostatische Dauertherapie durchgeführt, während Kinder mit Tumoren nur kontrolliert werden.
Im allgemeinen werden während dieser Zeit keine Gewichtsprobleme beobachtet. Bei Kindern mit akuter lymphoblastischer Leukämie (ALL) kommt es allerdings nach Absetzen der Dauertherapie häufig zu einem erheblichen Gewichtsanstieg; Abb. 4 zeigt das Gewichtsverhalten von 19 Kindern, die wegen ALL an der Kinderpoliklinik München behandelt wurden: 4 Jahre nach Diagnose entwickelten 9 (47%) eine erhebliche Adipositas (>97. Perzentile). Diese Beobachtungen wurden auch von anderen Autoren an größeren Kollektiven beschrieben [10, 11]. Nach Sainsburg et al. [10] war die Gewichtszunahme unabhängig von der Dosis der präventiven Schädelbestrahlung, sie trat auch bei Kindern auf, die überhaupt nicht bestrahlt wurden. Eine hypothalamische Störung ist daher eher unwahrscheinlich. Ein signifikanter Faktor war das Alter bei Diagnose, je jünger das Kind, desto größer die spätere Nei-

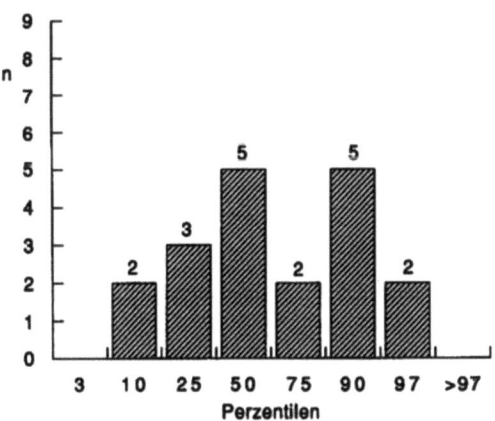

Abb. 4. a Aufnahmegewicht (in Perzentilen nach Länge) bei 19 Kindern mit ALL

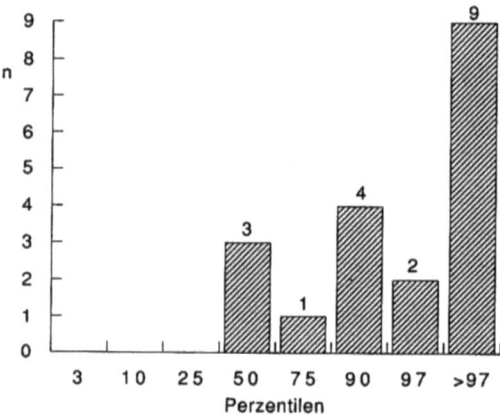

Abb. 4. b Gewicht (in Perzentilen nach Länge) 4 Jahre nach Therapiebeginn bei 19 Kindern mit ALL

gung zu Adipositas. Das Gewicht 1 Jahr nach Absetzen der Therapie erwies sich als prädiktiver Faktor für den späteren Gewichtsverlauf [10, 11]. Spätestens zu diesem Zeitpunkt sollten diätetische Ratschläge erfolgen.
Dieses erweist sich jedoch außerordentlich schwierig, da Eltern angesichts der lebensbedrohlichen Erkrankung ihres Kindes eine Verwöhnungshaltung angenommen haben und den sich entwickelnden guten Appetit freudig begrüßen.

Hygienische Anforderungen an die Nahrung

Restriktionen im Nahrungsmittelangebot aus hygienischen Gründen richten sich nach dem Ausmaß der Unterdrückung der körpereigenen Abwehr. Bei Kindern mit primären oder sekundären Knochenmarkerkrankungen ist die Granulozytenzahl ausschlaggebend. Auch eine Mukositis stellt eine gefürchtete Eintrittsstelle dar.

Folgende Regeln haben sich bei uns bewährt:

0 Granulozyten/mm^3:	ausschließlich parenterale Ernährung;
<200 Granulozyten/mm^3:	nur sterile Kost;
<500 Granulozyten/mm^3:	„keimreduzierte Kost";
>1000 Granulozyten/mm^3:	normale Kost (mit Ausnahme besonders infektionsgefährdeter Nahrungsmittel).

Die Indikation zur totalen parenteralen Ernährung aus hygienischen Gründen wird praktisch nur nach Knochenmarktransplantation gestellt, wo in der Anfangsphase zusätzlich eine Sterilpflege in entsprechenden Einheiten („laminar air flow") notwendig ist. Längerdauernde schwere Granulozytopenien (<200/mm^3) werden häufiger bei myeloischen Leukämien und aplastischen Anämien beobachtet. Hier ist auf streng sterile Kost (abgekocht) zu achten. Die sog. „keimreduzierte" Kost (s. Tabelle 1) empfiehlt sich bei Kindern während der intensiven Therapiephasen, um lebensbedrohliche enterale Infektionen – z. B. mit Bakterien (Clostridium difficile) und Pilzen (Candida, Aspergillus) zu vermeiden. Wichtig sind natürlich auch regelmäßige Überwachungskulturen der Mundhöhle, Anogenitalregion und des Stuhls.

Die Vorschriften aus hygienischer Sicht widersprechen oft den in Elternzeitschriften empfohlenen „Krebsdiäten" (s. unten). Idealerweise sollten Eltern auf der Station von einer Hygienefachkraft und einer Diätassistentin über diese Probleme beraten werden.

In der Dauertherapiephase sind keine besonderen Einschränkungen nötig. Vermieden werden sollten besonders infektionsgefährdete Nahrungsmittel, z. B. rohe Eier, Tiefkühlgeflügel, offenes Eis, um *Salmonelleninfektionen* vorzubeugen, die bei Kindern unter zytostatischer Dauertherapie schwerer verlaufen können und zum Unterbrechen der Therapie zwingen.

Tabelle 1. „Keimreduzierte" Kost für immunsupprimierte Patienten. (Nach [12])

Geeignet	Zu meiden
Fleisch	
gut durchgegart (kochen, dünsten, dämpfen, grillen, braten)	rohes/halbrohes Fleisch (Mett, Tartar, Roastbeef)
Fisch	
gut durchgegart	roher Fisch, Fischsalate, Schalen- und Krustentiere
Aufschnitt	
gebraten oder gekocht	Rohwurstsorten
Obst	
Kompott, gut geschältes Obst	Trockenobst, Salate, Nüsse, nicht schälbares Obst (Weintrauben, Pfirsiche)
Käsesorten	
Hart- und Schnittkäse, Schmelzkäse	Edelpilzkäse, Weichkäse
Milch und Milchprodukte	
pasteurisierte Trinkmilch, Kondensmilch, Joghurt, verpacktes Speiseeis	lose Milch, Vorzugsmilch, offenes Eis
Eier	
nur gekocht oder gebraten	roh
Getreideerzeugnisse	
gegart	Getreidekörner, Kleie, Müslimischungen
Brot- und Backwaren	
alle Brotsorten	angeschimmeltes Brot, alle Kuchen mit Nüssen, Mandeln, Marzipan, Trockenobst
Gemüse	
gegart, gut schälbar	Salate, Trockengemüse, Pilze
Gewürze	
gegart, verpackt in Einzelportionen (Salz, Pfeffer)	Kräuter, frisch oder getrocknet; Soßen, rohe Zwiebeln, Knoblauch, grüner Pfeffer, Peffer und Salz aus Streudosen

Prävention von Krebserkrankungen durch „richtige Ernährung"

Epidemiologische Studien über die Beziehung von Ernährungsformen zu bestimmten Krebsarten liegen praktisch nur für Erwachsene vor und betreffen vorwiegend Karzinome des Verdauungstrakts (Mundhöhle – Kehlkopf – Speiseröhre – Magen, Darm). Die meisten Untersuchungen sind retrospektiv und damit unsicher im Hinblick auf die Kausalität. Es hat sich jedoch gezeigt, daß die Zusammensetzung der Nahrung wichtiger ist als Zusätze und Rückstände wie z. B. Konservierungsstoffe oder Pestizide (Übersicht bei Jungi [4, 5]). 1982 wurde vom National Research Council der USA der Stand der Forschung über Zusammenhänge zwischen Ernährungsgewohnheiten und Krebsinzidenz dargestellt und Empfehlungen zur Senkung des Krebsrisikos herausgegeben [8]:

- Übergewicht meiden;
- verminderte Fettzufuhr;
  maximal 30% der Gesamtenergiezufuhr;
- reichlich Früchte, Gemüse, Vollkornprodukte;
- geringer Verzehr von geräucherten, gepökelten, gegrillten Speisen;
- Alkohol mäßig, Tabak meiden.

Bei den *bösartigen Erkrankungen des Kindesalters* sind ähnliche Studien über Ernährungsfaktoren und Krebsinzidenz wegen der kurzen Latenzperiode schwierig. Wegen möglicher immunologischer Faktoren wird ein Zusammenhang zwischen Stilldauer und Auftreten von kindlichen Malignomen diskutiert. Davis et al. [2] fanden in einer Fallkontrollstudie ein signifikant höheres Auftreten von Lymphomen bei Kindern, die weniger als 6 Monate gestillt wurden. Allerdings beruht diese Aussage auf einer geringen Fallzahl (26 Lymphome bei einer Gesamtzahl von 201 an Malignomen erkrankten Kindern und 189 ausgewählten Kontrollen). Die Frage nach Stillfrequenz und -dauer wurde seit 1991 auch in den epidemiologischen Dokumentationsbogen des Kinderkrebsregisters Mainz aufgenommen [3].

Beeinflussung der manifesten Krebserkrankung durch „Krebsdiäten"

Eltern krebskranker Kinder werden oft eine Fülle von – häufig sich widersprechenden – Ratschlägen über „gesunde und einzig richtige" Ernährung angeboten. Um die verunsicherten Angehörigen beraten zu können, sollte der Arzt die Prinzipien dieser „Krebsdiäten" kennen. Kritische Übersichten finden sich bei Jungi [4] sowie Renner u. Canzler [9].

Bis auf die hygienischen Vorschriften in den intensiven Therapiephasen ist keine besondere Ernährung notwendig. Einen Beweis für die alleinige Wirksamkeit einer „Krebsdiät" zur Beeinflussung des Krebsgeschehens gibt es nicht. Verbote bestimmter Nahrungsmittel (Tomate, Kartoffel) entbehren jeder wissenschaftlichen Grundlage.

Von Elternselbsthilfegruppen wird häufig die sog. „Vollwertkost" empfohlen [7]. Diese beruht auf hochwertigen nichtdenaturierten Kohlehydraten und viel Ballaststoffen (Rohkost) ohne Zucker und ausgemahlenem Getreide, kaltgepreßten Pflanzenölen, Milch und wenig Fleisch. Diese Diät ist – wenn sie nicht dogmatisch ausgeübt wird – für die ganze Familie geeignet, da sie ausgewogen, vitaminreich und gegen Übergewicht gerichtet ist. Besondere Zusätze (Vitamine, Mineralstoffe) sind nicht erforderlich. Bei den übrigen „Krebsdiäten" ist dringend darauf zu achten, daß sie nicht einseitig sind und den Bedürfnissen des wachsenden Organismus entgegenkommen. *Nicht geeignet* für Kinder sind z.B. „makrobiotische Diät", „Heilfasten" und „Trennkost".

Zusammenfassend ist festzuhalten, daß die Ernährung des krebskranken Kindes *individuell* ausgerichtet sein sollte, je nach Art der Erkrankung, Therapiephase und Bedürfnissen des Kindes. Im Gegensatz zu den strengen Richtlinien der multimodalen Therapieprotokolle (Zytostatika, Bestrahlung, Operation) besteht hier ein gewisser Freiraum für Kind und Eltern, wo der Arzt nur eine beratende Funktion ausüben sollte.

Onkologische Erkrankungen und Abwehrschwäche

Literatur

1. Bender-Götze C, Wischhöfer E, Pilar CE, Hübsch T (1983) Erfahrungen mit dem Hickman-Katheter bei Knochenmarktransplantation und intensiver cytostatischer Chemotherapie. Klin Paediatr 195:143
2. Davis KM, Savitz DA, Graubard B (1988) Infant feeding and childhood cancer. Lancet II:365
3. Haaf HG, Kaatsch P, Keller B, Michaelis J (1991) Jahresbericht des Kinderkrebsregisters Mainz. Selbstverlag der Universität Mainz
4. Jungi WF (1985) Diättherapie maligner Tumoren. In: Olpen I (Hrsg) An den Grenzen der Schulmedizin. Deutscher Ärzteverlag, Köln, S 123
5. Jungi WF (1988) Diätetik bei Krebserkrankungen Internist 29:492
6. Kaatsch P, Michalis J (1987) Jahresbericht über die kooperative Dokumentation von Malignomen. Institut für Medizinische Statistik und Dokumentation der Johannes Gutenberg-Universität Mainz
7. Müller M (1988) Gesunde Kost für kranke Münder. In: „Wir" (Hrsg) Arbeitskreis „Elternzeitung" des Dachverbandes Deutsche Leukämie-Forschungshilfe-Aktion für krebskranke Kinder e. V. Bonn. Heft 18, S 7
8. National Research Council (1982) Diet, nutrition and cancer. National Academy, Washington D.C.
9. Renner KH, Canzler H (1990) Ernährung und Krebs, 2. Aufl. Haug, Heidelberg
10. Sainsburg CPG, Newcomb R, Hughes IA (1985) Weight gain and height velocity during prolonged first remission from acute lymphoblastic leukemia. Arch Dis Child 60:833
11. Schell J, Ochs J, Schriock E, Carter M (1992) A method for predicting adult height and obesity in long-term survivors of childhood acute lymphoblastic leukemia. J Clin Oncol 10:128
12. Sinell HJ (1985) Einführung in die Lebensmittelhygiene, 2. Aufl. Parey, Berlin
13. Stevens RF (1991) The role of ondansetron in paediatric patients: a review of three studies. Eur J Cancer 27 [Suppl 1]:20–22

Kongenitale Herzfehler und Herztransplantation

H. Netz und U. Brandl

Einleitung

Zwischen dem Herzen und den übrigen Körpergeweben besteht ein Synergismus. So führt eine qualitativ und quantitativ unzureichende Ernährung nicht nur zu einer Gedeihstörung des Kindes, sondern auch zu einer Schädigung des myokardialen Gewebes mit sekundären kardiovaskulären Symptomen. Andererseits kann eine primäre Mißbildung des Herzens selbst, die zu ihrer Kompensation erhebliche Energiemengen verbraucht oder eine ausreichende Versorgung des Gewebes verhindert, das Gedeihen beeinträchtigen. Mangelernährung und Wachstumsretardierung stellen somit häufige Komplikationen angeborener Herzfehler dar.

Fehlernährungen verursachen myokardiale Schädigungen

Die verschiedenen Formen einer Mangelernährung des kindlichen Organismus führen zu unterschiedlichen Störungen der Herzaktion bzw. Schädigungen des Herzgewebes. Zu den wichtigsten und häufigsten Ernährungsstörungen zählen der Eiweißmangel, hervorzuheben ist die Kwashiorkorkrankheit, der Vitaminmangel, allen voran die Beriberikrankheit, sowie Störungen des Elektrolyt- und Spurenelementegleichgewichts.
Die vorherrschenden kardialen Symptome der Kwashiorkorkrankheit sind Zyanose, schwache periphere Pulse, ein niedriger Blutdruck sowie gedämpfte Herztöne. Die röntgenologische Darstellung des Thorax zeigt eine nicht altersentsprechende schmale

Herzsilhouette; der Herz-Thorax-Quotient liegt meist unter 0,5. Bei der pathologischen Untersuchung erscheint das Herz makroskopisch blaß und zerfließlich, mikroskopisch zeigt sich eine Vakuolisierung und Atrophie der myokardialen Fasern. In allen elektrokardiologischen Ableitungen ist die QRS-Amplitude verkleinert, wofür ein Verlust an myokardialem Gewebe, eine Rotation der Herzachse sowie ein allgemeiner Hypometabolismus verantwortlich zu machen sind. Die QT- und ST-Intervalle sind ebenso wie die T-Welle abnorm verändert. Bei einem verbesserten Elektrolytstatus können Arrhythmien auftreten.

Ein mögliches Herzversagen in Zusammenhang mit dieser Form des Eiweißmangels tritt meist erst im Laufe der ersten Therapiewoche ein, welche charakterisiert ist durch Anämie, Infektionen, Fieberschübe und schwere Flüssigkeits- und Elektrolytschwankungen. Ein plötzlicher Herztod ist Folge einer nicht beherrschbaren Arrhythmie. Studien ergaben, daß die Mobilisation von Ödemflüssigkeit zusammen mit der bestehenden Anämie das atrophische Myokard überlastet. Durch die Reduktion der täglichen Natriumaufnahme von 6 auf 1 mmol pro kg Körpergewicht und die Minimierung von Bluttransfusionen sowie der Infusion kolloidaler Lösungen kann eine Hypervolämie vermieden und die Häufigkeit eines Herzversagens signifikant gesenkt werden. Eine aggressive Therapie der Infektionen (Pneumonie, Sepsis), des Fiebers, sowie der Flüssigkeits- und Elektrolytschwankungen stabilisiert die kardiale Situation [10, 18].

Grundsätzlich steht der kardiale Output in direkter Relation zu dem Gewichtsdefizit fehl- bzw. mangelernährter Kinder. Bradykardie und Hypotension in Lungen- und Systemkreislauf sind als natürliche Adaptation des Organismus durch Reduktion der Anforderungen an eine relativ zu geringe Herzmasse zu verstehen. Erniedrigte Serumspiegel aktiver Schilddrüsenhormone bzw. derer Metaboliten, ein reduzierter kardialer Sympathotonus sowie ein erniedrigter Sauerstoffverbrauch des gesamten Körpers unterstützen diesen Angleichungsprozeß. Die Kontraktilität des Herzens pro Gramm myokardialen Gewebes bleibt bis zum Auftreten myokardialer Ödeme erhalten. Diese führen zu einer reduzierten ventrikulären Kontraktilität.

Ein Mangel des Vitamins B_1 führt zu dem sog. Beriberisyndrom. In jüngster Zeit mußte z. B. in Japan von einem wieder vermehrten Auftreten dieser Mangelernährung berichtet werden. Betroffen sind v. a. Jugendliche, durch eine einseitige, nahezu ausschließlich aus Kohlenhydraten bestehende Ernährung. Dieses tritt in verschiedenen Ausprägungen in Erscheinung. Bei der kardialen Form der Beriberi, auch bekannt als Shoshin-Krankheit, führen massive Ödeme, rasche Herzdilatation und intrakranielle Drucksteigerung zum Tod. Es besteht ein hoher kardialer Output mit rechts- oder biventrikulärem Herzversagen. Röntgenologisch läßt sich eine Kardiomegalie mit pulmonaler Stauung erkennen. Das Elektrokardiogramm zeigt eine Sinustachykardie, sowie eine Inversion der T-Welle [4].
Störungen des Kaliumgleichgewichts können endokrine, renale und gastrointestinale Ursachen haben. Eine Hypokaliämie mit einem Serumkaliumspiegel unter 3,4 mmol/l verursacht charakteristische EKG-Veränderungen sowie Herzrhythmusstörungen ventrikulären, supraventrikulären oder junktionalen Ursprungs. Anhaltend niedrige Kaliumspiegel können zu einer strukturellen Schädigung des Myokards führen, die von einer Schwellung der Myozyten über einen Verlust der Streifung bis hin zur Zellnekrose und Fibrose reichen kann [15].
Ab einer Hyperkaliämie von 6,5 mmol/l kommt es zu klinischen Manifestationen. Dies sind z. B. eine abnormale Erregungsleitung und Arrhythmien. Das EKG zeigt eine große, zeltförmige T-Welle, Vorhofasystolie, einen intraventrikulären Block bis hin zum Herzstillstand.
Kalzium gelangt in der Plateauphase des myokardialen Aktionspotentials in die Herzmuskelzelle („slow channel"). Die Interaktion dieses ionisierten Kalziums mit Aktin und Myosin löst eine myofibrilläre Kontraktion aus. Eine Hypokalzämie führt deshalb zu einer Verlängerung des QT-Intervalls. Dagegen verursacht eine Hyperkalzämie eine verstärkte Kontraktilität mit einer verkürzten QT-Strecke [17].
Die membranständige ATP-abhängige Natrium-Kalium-Pumpe benötigt Magnesium. Ein Magnesiummangel bewirkt daher eine Störung des intra-/extrazellulären Kationengradienten. Die Folge

sind histologisch nachweisbare Nekrosen und Fibrose des myokardialen Gewebes. Eine Hypomagnesämie führt folglich zu pathologischen EKG-Ableitungen. Eine Hypermagnesämie bewirkt eine Vasodilatation, Hypotension und eine verminderte Erregungsleitung mit entsprechendem EKG-Befund [14].
Eine schwere Eisenmangelanämie ist mit einem hohen Output des Herzens assoziiert. Ein wesentlich häufigeres Problem stellt jedoch ein Überangebot an Eisen dar, ausgelöst z. b. durch hämolytische Anämie, Sichelzellanämie, multiple Transfusionen oder eine Transfusionsreaktion. Die Hämosiderose des Myokards führt zu Erregungsleitungsstörungen und Herzversagen [11].
Die Kombination einer inadäquaten Aufnahme von Vitamin E und Selen produzierte im Tierversuch eine Kardiomyopathie. Histologisch lassen sich eine myofibrilläre Degeneration und eine Zerstörung der Mitochondrien nachweisen. Diese Läsionen werden durch die Unfähigkeit der Myozyten, eine oxidative Veränderung ihrer Membranlipide zu verhindern, verursacht. Vor kurzem gelang in China der Nachweis dieser Veränderungen auch an Kindern. Diese Kardiomyopathie wird als Keshan-Krankheit bezeichnet [2, 3, 13].
Kupfermangel verursacht eine myokardiale Fibrose und Hypertrophie [9].
Die Folge eines zu hohen Angebots an Kobalt ist eine kongestive Kardiomyopathie, hyaline Nekrosen sowie eine dystrophische, vakuolisierende Degeneration der Herzmuskelzelle [7].

Kongenitale Herzfehler verursachen Mangelernährung und Wachstumsretardierung

Kinder, deren ursprüngliches Problem ein angeborener Herzfehler darstellt, leiden signifikant gehäuft an Mangelernährung und Wachstumsretardierung. So zeigte eine Untersuchung von 200 Kindern aus der Region New England im Alter von 5–6 Jahren, daß 69% unter der 50. Perzentile für die Körpergröße und 72% unter der 50. Perzentile für das altersentsprechende Gewicht liegen [6]. Eine frühe chirurgische Korrektur dieser Anomalie ist die kausale

Behandlungsmöglichkeit der Entwicklungsstörung. Aufgrund eines zu reduzierten und instabilen Allgemeinzustands des Kindes oder aber der Schwere des zugrundeliegenden Defekts sind nicht alle angeborenen Herzfehler bereits in der Neugeborenenphase korrigierbar. Die daraus resultierenden anhaltenden Ernährungsdefizite und Entwicklungsstörungen können ihrerseits ein erhöhtes peri- und postoperatives Morbiditäts- sowie Mortalitätsrisiko nach sich ziehen [16]. Entscheidend für eine optimale Versorgung der herzkranken Kinder bis zur endgültigen Operation ist es deshalb, die Zusammenhänge zwischen kongenitalen Herzfehlern einerseits und Wachstumsrestriktion andererseits aufzudecken.
Drei Hauptursachen für die Entwicklungsstörung herzkranker Kinder wurden identifiziert [1]:
Erstens ein genetischer oder allgemein pränataler Mechanismus, der sowohl die kardiale Anomalie, als auch die Wachstumsrestriktion verursacht. Als chromosomale Ursache sollen hier die Trisomien 13, 15, 18 und 21 genannt werden. Eine virale Erkrankung, allen voran die Rötelninfektion, aber auch die Einnahme bestimmter teratogener Medikamente, wie z. B. die Thalidomide, beeinflussen parallel die Organogenese des Herzens und die allgemeine körperliche Entwicklung. Für diese Möglichkeit einer primären, voneinander unabhängigen Affektion des Herzens und des Wachstums spricht auch die Beobachtung, daß bei weitem nicht alle Kinder nach der operativen Korrektur des Vitiums den Entwicklungsrückstand aufholen können.
Als zweite wichtige Ursache für eine Wachstumsretardierung bei angeborenem Herzfehler werden metabolische Faktoren, wie eine Hypoxie und Azidose, sowie eine veränderte Hämodynamik mit nachfolgender Herzinsuffizienz angesehen. Die chirurgische Korrektur des veränderten Blutflusses mit einer nachfolgend verbesserten Oxygenierung kann in vielen Fällen ein normales Wachstum wieder herstellen. Es ist festzuhalten, daß eine Wachstumsretardierung häufiger bei Kindern auftritt, deren Vitien von einer Zyanose begleitet sind, als bei Kindern mit normaler arterieller Sauerstoffsättigung. Dennoch besteht keine Korrelation zwischen dem Grad der Zyanose und dem Ausmaß der Wachstumsverzögerung. Dagegen korreliert die Wachstumsretardierung eng mit der Schwere

einiger hämodynamischer Anomalien. So ist ein persistierender Ductus arteriosus Botalli bei gleichzeitiger pulmonaler Hypertension öfter von einer Entwicklungsverzögerung des Kindes begleitet, als dies bei normalem pulmonalarteriellen Druck der Fall ist. Ein Ventrikelseptumdefekt mit großem Links-rechts-Shunt verursacht ein bei weitem größeres Ausmaß des Rückstandes als ein kleiner Shunt. Die dritte Hauptursache für die Störung des Wachstums bei kongenitalen Herzfehlern liegt in einem im Vergleich zu herzgesunden Kindern gesteigerten Metabolismus mit einem erhöhten Energiebedarf [5]. Normalerweise werden täglich 100–120 kcal sowie 0,3–0,4 g Stickstoff pro kg Körpergewicht benötigt, um eine Gewichtszunahme des Säuglings um 10–30 g pro kg Körpergewicht zu ermöglichen. Nur 20% dieser zugeführten Energie dienen dem Körperwachstum. Es ist daher leicht vorstellbar, daß eine nur geringfügig verminderte Nahrungszufuhr bzw. ein nur geringfügig vermehrter Energiebedarf ausreicht, den Wachstumsprozeß deutlich zu verlangsamen. Eine zu geringe Nahrungsaufnahme kann bei herzkranken Kindern z. B. durch eine zu schnell erreichte Sättigung aufgrund der Kompression des Magens bei einer Hepatomegalie oder einem Aszites verursacht sein. Eine adäquate Ernährung wird zusätzlich durch gehäuftes Erbrechen erschwert. Häufig führt eine Enteropathie zum Verlust von Energie, Proteinen und Fetten. Eine abnorme Absorption von Xylose in Abhängigkeit von dem Grad der Hypoxämie zeigen etwa die Hälfte der daraufhin untersuchten Kinder mit kongenitalem Vitium. Für diese Malabsorption werden intestinale Ödeme sowie eine veränderte Motilität, aber auch eine beeinträchtigte Pankreasfunktion verantwortlich gemacht [12]. Zusätzlich kommt es zu einer vermehrten Ausscheidung von Kohlenhydraten und Proteinen in Form einer Glukosurie bzw. Proteinurie.

Der Energiebedarf bei kongenitalen Vitien ist gesteigert aufgrund einer erhöhten respiratorischen Arbeit, z. B. durch Dyspnoe, Tachypnoe, Lungenödem oder Bronchiospasmus. Eine vermehrte Arbeit des Herzens bei Kardiomegalie sowie ein kompensatorischer Hyperadrenergismus erhöhen ebenso den Energieverbrauch, wie rezidivierende Fieberschübe oder eine gesteigerte Hämatopoese bei chronischer Hypoxie.

Ebenso charakteristisch für Kinder mit kongenitalen Herzfehlern sind große Schwankungen in der täglich aufgenommenen Nahrungsmenge. So nimmt das Kind an Tagen mit nur milder Ausprägung seiner Herzinsuffizienz und gutem Allgemeinbefinden, vom Hunger getrieben, große Mengen an Nahrung zu sich. Die erhebliche Natrium- und Flüssigkeitszufuhr verschlechtert jedoch die kardiopulmonale Situation erneut und führt an den folgenden Tagen zu einer nur unzureichenden Nahrungsaufnahme.
In Anbetracht dieser Besonderheiten in Metabolismus und Ernährungssituation, entwickelten Steven Schwarz und seine Mitarbeiter ein effektives Ernährungsmanagement für herzkranke Kinder [8]. Sie verteilten Kinder mit unterschiedlichen kongenitalen Vitien randomisiert auf drei Versuchsgruppen. Gruppe 1 erhielt dabei über 24 h eine kontinuierliche, mit Proteinen angereicherte Nahrung über eine nasogastrale Sonde. Gruppe 2 wurde nur über Nacht 12 h lang sondiert und tagsüber oral ernährt. In Gruppe 3 erfolgte die Nahrungszufuhr ausschließlich oral. Über 5 Monate hinweg wurde der Erfolg der jeweiligen Ernährungsmethode durch anthropometrische Messungen dokumentiert. Als Ergebnis läßt sich festhalten, daß eine effektive Ernährung von Kindern mit angeborenen Vitien über eine kontinuierliche Sondenernährung mit ca. 165 ml pro kg Körpergewicht pro Tag möglich ist. Bei einer Energiezufuhr von 150 kcal pro kg Körpergewicht pro Tag läßt sich eine Zunahme von Körpergröße und -gewicht sowie subkutanem Fettgewebe erreichen.
Zusammenfassend ist festzuhalten, daß die wichtigste Voraussetzung für eine adäquate Ernährung von Kindern mit angeborenen Herzfehlern eine gesteigerte Zufuhr von Energie und Proteinen, bei insgesamt reduzierter Nahrungsmenge, darstellt. Die Natriumzufuhr sollte minimal gehalten werden. Der Therapeut wird dabei Balance halten müssen zwischen dem dadurch erreichten annähernd normalen Wachstum bei nur geringgradiger kardialer Belastung einerseits und Nebenwirkungen, wie eine erhöhte Urinosmolatät, Wasserretention im Gewebe und eine verminderte gastroenterale Toleranz andererseits.

Herztransplantation

Die Herztransplantation ist eine Therapieform, die neben einer lebenslangen Immunsuppression mit entsprechenden Nebenwirkungen auch eine ebensolange Diät erfordert. Einige Herzfehler, wie z. B. das hypoplastische Linksherzsyndrom oder die schon in sehr frühen Jahren zur terminalen Herzinsuffizienz führende dilatative Kardiomyopathie lassen als einzige kausale Therapie nur eine Herztransplantation zu. Haben die Kinder die frühe postoperative Phase mit der Gefahr einer akuten Transplantatabstoßung überlebt, droht Gefahr durch eine chronische Abstoßungsreaktion, deren histopathologisches Korrelat die Arteriosklerose darstellt. Eine lebenslange Diät zur Beibehaltung niedriger Cholesterin- und Triglyzeridserumspiegel ist für den Langzeiterfolg einer Herztransplantation von entscheidender Bedeutung. Zusätzlich stören die immunsuppressiven Medikamente durch ihre Nebenwirkungen z. T. erheblich das metabolische Gleichgewicht des Organismus. Cyclosporin A führt z. B. zu einem Magnesiumverlust und beeinträchtigt die Funktion der Nieren. Kortikosteroide führen zu einer vermehrten Flüssigkeitsretention im Gewebe.

Zusammenfassend ist festzuhalten, daß sich eine eindeutige Interaktion von myokardialer Funktion einerseits und dem Angebot an Nährstoffen andererseits nachweisen läßt. So schädigen Mangelernährung und Stoffwechselentgleisungen das Herzmuskelgewebe nachhaltig. Dagegen können primäre Herzfehler mit verminderter kardialer Leistung und gesteigertem Energiebedarf zu Gedeihstörungen des Kindes führen. Eine erhöhte Kalorienzufuhr bei gleichzeitig restriktiven Nahrungsmengen stellt somit einen wichtigen Aspekt der Therapie herzkranker Kinder dar.

Literatur

1. Ehlers KH (1978) Growth failure in association with congenital heart disease. Pediatr Ann 7:35
2. Fleming CR (1982) Selenium deficiency and fatal cardiomyopathy in a patient on home parenteral nutrition. Gastroenterology 83:689
3. Johnson RA (1981) An occidental case of cardiomyopathy and selenium deficiency. N Engl J Med 304:1210
4. Kawai C, Wakabayashi A, Matsumura T et al (1980) Reappearance of beriberi heart disease in Japan. Am J Med 69:383
5. Kien C (1985) Energy metabolism and requirements in disease. In: Walker WA, Watkins JB (eds) Nutrition in pediatrics. Little Brown, Boston, p 87
6. Nadas AS, Rosenthal A, Grigler JF (1981) Nutritional considerations in prognosis and treatment of children with congenital heart disease. In: Suskind RM (ed) Textbook of pediatric nutrition. Raven, New York
7. Rona G (1971) Experimental aspects of cobalt cardiomyopathy. Br Heart J [Suppl] 33:171
8. Schwarz SM, Gewitz MH, Cynthia CS et al (1990) Enteral nutrition in infants with congenital heart disease and growth failure. Pediatrics 86:368
9. Shields GS, Coulson WF, Kimball DA et al (1962) Cardiovascular lesions in copper-deficient swine. Am J Pathol 41:603
10. Sims BA (1972) Conducting tissue of the heart in Kwashiorkor. Br Heart J 34:828
11. Skinner C, Kenmure ACF (1973) Hemochromatosis presenting as congestive cardiomyopathy and responding to venesection. Br Heart J 35:466
12. Sondheimer JM, Hamilton JR (1978) Intestinal function in infants with severe heart disease. J Pediatr 92:572
13. Van Fleet JF, Ferrans VJ, Ruth GR (1977) Ultrastructural alterations in nutritional cardiomyopathy of selenium – vitamin E deficient swine. Lab Invest 37:188
14. Wacker WEC, Parisi AF (1978) Magnesium metabolism. N Engl J Med 278:712
15. Weaver WF, Burchell HB (1960) Serum potassium and electrocardiogram in hypokalemia. Circulation 21:505
16. Webb JG, Kiess MC, Chan-Yan CC (1986) Malnutrition and the heart. Can Med Assoc J 135:753
17. Weiss DL, Surawicz B, Rubenstein I (1966) Myocardial lesions of calcium deficiency causing irreversible myocardial failure. Am J Pathol 48:53
18. Wharton BA, Howells GR, McCance RA (1967) Cardiac failure in Kwashiorkor. Lancet 2:384

Komplexe neurologische Erkrankungen und Behinderungen

D. Karch und U. Haug

Einleitung

Bei der Versorgung von Kindern mit chronischen, insbesondere komplexen neurologischen Erkrankungen oder Behinderungen ist die richtige Ernährung oft ein großes Problem für Eltern und alle Betreuer. Ein Teil der Kinder wird nach wochenlanger Krankenhausbehandlung mit einer Magensonde nach Hause entlassen, andere haben gerade gelernt, mit vielen Mahlzeiten ohne die Sonde zurechtzukommen. Meist sind die Eltern nicht nur durch die Häufigkeit, sondern v. a. auch die Dauer der einzelnen Mahlzeiten zeitlich sehr stark beansprucht, da die Kinder schlecht kauen und schlucken können und es den Eltern schwerfällt zu beurteilen, ob ihr Kind wirklich satt ist bzw. genug getrunken hat. Eine erhebliche Interaktionsstörung zwischen den Eltern, insbesondere der Mutter und ihrem Kind ist vorprogrammiert. Sie droht um so mehr, wenn zusätzlich täglich krankengymnastische Behandlungen bzw. spezielle Fördermaßnahmen notwendig sind, wie z. B. bei sehr unreif geborenen und langzeitbeatmeten Kindern. In dem folgenden Beitrag soll auf einige dieser Aspekte eingegangen und ein möglicher Weg zur Bewältigung dieser Probleme aufgezeigt werden.

Neurophysiologische Besonderheiten

Oropharyngeale Dysfunktion

Im Rahmen einer großen prospektiven Studie, welche in London zur Frage von Gedeihstörungen im Säuglingsalter durchgeführt

wurde, haben Mathisen et al. [11] 10 Kinder mit Ernährungsstörungen, die sonst völlig gesund waren, mit gut gedeihenden Kindern verglichen. Dabei fanden sie neben belastenden psychosozialen Verhältnissen überraschenderweise auch signifikant schlechtere mundmotorische Funktionen. Die Autoren vermuten, daß diese „organischen" Befunde auf einer Entwicklungsstörung der neurologischen Funktion beruhen, die unter bestimmten Voraussetzungen zu einer Interaktionsstörung von Mutter und Kind beitragen und die Gedeihstörung mitverursachen können.
Wenn Störungen der Mundmotorik schon bei physisch gesunden Säuglingen und Kleinkindern so große Auswirkungen haben können, so gilt dies um so mehr für Kinder mit neurologischen Erkrankungen unterschiedlicher Ursache, insbesondere bei der infantilen Zerebralparese.

Symptome der oropharyngealen Dysfunktion

- Unvollständiger Lippenschluß,
- Lippenretraktion,
- Überempfindlichkeit im Mundbereich,
- tonisches Beißen (Beißreflex),
- unkoordinierte Zungenbewegungen (einschließlich Extensorreaktion),
- Kau- und Schluckstörungen,
- Dysregulation von Schlucken und Atmung,
- vermehrte Speichelansammlung (Hypersalivation, verminderter Schluckreflex).

Es dreht sich um Funktionsstörungen beim Mundschluß, der Zungenmotorik beim Kauen und beim Schlucken einschließlich Dysregulationen von Atmung und Schluckvorgang, wodurch die Kinder auch häufig aspirieren. Ständige Mikroaspirationen können Bronchitiden und rezidivierende Pneumonien verursachen, welche ihrerseits die somatische Entwicklung der Kinder zusätzlich beeinträchtigen. Die Nahrung muß daher in breiiger oder passierter Form angeboten werden, die Fütterungszeiten sind oft sehr lang, da das Essen im Munde lange „verarbeitet", immer wieder hochge-

würgt oder ausgehustet wird. Manche Kinder müssen stundenlang gefüttert werden, um eine adäquate Flüssigkeits- und Nahrungsmenge zuzuführen. Diese Aufgabe nehmen die Eltern oft mit extrem großer Geduld auf sich, um auf jeden Fall eine Ernährung mit einer Magensonde zu vermeiden, da dies psychisch als eine Niederlage bei der Versorgung ihres Kindes angesehen wird. Manche Eltern sind stolz, daß es ihnen im Gegensatz zu der Klinik gelungen ist, ihr Kind „normal" zu ernähren.
Griggs et al. [6] haben bei videofluoroskopischen Aufnahmen gezeigt, wie erheblich die Schluck- und Kaustörungen bei diesen Kindern sind. Interessanterweise gab es aber auch sehr unterschiedliche Befunde: Ein Teil der Kinder zeigte bei jedem Schluckakt silente Aspirationen. Ein Teil hatte eine gestörte pharyngeale Peristaltik, so daß nach dem Schlucken noch Nahrungsreste im Pharynx verblieben mit der Gefahr einer erneuten Aspiration. Bei einer geringen Anzahl schloß sich der Zugang zum Nasenraum nicht ausreichend. Fast alle Kinder profitierten von einer aufrechten Körperhaltung beim Füttern. In allen Fällen wurde empfohlen, nur in kleinen Portionen zu füttern. Verblieben nach dem Schlucken noch Nahrungsreste im Pharynx, wurde vorgeschlagen, immer wieder Flüssigkeit nachzufüttern. Bei 2 Patienten besserte sich die Situation, wenn der Kopf nach vorne gebeugt wurde. So ergaben sich aus den Untersuchungsbefunden auch differenzierte Empfehlungen.
Spezielle Behandlungsmaßnahmen zur Verbesserung der mundmotorischen Funktionen sind schon seit längerer Zeit entwickelt worden. Studien zur Effektivität liegen vor, die allerdings nur Teilerfolge belegen. Wichtig ist, daß bei einigen Kindern die Überempfindlichkeit im Mundbereich desensibilisiert werden kann [1, 10, 13].

Verhalten der Kinder

Ein gesunder, hungriger Säugling kann spätestens, nachdem er gelernt hat, sich zu äußern oder gar sich vorwärtszubewegen, sein Hunger- und Durstgefühl zielstrebig verdeutlichen. Dagegen gelingt es einem zerebral geschädigten Kind weder durch motorische noch durch entsprechende kommunikative Mittel, eindeutig seine Wünsche zu äußern. Vielfach sind die Kinder auch in der Säuglingszeit lange mit einer Sonde nach festen Fütterungszeiten ernährt worden oder sie erhielten auf Grund schwerer Erkrankungen in den ersten Lebensmonaten eine unterkalorische Zufuhr und haben kein ausreichendes Gefühl für ihren Nahrungsbedarf. Schließlich gibt es Kinder, die bei den oben geschilderten Fütterungsproblemen eine starke Abwehr gegen Nahrungsaufnahme entwickeln, bis hin zur vollkommenen Nahrungsverweigerung. Viele haben auch nur eine mehr oder weniger beschränkte Einsichtsfähigkeit, so daß viele Gründe zusammen kommen, welche eine langfristige Ernährungsstörung auch aus psychischen Gründen unterstützen.

Interaktionsstörungen

Alle Eltern richten ihre Aufmerksamkeit in den ersten Lebensmonaten ihrer Kinder mit besonderer Sorgfalt auf die Nahrungszufuhr. Jede Gedeihstörung oder das Fehlen einer adäquaten Gewichtszunahme (verglichen mit den Normwerten in den Vorsorgeuntersuchungsheften) ruft Ängste über eine mögliche Verzögerung der Gesamtentwicklung des Kindes hervor. Die körperliche Entwicklung wird als Maßstab für die seelische und geistige Entwicklung gesehen. Bestanden schwere Vorerkrankungen oder perinatale Komplikationen oder entwickeln sich die Kinder psychomotorisch nicht altersentsprechend, treten vielfach auch irreale Ängste bei den Eltern oder in der Familie auf, wenn die angebotene Nahrung nicht ausreichend akzeptiert wird.
Werden zusätzlich zu den oft stundenlangen Fütterungszeiten auch noch krankengymnastische Übungsbehandlungen, Beschäftigungstherapie oder Frühförderung durchgeführt, so nehmen die Eltern kaum noch normale, spielerische, zärtliche, freudige und lockere Beziehungen zu ihrem Kind auf; alles konzentriert sich auf die Fütterung und Förderung des Kindes [5]. Reilly u. Skuse [15] haben das Ausmaß dieser Verhaltensstörungen bei Kindern mit einer infantilen Zerebralparese gut dokumentiert und festgestellt,

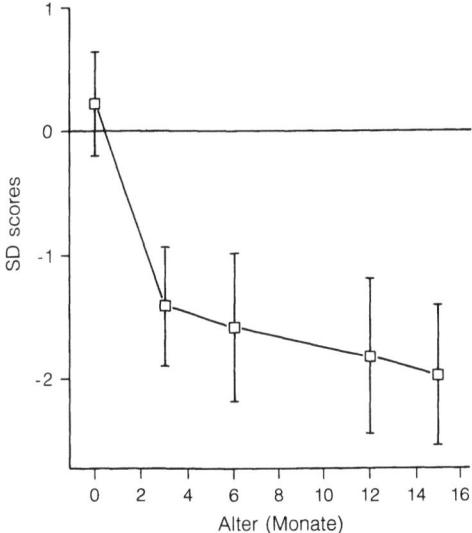

Abb. 1. Mittlerer Gewichtsverlauf bei 12 Kindern mit infantiler Zerebralparese in den ersten 16 Lebensmonaten. Dargestellt sind die z-Scores und das 95%-Konfidenzintervall. (Nach [15])

daß schon innerhalb des 1. Lebensjahres trotz aller Bemühungen Gewichtszuwachs und Wachstum erheblich eingeschränkt waren (Abb. 1).

Kalorien- und Flüssigkeitsbedarf

Unter den geschilderten Umständen ist eine ausreichende Flüssigkeits- und Kalorienzufuhr oft nicht gewährleistet. So zeigten mehrere Untersucher, daß sich die Dystrophie relativ rasch verbessern läßt, wenn auf eine Sondenernährung übergegangen wird [14, 16, 18]. In Abb. 2 wird dargestellt, wie sich das Verhältnis von Größe und Gewicht nach Beginn der Sondenernährung (durch ein Gastrostoma) bei den meisten Kindern verbessern ließ.

Dennoch ist bis heute noch nicht eindeutig geklärt, welches der adäquate Bedarf bei Kindern mit einer infantilen Zerebralparese

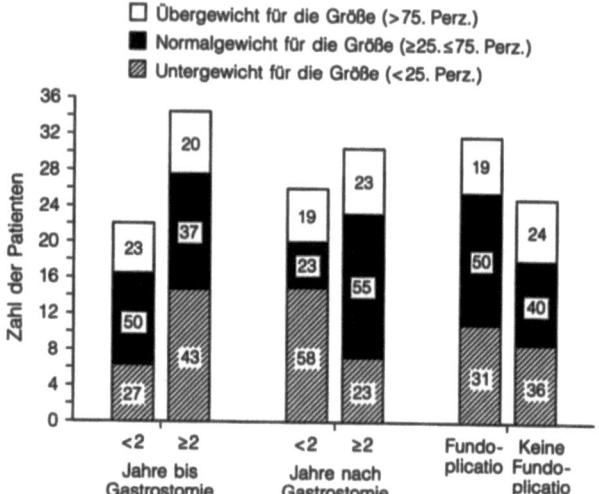

Abb. 2. Gewichts-/Längenrelation bei Kindern vor und nach einer Gastrostomie wegen Eßstörungen bei infantiler Zerebralparese. [16]

oder anderen komplexen neurologischen Erkrankungen und Behinderungen ist. Es ist klar, daß die Gedeih- und Wachstumsstörung nicht allein ein Problem der Nahrungszufuhr sein kann [12], sondern auch Ausdruck einer zentralnervösen Funktionsstörung bzw. Folge sehr früher Mangelernährung, z. B. bei extrem unreifen Neugeborenen. Krick et al. [8] haben einen Weg vorgeschlagen, wie man die adäquate Ernährung abschätzen oder berechnen kann.

Berechnung des Kalorienbedarfs bei infantiler Zerebralparese
(nach [8])

Basale Metabolismusrate (BMR):
- Körperoberfläche · Standardrate des Stoffwechsels · 24 h,

Muskeltonusfaktor (0,9 – 1,1),
Aktivitätsfaktor (1,15 – 1,30),
Wachstumsfaktor (bezogen auf Längenalter),
Bedarf für Aufholwachstum (150 – 300 kcal)
= BMR · Tonusfaktor · Aktivitätsfaktor
+ Wachstumsfaktor + Aufholbedarf.

a) Zunächst muß die basale Stoffwechselrate kalkuliert werden, die sich nach Körperoberfläche und einer Standardrate für Gewichte, Größe und Geschlecht bestimmen läßt (BMR = Körperoberfläche · Standardstoffwechselrate · 24 h).
b) Dann muß das anzustrebende Körpergewicht individuell überlegt werden. Sind die Kinder völlig hilflos, so genügt es, eine Gewichtskurve auf der 10. Perzentile anzustreben. Maximal sollte aber eine Gewichtskurve entsprechend der 50. Perzentile erreicht werden. Handelt es sich um sehr untergewichtig geborene Kinder, wird man auch dies zusätzlich berücksichtigen müssen [2].
c) Muskeltonus und Aktivitätsgrad der Kinder sind ein weiteres Kriterium, so ist der Bedarf z. B. um 10% geringer anzusetzen, wenn die Kinder hypoton sind; bei Rollstuhlabhängigkeit wird mit dem Faktor 1,2 multipliziert.
d) Da die Kinder mit chronisch neurologischen Erkrankungen auch dann, wenn keine Eßstörungen bestehen, nicht so rasch wachsen, schlagen die Autoren vor, den Kalorienbedarf nach dem Längenalter, bei dem die Länge des Kindes die 50. Perzentile kreuzt, nicht nach dem chronologischen Alter auszurichten.
e) Sind die Kinder schon längere Zeit unterernährt und dystroph, muß ein Zuschlag für das zu erwartende Aufholwachstum gegeben werden von ca. 150 – 300 kcal für eine geplante Gewichtszunahme von ca. 30 – 60 g pro Tag.

Die daraus sich errechnende Formel ist oben dargestellt. Die Autoren haben ihren Vorschlag an einem Patientenkollektiv überprüft, das längere Zeit in ihrer Klinik wegen Ernährungsstörungen versorgt werden mußte. Dabei handelt es sich aber nicht um eine prospektive oder gar allen statistischen Anforderungen entsprechende Studie. Insofern ist die vorgeschlagene Berechnung eigentlich nur ein Anstoß nachzudenken, welche Kriterien und Faktoren berücksichtigt werden müssen, da man davon ausgehen muß, daß die üblichen Bedarfsberechnungen für normale Kinder, die sich auf das Alter beziehen, etwa 20% zu hoch liegen [4]. Auch andere Kontroll- und Korrekturmöglichkeiten, welche bei der Ernährung von dystrophen Kindern allgemein verwendet werden, sind sicher denkbar. Bis heute liegen aber noch keine entsprechenden Studien für Kinder mit komplexen neurologischen Erkrankungen und ihren speziellen Problemen vor.

Sondenernährung

Neben der geschilderten oropharyngealen Dysfunktion bestehen bei vielen Kindern mit komplexen neurologischen Erkrankungen auch Störungen der ösophagealen und gastralen Peristaltik, insbesondere eine Neigung zum Reflux. Dadurch werden die Kinder oft noch lange nach der Nahrungsaufnahme irritiert, sie regurgitieren den Mageninhalt oder leiden unter Schmerzen bzw. motorischen Unruhezuständen bis hin zu Torsionssymptomen, die von Sandifer bei Kindern mit einer Refluxösophagitis erstmals beschrieben worden sind (Übersicht in [17]).
Diese Refluxneigung kann noch verstärkt werden, wenn eine nasogastrale Sonde liegt. Daher wird in jüngster Zeit vorgeschlagen, bei Übergang zu einer Sondenernährung möglichst bald ein Gastrostoma anzulegen. Die moderne endoskopische Technik ermöglicht dies relativ leicht und risikoarm. Umstritten ist, ob auch prophylaktisch eine Hiatusplastik und eine Fundoplikatio nach Nissen durchgeführt werden muß, um einer Refluxgefahr entgegenzuwirken [9, 19]. Nach Untersuchung von Wheatley et al. [20] sollte eine solche prophylaktische Operation nur dann erwogen werden, wenn vorher

schon eine erhebliche Refluxsymptomatik bestand. Häufig wird es genügen, nach Anlegen der Gastrostomiesonde regelmäßig den pH-Wert im Ösophagus zu messen, die klinische Symptomatik zu beachten, und evtl. sogar auf eine nächtliche Nahrungszufuhr durch einen Infusionsautomat überzugehen.

Viele Eltern sehen den Übergang von der oralen Ernährung zur Sondenernährung als ein Eingeständnis ihres Versagens, sie sind psychisch belastet, bis sie dann erleben, welche Vorteile die Sondenernährung für sie bringt. Es sollte immer beachtet werden, daß Geschmack und Geruch der Nahrung dem Kind bei jeder Mahlzeit oral vermittelt wird, um eine Verbindung zwischen der Nahrungsaufnahme und der Funktion des Mundes und dem Geruchssinn nicht unterbrechen zu lassen.

Abschließend soll ein Flußdiagramm über Entscheidungskriterien demonstriert werden (Abb. 3), das von Rempel et al. [16] für die Betreuung von Kindern mit komplexen neurologischen Erkrankungen, schweren oropharyngealen Störungen und mentaler Retardierung entwickelt worden ist. Ein multidisziplinäres Team kümmert sich um die Ernährung der Kinder, das sich aus Ärzten, Logopäden, Schwestern und aus psychologischen Kräften zusam-

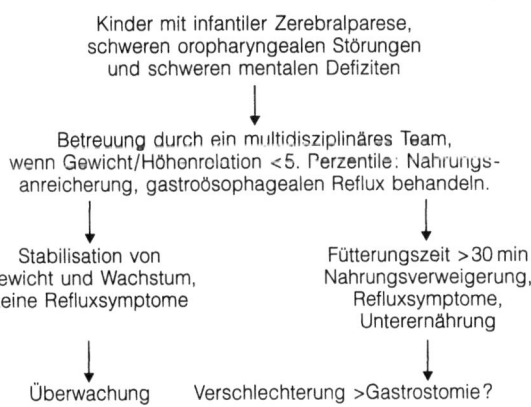

Abb. 3. Flußdiagramm zur Entscheidungshilfe bei der Betreuung und Behandlung von Kindern mit neurologischen Erkrankungen und Eßstörungen. (Nach [16])

mensetzen sollte. Sinkt die Gewichts-/Längenrelation unter die 5. Perzentile, muß die Ernährung speziell angereichert oder die Art der Fütterung geändert werden. Bestehen Fütterungszeiten von weit über 1/2 h bei vielen Mahlzeiten am Tag, bleiben die Kinder dennoch dystroph und zeigen ein zu geringes Wachstum, so sollte mit den Eltern sehr bald die Gastrostomie diskutiert und vorbereitet werden. Dies umso mehr, wenn eine erhebliche Refluxsymptomatik besteht.

Literatur

1. Avalle C, Fischer-Brandis H, Schmid RG (1986) Zur Mundmotorik und Mundtherapie bei Zerebralparese. Monatsschr Kinderheilkd 134:32–36
2. Casey PH, Kraemer HC, Bernbaum J, Yogman MW, Sells C (1991) Growth status and growth rates of a varied sample of low birth weight, preterm infants: a longitudinal cohort from birth to three years of age. J Pediatr 119: 599–605
3. Editorial: Growth and nutrition in children with in children with cerebral palsy. Lancet, May 1990:1253–1254
4. Fried MD, Pencharez PB (1991) Energy and nutrient intakes of children with spastic quadriplegia. J Pediatr 6:947–949
5. Gisel EG, Patrick J (1988) Identification of children with cerebral palsy unable to maintain a normal nutritional state. Lancet Feb. 1988:283–286
6. Griggs CA, Jones PM, Lee RE (1989) Videofluoroscopic investigation of feeding disorders of children with multiple handicap. Dev Med Child Neurol 31:303–308
7. Jones PM (1989) Feeding disorders in children with multiple handicap. Dev Med Child Neurol 31:404–406
8. Krick J, Murphy PE, Markam JFB, Shapiro BC (1992) A proposed formula for calculating energy needs of children with cerebral palsy. Dev Med Child Neurol 34:481–489
9. Langer JC, Wesson DE, Ein SH, Filler RM, Shandling B, Superina RA, Papa M (1988) Feeding gastrostomy in neurologically impaired children: is an antireflux procedure necessary? J Pediatr Gastroenterol Nutr 7:837–841
10. Limbrock GJ, Fischer-Brandis H (1990) Orofaciale Regulationstherapie nach Castillo-Morales, für Kinder mit Down-Syndrom und Zerebralparese. Kinderarzt 21:549–552
11. Mathisen B, Skuse D, Wolke D, Reilly S (1989) Oral-motor dysfunction and failure to thrive among inner-city infants. Dev Med Child Neurol 31:293–302
12. Mutch L, Leyland A (1990) Growth and nutrition in children with cerebral palsy. Lancet Sept 1990:569–570

13. Ottenbacher K, Scoggins A, Wayland J (1981) The effectiveness of oral sensory-motor therapy with severely and profoundly developmentally disabled. Occ Ther J Res 1:147–160
14. Patrick J, Boland M, Stoski D, Muray G (1986) Rapid correction of wasting in children with cerebral palsy. Dev Med Child Neurol 29:734–739
15. Reilly S, Skuse D (1992) Characteristics and management of feeding problems of young children with cerebral palsy. Dev Med Child Neurol 34:379–388
16. Rempel GR, Colwell S, Nelson RP (1988) Growth in children with cerebral palsy fed via gastrostomy. Pediatrics 82:857–862
17. Sacher M, Nowak W (1987) Dystonie als Komplikation bei gastroösophagealem Reflux: Sandifer Syndrom. Monatsschr Kinderheilkd 135:857–858
18. Shapiro BK, Green P, Krick J, Capute AJ (1989) Growth of severely impaired children: neurological versus nutritional factors. Dev Med Child Neurol 28:729–733
19. Sullivan P (1992) Gastrostomy and the disabled child. Dev Med Child Neurol 34:547–555
20. Wheatley MJ, Wesley JR, Tkach DM, Coran AG (1991) Longterm follow-up of brain damaged children requiring feeding gastrostomy: should an antireflux procedure always be performed. J Pediatr Surg 26:301–305

Diät bei Kindern und Jugendlichen mit Diabetes mellitus

E. Heinze und R. W. Holl

Einleitung

Insulin, Diät, Sport und Schulung der Patienten bilden die Säulen der Diabetestherapie. Die Diät wird als der schwierigste Teil des Behandlungskonzepts angesehen. Bei Kindern und Jugendlichen lassen sich als Ziele der Diät formulieren:
- Normalgewicht (bezogen auf die Körpergröße),
- normales Wachstum,
- Normoglykämie sowie
- Normolipidämie.

Normoglykämie und Normolipidämie werden angestrebt, um das 1,5- bis 3,5fach erhöhte kardiovaskuläre Risiko der Patienten mit Diabetes zu vermindern.
Die Diät von Kindern und Jugendlichen mit Diabetes unterscheidet sich prinzipiell nicht von den Empfehlungen zur Ernährung von gesunden Kindern. Im Unterschied zu gesunden Kindern und Jugendlichen werden jedoch die Grundsätze einer gesunden Ernährung sowie die praktische Umsetzung der Empfehlungen während der Schulung den Patienten mit Diabetes vermittelt.

Kalorien

Grundlage der Empfehlungen für die Kalorienzufuhr bildet das Körpergewicht. Es muß ein Normalgewicht – bezogen auf die Körpergröße – angestrebt werden. Kinder und besonders Jugend-

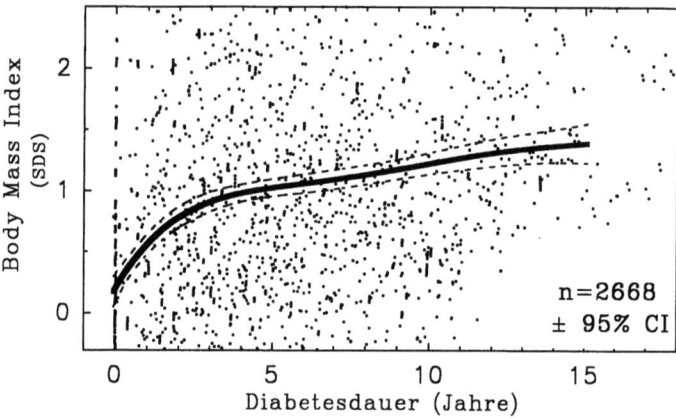

Abb. 1. Anstieg des Body Mass Index in Abhängigkeit von der Diabetesdauer bei Kindern und Jugendlichen mit Typ-I-IDDM. Der Body-mass-Index ist unabhängig von Alter und Geschlecht als SDS (standard deviation score) angegeben

liche mit Diabetes neigen zu Übergewicht, auch wenn die gängige Lehrmeinung davon ausgeht, daß Patienten mit Typ-I- im Gegensatz zu Patienten mit Typ-II-Diabetes schlank seien. In den Jahren der Pubertät kann besonders bei Mädchen aber auch bei Jungen, in der vergleichsweise kurzen Zeit von einigen Monaten, eine erhebliche Adipositas auftreten (Abb. 1).
Fettsucht führt prinzipiell zu einer verminderten Insulinempfindlichkeit und als Folge zu einer verschlechterten metabolischen Kontrolle mit einem Ansteigen der Hämoglobin-A1c-Werte sowie der Serumlipide. Ebenso besteht eine enge Beziehung zwischen der Höhe des Körpergewichts und der Höhe des Blutdrucks:
Bei adipösen Jugendlichen kann eine behandlungsbedürftige Hypertonie auftreten (Abb. 2).
Der Verordnung der Gesamtkalorien ist besondere Aufmerksamkeit zu widmen, während von der vorzugsweisen und zuweilen ausschließlichen Verordnung der Kohlenhydratmenge abzuraten ist.

Diät bei Kindern und Jugendlichen mit Diabetes mellitus 257

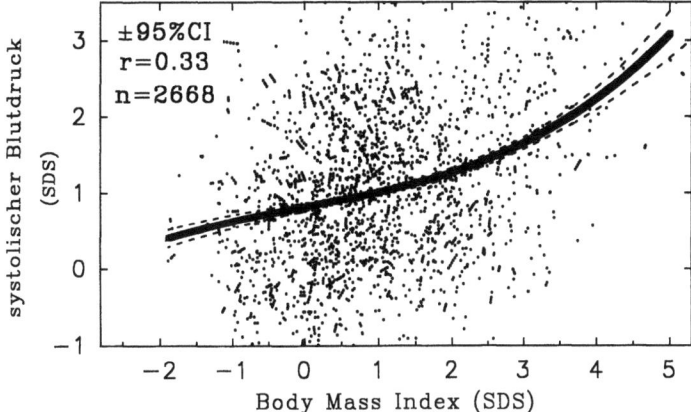

Abb. 2. Abhängigkeit von systolischem Blutdruck und Body-mass-Index (BMI) bei Kindern und Jugendlichen mit IDDM Typ I. Angaben als SDS (standard deviation score)

Als Anhalt für die Berechnung der Gesamtkalorien bei Kindern und Jugendlichen mit Diabetes kann die Formel von Priscilla White gelten:

1000+100 Kalorien für jedes Lebensjahr
(z. B. für ein 5jähriges Kind: 1500 Kalorien).

Auf diese Formel kann nur dann zurückgegriffen werden, wenn erhebliche Abweichungen nach beiden Seiten akzeptiert werden!

Die Bestimmung des Körpergewichts bei jedem Arztbesuch erlaubt es, den verordneten individuellen Ernährungsplan zu überprüfen.
Die Grundlage zur Berechnung der Gesamtkalorien bildet der Energiegehalt der Nährstoffe:

Kohlenhydrate (KH):	1 g KH:	ca. 4 kcal ≙ ca. 17 kJ;
Eiweiß (EW):	1 g EW:	ca. 4 kcal ≙ ca. 17 kJ;
Fett:	1 g Fett:	ca. 9 kcal ≙ ca. 38 kJ;
Alkohol:	1 g Alkohol:	ca. 7 kcal ≙ ca. 29 kJ.

Man erkennt den hohen Energiegehalt des Alkohols, der bei Jugendlichen mit erheblichem Alkoholkonsum zum Entstehen eines Übergewichts beitragen kann.

Eiweiß

Der Eiweißbedarf für Kinder und Jugendliche mit Diabetes entspricht dem von gesunden Kindern und Jugendlichen wie er z.B. von der DGE [5] festgelegt wurde. Der Eiweißbedarf beträgt z.B. für Jugendliche über 15 Jahre 0,8 g Eiweiß/kg Körpergewicht. Eine erhöhte Eiweißzufuhr bei Patienten mit Diabetes könnte potentiell nierenschädigend wirken. Diese Annahme gründet sich auf die beiden Befunde [12], daß einmal eine Eiweißrestriktion bei niereninsuffizienten Patienten die Progression zur terminalen Niereninsuffizienz zum Stillstand bringen oder erheblich verzögern kann. Zum anderen gelingt es, bei Patienten mit Mikroalbuminurie –

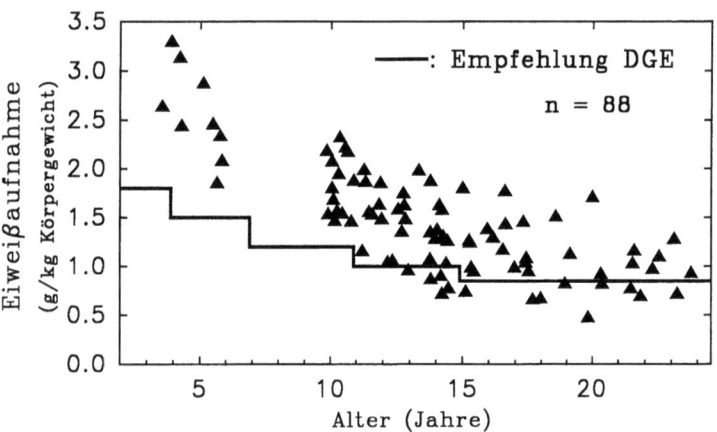

Abb. 3. Mittlere Eiweißaufnahme in g/kg Körpergewicht/Tag von Kindern und Jugendlichen mit Typ I IDDM. Auswertung von 7tägigen Nahrungsprotokollen mit dem Programm „Diät 2000"

der ersten Stufe einer beginnenden diabetischen Nephropathie – durch Eiweißrestriktion die vermehrte Albuminausscheidung entweder zu normalisieren oder einen Stillstand zu erreichen. Ob eine normale Eiweißaufnahme bei Kindern und Jugendlichen mit Diabetes vor einer diabetischen Nephropathie schützen kann, die in 30–40% der Patienten mit Typ-I-Diabetes auftritt, ist nicht gesichert, aber durchaus möglich. Wie unsere Untersuchungen zeigen, liegt die Aufnahme von Eiweiß bei Kindern und Jugendlichen mit Diabetes erheblich über den Empfehlungen, die von Experten für gesunde Kinder und Jugendliche angegeben werden (Abb. 3).
Die Frage, ob pflanzlichem oder tierischem Eiweiß in der Ernährung von Kindern und Jugendlichen mit Diabetes der Vorzug zu geben ist, läßt sich zur Zeit nicht beantworten. Es liegen keine gesicherten Langzeitergebnisse zu dieser Fragestellung vor.

Fett

Die wirksamste diätetische Maßnahme, um das Plasmacholesterin zu senken, besteht in der Verminderung des Konsums von gesättigten Fetten und Cholesterin [10]. Unabhängig von der Höhe des Plasmacholesterins wird allen Patienten mit Diabetes eine Diät mit niedrigem Cholesteringehalt und niedrigem Anteil von gesättigten Fetten empfohlen.
Der Fettanteil in der Diabetesdiät sollte weniger als 30% der Gesamtkalorien betragen, wobei der Anteil der ungesättigten Fette 10% nicht übersteigen sollte. Auch die Beschränkung der mehrfach (poly) ungesättigten Fette auf ca. 10% wird empfohlen, da keine ausreichenden Befunde über die Sicherheit zur Beurteilung der Langzeitwirkung der mehrfach ungesättigten Fette vorliegen [1, 6, 8]. Einfach ungesättigte (mono) Fette werden hingegen als risikoarm eingestuft, da die Nahrung vieler Mittelmeervölker einen hohen Anteil an einfach ungesättigten Fetten enthält und das kardiovaskuläre Risiko in diesen Ländern niedrig ist. Somit ergibt sich für den Fettanteil der Diabetesdiät:

Gesamt: <30%
gesättigte Fette: <10%
einfach ungesättigte Fette: ca. 10%
mehrfach ungesättigte Fette: <10%
Cholesterin: arm.

Gemäß den Richtlinien der Nationalen Cholesterin-Initiative [9] wird empfohlen, bei Patienten mit Diabetes regelmäßig im Serum Cholesterin und Triglyzeride zu bestimmen. Die Konzentration des Cholesterins sollte unter 200 mg/dl und der Triglyzeride ebenfalls unter 200 mg/dl liegen. Als Grenzwerte für LDL-Cholesterin werden <135 mg/dl und für HDL-Cholesterin >35 mg/dl angegeben. Der Quotient Gesamtcholesterin/HDL-Cholesterin soll 5 nicht übersteigen. LDL- und HDL-Cholesterin müssen nur dann gemessen werden, wenn die Konzentration des Gesamtcholesterins über 200 mg/dl liegt [9].

Kohlenhydrate

Als praktische Berechnungseinheit für die Kohlenhydrate wird in Deutschland die Broteinheit (BE) verwendet. 1 BE entspricht 12 g Kohlenhydraten oder ca. 48 Kalorien. Bestrebungen, 1 BE in 10 g verwertbare Kohlenhydrate zu ändern, haben sich bislang nicht durchgesetzt. Nachdem das atherogene Risiko der Lipide bei Gesunden wie bei Diabetikern erkannt, bestätigt und schließlich akzeptiert worden war, wurde zur Reduzierung des erhöhten kardiovaskulären Risikos der Fettanteil in der Diabetesdiät vermindert. Als Folge stieg der Kohlenhydratanteil in der Ernährung des Diabetikers an. Nach den Empfehlungen der Amerikanischen Diabetes-Gesellschaft (ADA) [1] und der Europäischen Diabetes-Gesellschaft (EASD) [6] soll der Kohlenhydratanteil in der Diät 55–60% (ADA) bzw. 50–60% (EASD) betragen. In den Empfehlungen der Britischen Diabetes-Gesellschaft (BDA) [8] wird der Kohlenhydratanteil für >5jährige Kinder und Diabetes mit >50% angegeben. Somit ist die Ernährung des Patienten mit Diabetes heute kohlenhydratreich bei niedrigem Fettanteil („low fat/high carbohydrate diet"). Der Kohlenhydratanteil in der Diabetesdiät konnte

nicht zuletzt deswegen erhöht werden, weil die Blutzuckerbestimmungen durch den Patienten eine wirksame Selbstkontrolle des Kohlenhydrat-Stoffwechsels ermöglichten. Die Änderung der Insulindosis nach den gemessenen Blutzuckerwerten ist die Voraussetzung für eine gute metabolische Kontrolle.
Für Kinder und Jugendliche mit Diabetes gestaltet sich die metabolische Kontrolle einfacher, wenn die Zeiten für die 5–7 Mahlzeiten/Tag eingehalten werden (= 3 Hauptmahlzeiten und 2–4 Zwischenmahlzeiten). Die Änderung der Insulindosis durch den Patienten hat dann nur noch den aktuell gemessenen Blutzucker und die Kohlenhydratmenge zu berücksichtigen, die nach einer Insulininjektion gegessen werden soll.
Die Unterscheidung in einfache (Disaccharide) und komplexe (Stärke) Kohlenhydrate bei der Zusammenstellung des Ernährungsplanes für einen Patienten mit Diabetes hat erheblich an Bedeutung verloren. Offenbar bestimmt die Zusammensetzung einer Mahlzeit (= Fett, Eiweiß, Kohlenhydrate, Faser sowie roh, püriert, gekocht) den Blutzuckeranstieg und nicht allein der Kohlenhydratanteil. In dieser Tatsache ist auch begründet, daß sich der *glykämische Index* nach Jenkins [7] zur „Berechnung" der Kohlenhydrate in der praktischen Diät für Patienten mit Diabetes nicht durchsetzen konnte. Jenkins verglich die Fläche unter der 2-h-Blutzuckerkurve nach 50 g Glukose mit der Fläche nach 50 g Kohlenhydraten verschiedener Nahrungsmittel. Der glykämische Index für 50 g Glukose wurde als 100 bezeichnet.

Nahrungsmittel	*Glykämischer Index*
Glukose	100
Cornflakes	80
Reis	72
Kartoffeln	70
Weißbrot	69
Graubrot	50
Spaghetti	50
Haferflocken	49
Hülsenfrüchte	29

Obwohl erhebliche Einwände gegen den glykämischen Index bestehen, wird bei der Planung der Diät für Kinder und Jugendliche empfohlen, Nahrungsmittel mit einem niedrigen Index in den Vordergrund der Beratung zu stellen.
(„Graubrot ist besser als Weißbrot", „Müsli besser als Cornflakes".)

Saccharose = Kochzucker = Haushaltszucker

Das Verbot von Zucker für Kinder und Jugendliche mit Diabetes galt lange Jahre als ein Therapiegrundsatz in der Behandlung. In den vergangenen Jahren zeichnete sich eine Wandlung ab. Die Amerikanische Diabetes-Gesellschaft [1] empfiehlt wenig zusätzlichen Zucker in der Diabetesdiät, die Europäische Diabetes-Gesellschaft [6] gibt als Anhaltszahl ca. 10 g Zucker pro 1000 Kalorien pro Tag an. Experimentelle Kurzzeituntersuchungen bei Kindern zeigten keinen Unterschied in den Tagesprofilen des Blutzuckers zwischen einer saccharosefreien (2%) und einer 10% saccharosehaltigen Diät [4]. Langzeituntersuchungen mit Bestimmung der HbA-1c-Werte, der Serumlipide und besonders des Körpergewichts unter einer saccharosehaltigen Ernährung liegen bei Kindern und Jugendlichen mit Diabetes nicht vor. Es kann z. Z. bei der Verordnung eines Ernährungsplanes und somit einer gesunden Ernährung für Kinder und Jugendliche nur empfohlen, nicht aber verboten werden, auf zusätzlichen Zuckerkonsum zu verzichten („Mineralwasser ist besser als Limonade"). Als Anhalt für die zusätzliche Verordnung von Saccharose in der Diabetesdiät kann die Angabe von 10 g Saccharose pro 1000 Kalorien pro Tag der Europäischen Diabetes-Gesellschaft gelten.

Zuckeraustauschstoffe: Fruktose und Polyole

Fruktose, Sorbit, Mannit und Xylit stehen als Zucker- (Saccharose)ersatzstoffe zur Verfügung. Der Energiegehalt von 1 g Fruktose, Sorbit usw. = ca. 4 Kalorien oder 12 g Fruktose = 1BE (Broteinheit) muß bei der Planung der Gesamtkalorien berücksichtigt werden. Die EASD [6] empfiehlt einen täglichen Konsum bei Erwachsenen von unter 50 g pro Tag, die Britische Diabetes-Gesellschaft (BDA) [8] für über 5jährige Kinder mit Diabetes von <25 g/Tag. Fruktose und die anderen Zuckerpolyole führen nur zu einer geringen Erhöhung des Blutzuckers. Im Hinblick auf eine hyperglykämische Wirkung werden Fruktose und die Polyole weitgehend als unbedenklich eingestuft. Es muß hingegen erwähnt werden, daß bei Ersatz von z. B. Stärke durch Fruktose in der Diabetesdiät Hypoglykämien auftreten können, sofern nicht bei Austausch von Stärke gegen Fruktose gleichzeitig die Dosis des Insulins vermindert wird. Zudem besteht die Möglichkeit, daß bei hohem Fruktosekonsum das Cholesterin und das LDL-Cholesterin im Serum ansteigen, was zu einer Erhöhung des kardiovaskulären Risikos führen würde.

Alkohol

Alkohol in einer Menge bis zu 30 g/Tag (EASD) ist in der Diabetesdiät durchaus erlaubt [6]. Es ist realistisch, bei älteren Jugendlichen mit Diabetes den Alkohol in dem Diätplan zu berücksichtigen. Auf den hohen Energiegehalt (1 g Alkohol ca. 7 Kalorien) ist wegen einer möglichen Gewichtszunahme hinzuweisen. Alkohol senkt den Blutzucker, entsprechend können nach übermäßigem abendlichem Alkoholgenuß nächtliche Hypoglykämien auftreten.

Zuckerersatzstoffe = Süßstoffe

Die Zuckerersatzstoffe Saccharin und Aspartam sowie Cyclamat und Acesulfan K enthalten keine Kalorien. Sie sind als Süßungsmittel für Kinder und Jugendliche mit Diabetes geeignet. Nebenwirkungen der Süßstoffe wurden bisher nicht mitgeteilt, doch liegen keine Berichte über einen jahrzehntelangen Genuß vor. Es wird deshalb empfohlen, mehrere Süßungsmittel gleichzeitig zu verwenden, um den übermäßigen Genuß eines Zuckerersatzstoffes zu vermeiden. Die unbedenklich erachteten Höchstdosen für die einzelnen Süßstoffe können praktisch nicht überschritten werden. Für Saccharin wird als obere Grenze für Kinder 500 mg/Tag, d. h. 25 – 30 Teelöffel/Tag angegeben. Die Höchstdosis von Aspartam beträgt 50 mg/kg Körpergewicht/Tag. Aspartam enthält Phenylalanin. Dies muß bei einem Patienten mit Phenylketonurie und Diabetes berücksichtigt werden [2].

Faserballaststoffe

Ballaststoffe in der Diät von Patienten mit Diabetes führen zu einer verzögerten Resorption der Kohlenhydrate und damit zu einem verminderten Anstieg des Blutzuckers. Die Empfehlungen der ADA [1], der EASD [6] und BDA [8] zur Menge der Ballaststoffe in der Diabetesdiät stimmen praktisch überein. Es soll eine Aufnahme von ca. 20 g Ballaststoffen pro 1000 Kalorien angestrebt werden. Frisches Obst und Gemüse, hier besonders Hülsenfrüchte, enthalten einen hohen Faseranteil. Nahrungsmittel mit einem niedrigen glykämischen Index sind ballaststoffreich [11].

100 g Nahrungsmittel enthalten Ballaststoffe:

Weizenmehl	2 – 4 g,
Roggenmehl	6 – 13 g,
Cornflakes	1 – 4 g,
Haferflocken	5 – 7 g.

Die häufigsten Nebenwirkungen der Ballaststoffe, die bei jungen Kindern häufiger auftreten können, bestehen in Beschwerden des Gastrointestinaltrakts wie Durchfall, Flatulenz und Bauchschmerzen. Eine langsame Steigerung der Zufuhr von Ballaststoffen vermindert die Beschwerden. Bei wenigen Patienten sind die Nebenwirkungen so ausgeprägt, daß eine Reduktion der Ballaststoffe notwendig wird. Am Beginn einer faserreichen Ernährung kommt es häufig zu einem Abfall des HDL-Cholesterins. Dieser Befund ist in Hinsicht auf das kardiovaskuläre Risiko als bedenklich einzustufen. Epidemiologische Untersuchungen haben jedoch ergeben, daß mit einem Wiederanstieg des HDL-Cholesterins innerhalb von 6 Monaten zu rechnen ist. Da auch die Konzentrationen des Gesamtcholesterins und des LDL-Cholesterins während einer faserreichen Diabetesdiät abnehmen, wird kein erhöhtes kardiovaskuläres bei Patienten mit Diabetes angenommen. Ein Defizit von Vitaminen und Spurenelementen wurde während einer faserreichen Diät nicht beobachtet [3].

Zusammenfassung

Die Diät von Kindern und Jugendlichen mit Diabetes unterscheidet sich unwesentlich von der Ernährung gesunder Kinder. Die Diät kann als fettreduziert aber kohlenhydratreich und faserreich bezeichnet werden („low fat/high carbohydrate and fiber rich"). Tabelle 1 faßt die Empfehlungen der Amerikanischen-(ADA) und der Europäischen- (EASD) Diabetes-Gesellschaften für erwachse-

Tabelle 1. Synopsis der Empfehlungen zur Diät von Patienten mit Diabetes der Amerikanischen-(*ADA*), der Europäischen-(*EASD*) und der Britischen (*BDA*) Diabetes-Gesellschaften. Die Angaben von *ADA* und *EASD* beziehen sich auf Erwachsene (Jugendliche), die der *BDA* auf >5jährige Kinder. (*WHO* Weltgesundheits-Organisation, *DGE* Deutsche Gesellschaft für Ernährung)

Balastoffe/Fasern (kg/Tag Kalorien)	ADA 1987	EASD 1988	BDA 1989 >5jährige
Eiweiß	0,8 g/kg	Wenig	WHO/DGE
Fett			
Gesamt	<30%	<30%	<30%
Gesättigt	<10%	<10%	Wenig
Mono	<13%	<10%	–
Poly	<7%	<10%	<7%
Cholesterin (mg/Tag)	<300	≤300	–
Kohlenhydrate	55–60%	50–60%	≥50%
Saccharose	Wenig	≤30 g/Tag	<10%
Fruktose, Polyole (g/Tag)	–	≤50	≤25
Alkohol (g/Tag)	≤10	≤30	–
Ballaststoffe/Fasern (g/100 Kalorien)	25	20	20

ne (jugendliche) Patienten mit Diabetes und der Britischen (BDA) Diabetes-Gesellschaft für >5jährige Kinder mit Diabetes zusammen.

Literatur

1. American Diabetes Association (1987) Position statement: nutritional recommendations und principles for individuals with diabetes mellitus: 1986. Diabetes Care 10:126–132
2. American Diabetes Association (1991) Position statement. Use of noncaloric sweeteners. Diabetes Care 14 [Suppl 2]:28–29
3. Anderson JW, Akanji AO (1991) Dietary fiber – an overview. Diabetes Care 14:1126–1131
4. Becker DJ, Sperling MA (1991) Editor's column: sucrose in the diet of children with insulin-dependent diabetes mellitus. J Pediatr 119:586–588
5. Deutsche Gesellschaft für Ernährung (DGE) Empfehlungen für die Nährstoffzufuhr. Umschau, Frankfurt/M
6. Diabetes and Nutrition Study Group of EASD (1988) Nutritional recommendations for individuals with diabetes mellitus. Diabetes Nutr Metab 1:45–49
7. Jenkins DJA, Wolever TMS, Taylor RH et al (1981) Glycemic index of food: a physiological basis for carbohydrate exchange. Am J Clin Nutr 34:362–366
8. Kinmonth AL, Magrath G, Reckless JPD (1989) The nutrition subcommittee of the professional advisory committee of the British Diabetic Association. Dietary recommendations for children and adolescents with diabetes. Diab Med 6:537–547
9. Nationale Cholesterin-Initiative. Dtsch Ärztebl (1990) 87:C-846–C-862
10. Riccardi G, Rivellese AA, Mancini M (1987) The use of diet to lower plasma cholesterol levels. Eur Heart J [Suppl E] 8:79–85
11. Rottka H (1980) (Hrsg) Ballaststoffe in der menschlichen Ernährung. Thieme, Stuttgart
12. Zeller KR (1991) Low-protein diets in renal disease. Diabetes Care 14:856–866

Fortschritte in der diätetischen Behandlung angeborener Störungen des Aminosäure- und Kohlenhydratstoffwechsels

H. Böhles

Die Schädigung im Rahmen angeborener Stoffwechselerkrankungen ist Folge entweder der toxischen Wirkung eines in pathologischer Weise erhöhten Stoffwechselmetaboliten oder eines durch den Defekt entstandenen Mangels. Toxische Substanzen des Zwischenstoffwechsels wie auch Mangelzustände wirken sich kurz- und langfristig störend auf die energetische Homöostase und den unbeeinträchtigten Zellaufbau aus. Die sich daraus ableitenden Prinzipien der Behandlung angeborener Stoffwechselerkrankungen beruhen somit einerseits auf der Elimination oder zumindest reduzierten Zufuhr schädigender Grundmetabolite und andererseits auf dem Ausgleich primärer oder sekundärer Mangelsituationen. Eliminationsdiäten sind die klassische Methode, die Zufuhr einer schädigenden Ausgangssubstanz zu begrenzen, dies gilt v. a. für die häufigsten Störungen des Aminosäurestoffwechsels und die klassischen Zuckerunverträglichkeiten Galaktosämie und hereditäre Fruktoseintoleranz. Neben einer limitierten Zufuhr hat in den letzten Jahren eine Verbesserung der Exkretion pathologischer Metabolite zunehmende Bedeutung erlangt. Diese Innovationen beziehen sich v. a. auf verbesserte Möglichkeiten der Detoxifikation durch Konjugation, wie z. B. mit Glyzin, Carnitin oder Benzoesäure oder die gezielten Induktionsversuche krankheitsspezifischer Enzymsysteme mit Vitaminen in pharmakologischen Mengen.
Aus der zunehmenden Fülle möglicher Krankheitsbilder wähle ich zur Darstellung grundsätzlicher Zusammenhänge exemplarische und in der Praxis häufigere Erkrankungen aus.

Phenylketonurie (PKU)

Die klassische Grundlage der diätetischen Therapie einer PKU ist die Verabreichung einer phenylalaninfreien Aminosäuremischung zur Deckung des größten Teils des Eiweißbedarfs und die Supplementierung eines natürlichen Proteins, z. B. einer Säuglingsmilch auf Kuhmilchbasis, zur Deckung des für eine normale Entwicklung notwendigen Phenylalaninbedarfs. Der bewußte Einsatz des Stillens bei der Behandlung von Kindern mit PKU wurde erst in den letzten Jahren als eine gut handzuhabende Zufuhrmethode natürlichen Eiweißes für diese Kinder erkannt. Muttermilch hat gegenüber Kuhmilch einen niedrigeren Phenylalaningehalt. Dieser liegt im Mittel bei 2482 µmol/l in Muttermilch und bei 9625 µmol/l in Kuhmilch, sowie bei 4419 µmol/l (Ross Laboratories, Columbus, Ohio; USA) in einer Standardsäuglingsmilch auf Kuhmilchbasis [30, 36]. Nicht nur der niedrige Proteingehalt (0,8 – 0,9 g/dl), sondern der gleichfalls niedrige Kaseingehalt (2,5 g/l) der Frauenmilch wirken sich gegenüber Kuhmilch günstig auf die Ernährung eines Kindes mit PKU aus. Außer der rein ernährungsphysiologischen Betrachtungsweise stellt die Möglichkeit des additiven Stillens eine Verminderung des bei dieser Krankheitsproblematik beträchtlichen emotionalen Stresses der Mutter dar. In einer Untersuchung von McCabe et al. [28] wurde die tägliche Muttermilchaufnahme im 1. Monat mit 362 ± 141 ml/Tag und im 4. Monat mit 464 ml ± 203 ml/Tag bestimmt. Durch das Stillen wurden im Vergleich zur Zusatzernährung mit einer Säuglingsformel entsprechende Serumphenylalaninkonzentrationen erzielt. Stillen sollte somit als Form der notwendigen Phenylalaninzufuhr grundsätzlich propagiert werden.

Neuere Erkenntnisse bei der diätetischen Führung von PKU-Patienten ergaben sich aus der Analyse von Spurenelementen. Die von McCabe et al. [28] durchgeführte Untersuchung erbrachte Hinweise zur Versorgungssituation mit Eisen und Zink. Auch wenn die Zinkzufuhr den „Recommended Dietary Allowances (RDA)" entspricht, haben Kinder mit Phenylketonurie signifikant niedrigere Plasma- und Haarzinkkonzentrationen als gesunde Kinder. Bei 52% der PKU-Kinder wurden Plasmazinkkonzentrationen unter-

halb der Norm gemessen [1]. Die Bioverfügbarkeit von Zink zeigte sich bei Fütterung einer phenylalaninreduzierten Formula vermindert [7], so daß eine weitere Supplementierung mit Zink angezeigt erscheint. Entsprechend den Studienergebnissen von McCabe et al. [28] lagen die Plasmazinkkonzentrationen zusätzlich gestillter Kinder über den Konzentrationen formulaernährter Kinder im Alter von 3 und 6 Monaten, so daß von einer besseren Zinkbioverfügbarkeit zusatzgestillter Kinder ausgegangen werden muß.
Die Eisenversorgung von PKU-Kindern ist trotz reichlicher Berücksichtigung der Zufuhr mit den phenylalaninfreien Eiweißzusatzpräparationen weiterhin ein offensichtliches Problem. Von Scaglioni et al. [33] wurden niedrige Ferritinkonzentrationen bei PKU-Patienten beschrieben und als Folge einer niedrigen Bioverfügbarkeit des zugeführten Eisens erklärt, da dieses hauptsächlich aus Pflanzen und synthetischen Verbindungen stammt. An eigenen Patienten konnten wir eine durchschnittliche tägliche Eisenzufuhr (Fe-(II)-Sulfatheptahydrat) von $0{,}49 \pm 0{,}24$ mg/kg berechnen. Diese Zufuhr lag im Bereich der Empfehlungen von $0{,}52 \pm 0{,}86$ mg/kg (RDA 1980) bzw. 0,43 mg/kg (DGE 1979). Trotzdem zeigten die Ferritinkonzentrationen nur mangelhaft gefüllte Eisenspeicher an. Der fördernde Effekt von Fleisch und Fisch auf die Resorption von Nonhämnahrungseisen muß in diesem Zusammenhang besonders betont werden [20, 24], da die Ernährungssituation dieser Patienten mit der extremer Vegetarier gleichgesetzt werden muß. Die Eisenversorgung von PKU-Patienten muß daher trotz Anreicherung der Eiweißersatzpräparate als ungenügend angesehen werden. Eine mangelhafte Eisenverfügbarkeit hat über den hämatologischen Aspekt hinausreichende Auswirkungen. Die bei PKU-Patienten erniedrigt gemessenen Serumcarnitinkonzentrationen müssen neben der verminderten Aufnahme bei fehlender Fleischernährung zum Teil zumindest auf eine verminderte Eisenverfügbarkeit zurückgeführt werden, da die endogene Carnitinsynthese Eisen als Kofaktor der 6-N-Trimethyllysin-3-Hydroxylase als auch der Desoxycarnitinhydroxylase benötigt. Eigene Untersuchungen an 169 Patienten mit PKU bzw. Hyperphenylalaninämie zeigen eine eindeutige Beziehung zwischen der Serumcarnitin- und der Serumferritinkonzentration [5].

Bei Patienten unter PKU-Diät wurden mehrfach erniedrigte Serumselenkonzentrationen nachgewiesen [25, 26], wobei die Ursache wiederum in der Nahrungszufuhr zu sehen ist, die nahezu frei von tierischem Protein ist [10]. Neueste Untersuchungsergebnisse von Darling et al. [9] verdeutlichen, daß 36% der nicht mit Selen supplementierten Patienten unterhalb des Normbereichs lagen, wogegen dieser nur von 19% der mit Selen supplementierten Patienten unterschritten wurde. Patienten unter einer PKU-Diät sind somit auch bei der bestehenden Form der Selensupplementierung von einem Selenmangel bedroht. Selen ist das Koenzym der Glutathionperoxidase, welche als Enzym an den protektiven Mechanismen gegenüber der Peroxidation durch Sauerstoffradikale teilhat [8]. Somit hat unter dem Aspekt einer nicht ausreichenden Selenversorgung eine mögliche Beeinträchtigung von Membranen und deren Funktion bei PKU-Patienten eine eigene Dimension.

Eine unerwartet positive Situation besteht bei der Jodversorgung von PKU-Patienten. Eigene Untersuchungen zeigen, daß durch die konstante Jodzufuhr über den synthetischen Nahrungsanteil sich die Patienten durchweg in einem besseren Jodversorgungszustand befinden als die gesunden restlichen Familienangehörigen (s. Abb. 1).

Ein möglicher neuer zusätzlicher Therapieansatz bei PKU läßt sich aus den Beobachtungen von Roesel et al. [32] ableiten, der geschädigte institutionalisierte Patienten zusätzlich zur phenylalaninarmen Diät mit Tryptophan supplementierte und dabei eine Verbesserung der Führbarkeit dieser Patienten feststellen konnte. Lou [27] erreichte bei PKU-Patienten mit normaler Intelligenz, nach deren Beendigung der Phenylalaninrestriktion in der Adoleszenz, durch eine zusätzliche Gabe von Tyrosin und Tryptophan eine Verbesserung von Konzentration und Aufmerksamkeitsspanne. Eine ganz allgemeine Verbesserung der neuropsychologischen Testergebnisse wurde durch Jordan et al. [22] nach zusätzlicher Zufuhr der verzweigtkettigen Aminosäuren Valin, Leuzin und Isoleuzin erzielt. Bei der Betrachtung der Aminosäurehomöostase von Patienten mit PKU kommt der Stellung von Tyrosin eine besondere Bedeutung zu. Nicht nur, daß bei Patienten nach Lockerung der Phenylalaninzufuhrbeschränkung Tyrosinzulagen vor allem hin-

Störungen des Aminosäure- und Kohlenhydratstoffwechsels 271

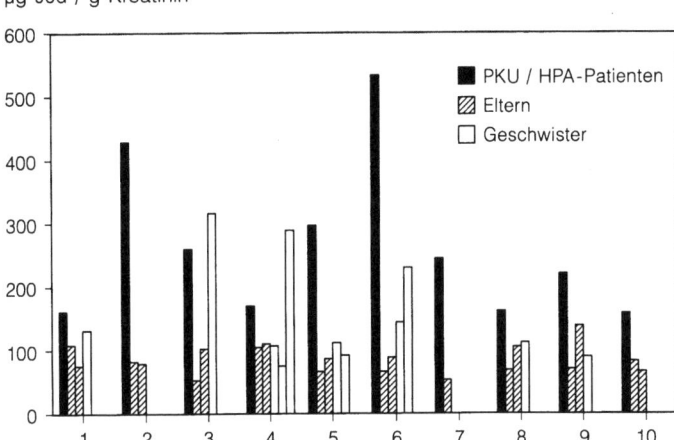

Abb. 1. Jodkonzentration im Urin von Patienten mit PKU, deren Eltern und Geschwistern

Tabelle 1. Die prozentuale Löslichkeit von Tyrosin in Abhängigkeit des Lösungsvolumens

Lösungsverhältnis	Prozentuale Tyrosinlöslichkeit
1 g in 10 ml	15%
1 g in 50 ml	29%
1 g in 100 ml	38%
1 g in 500 ml	100%

sichtlich der neurophysiologischen Funktionsfähigkeit Bedeutung haben [18], sondern daß auch dermatologische Auffälligkeiten dieser Patienten, vor allem die Xerose und follikuläre Hyperkeratose der Haut mit erniedrigten Tyrosinkonzentrationen korrelieren [13]. In dieser Untersuchung konnte eruiert werden, daß die Zufuhr des schlecht wasserlöslichen Tyrosins mit dem Lösungsvolumen des synthetischen Eiweißersatzpräparates korreliert (Tabelle 1) und somit durch Sorglosigkeit bei der Bereitung des synthetischen Ei-

weißersatzprodukts ein Aminosäuredefizit mit entsprechenden klinischen Auswirkungen erzeugt werden kann.
Neben dem angesprochenen Problem der Löslichkeit einiger kritischer Aminosäuren soll nur aus Gründen der Vollständigkeit gesagt sein, daß es zur Vermeidung schädigender Aminosäureimbalanzen notwendig ist, das phenylalaninfreie Eiweißersatzpräparat auf möglichst viele Portionen über den Tag zu verteilen und nicht, wie häufig von den Patienten geübt, in einer Portion einzunehmen.

Organoazidurien

Das therapeutische Prinzip bei Organoazidurien, die überwiegend Störungen des Intermediärstoffwechsels von Aminosäuren darstellen, besteht einerseits in der diätetischen Elimination metabolischer Ausgangssubstanzen und andererseits in Bemühungen, die Ausscheidung toxischer Intermediärmetabolite zu steigern. Die Berechnung von Eliminationsdiäten unter Verwendung synthetischer Aminosäuremischungen erfolgt nach den von der Phenylketonurie bekannten Prinzipien. Wegen der häufig bestehenden Abhängigkeit gestörter enzymatischer Reaktionen von Koenzymen ist generell der Induktionsversuch mit z. B. pharmakologischen Vitaminmengen indiziert. Daraus erklärt sich der Einsatz von z. B. Vitamin B_{12} bei der Methylmalonazidurie oder von Riboflavin bei der Glutarazidurie Typ II.
Die Verbesserung der Elimination toxischer Intermediärsubstanzen durch verstärkte Konjugation an z. B. Glyzin, Carnitin oder Glukuronsäure stellt dagegen eines der neueren Behandlungsprinzipien dar, die auch für zukünftige Weiterentwicklungen der Therapie angeborener Stoffwechselerkrankungen Raum bieten. Bei den anfallenden toxischen Intermediärprodukten handelt es sich in den meisten Fällen um organische Säuren, die in aktivierter Form, also als CoA-Ester, im mitochondrialen Matrixraum akkumulieren. Da verschiedene Säuren unterschiedliche Bindungsaffinitäten zu Glyzin, Carnitin oder Glukuronsäure haben, ergeben sich für unterschiedliche Organoazidurien verschiedenartige Zufuhrempfehlungen für diese Substrate (Tabelle 2). Die meisten Säuren bil-

Störungen des Aminosäure- und Kohlenhydratstoffwechsels 273

Tabelle 2. Art der vorzugsweisen Esterbildung akkumulierter, aktivierter Säuren bei Störungen des Intermediärstoffwechsels

Substrat	Art der vorzugsweisen Esterbildung		
	Glycinester	Glukuronide	Carnitinester
Propionyl-CoA	+	−	+
Isovaleryl-CoA	+ +	(+)	+
3-Methylcrotonyl-CoA	+ +	−	+
Tiglyl-CoA	+ +	−	+
Hexanoyl-CoA	+	−	+
Oktanoyl-CoA	−	+	+
Valproyl-CoA	−	+ +	+
Benzoyl-CoA	+ +	+	?
Salicyloyl-CoA	+ +	+	?
7-OH-Oktanoyl-CoA	−	+	−
Glutaryl-CoA	−	−	+
Suberyl-CoA	+	+	−

den Carnitinester, während dagegen nur einige mit Glyzin Verbindungen eingehen. Wie aus Tabelle 2 ersichtlich, ist somit besonders bei der Isovalerianazidämie eine Substitution pharmakologischer Glyzinmengen indiziert, während eine Carnitinsupplementierung bei nahezu allen Erkrankungen anempfohlen werden kann. Bei fehlender Carnitinsubstitution sind zwischenzeitlich alle Organoazidämien mit Carnitinesterbildung als Ursache eines sekundären Carnitinmangels, oder zumindest einer Carnitininsuffizienz, d. h. einer ungenügenden Verfügbarkeit von freiem Carnitin, bekannt geworden [31]. Die Carnitinsupplementierung wird i. allg. in einer Dosierung von 100 mg/kg/Tag durchgeführt.

Ahornsiruperkrankung

Wie einige der Organoazidämien, so gehört die Ahornsiruperkrankung, die gestörte Dehydrogenierung der 2-Oxo-Form der verzweigtkettigen Aminosäuren Leuzin, Isoleuzin und Valin, zu jenen Störungen, mit einem u. U. katastrophenartig unter dem Bild einer

septischen Erkrankung einsetzenden Krankheitsbeginn im Neugeborenenalter. Diese Erkrankung steht somit für die notwendige schnelle Beurteilung der Nährsubstrate in einer Akutsituation.
Die Grundprinzipien sind dabei immer einerseits die Beendigung jeglicher Proteinzufuhr und andererseits die Vermeidung einer ausgeprägten Gewebekatabolie. Eine 3-Methylhistidinkonzentration im Urin >25 mmol/mol Kreatinin gilt dabei als Anhalt für eine bestehende Muskelkatabolie [2]. Bereits bei kleineren Infektsituationen wurde von Thompson et al. [37] im Vergleich zur Basalsituation ein mit 0,51 g/kg/Tag gegenüber 0,34 g/kg/Tag erhöhter Nettoproteinkatabolismus bestimmt. Bei der Katabolie besteht nicht nur der Aspekt der energetischen Insuffizienz, sondern auch das Problem der endogenen Freisetzung des in seiner Metabolisierung gestörten Substrats, wie z. B. der Aminosäuren Leuzin, Isoleuzin und Valin im Falle der Ahornsiruperkrankung. Zur Unterbrechung der Gewebskatabolie sind Kohlenhydrate und Fett geeignet. Von Waisman et al. [40] wurde über die günstige Wirkung kleiner, mittels einer nasogastralen Sonde verabreichter Mengen einer Fett-Kohlenhydrat-Elektrolytmischung berichtet. Von Thompson et al. [37] wird die Notwendigkeit einer um ca. 20% gesteigerten Energiezufuhr einschließlich einer Aminosäuremischung, frei an verzweigtkettigen Aminosäuren, empfohlen. Sie bezeichnen dieses Regime als „unwell diet" und raten, sie bereits bei geringster Unpäßlichkeit anzuwenden. Bei der Glukosezufuhr, v. a. wenn diese parenteral erfolgt, ist anzumerken, daß sich die Dosierung an der maximal möglichen Glukoseoxidationsrate zu orientieren hat, um sich durch diese Maßnahme nicht in die Gefahr einer iatrogenen Leberverfettung zu begeben. Da die Übertragung der Aminogruppe der verzweigtkettigen Aminosäuren auf Pyruvat eine wesentliche Grundlage der endogenen Alaninbildung darstellt, und Alanin das wesentliche Substrat der Glukoneogenese ist, erklären sich die Auswirkungen dieses metabolischen Defekts auf die Glukosehomöostase.
In der Akutsituation ist die Insulin-Glukose-Therapie zwischenzeitlich als eine effektive Maßnahme der Konzentrationssenkung verzweigtkettiger Aminosäuren geworden [41]. Durch Insulingabe kommt es zur Einschleusung verzweigtkettiger Aminosäuren in

das Muskelkompartiment. Hiermit können im Falle einer Stoffwechselkrise schnelle Absenkungen der Serumkonzentrationen von Leuzin, Isoleuzin und Valin erzielt werden. (0,2 IE Insulin/kg/h i. v. zusammen mit ca. 1 g Glukose/kg/h i. v.).
Die Normalisierung der verzweigtkettigen Aminosäuren durch diätetisches Eingreifen erfolgt unterschiedlich schnell. Isoleuzin normalisiert sich normalerweise zuerst, meist innerhalb von 2–3 Tagen. Die Normalisierung von Leuzin braucht dagegen 8–10 Tage. Die Serumleuzinkonzentration korreliert mit dem Auftreten klinischer Auffälligkeiten. Jenseits des Säuglingsalters ist eine Ataxie gewöhnlich das erste klinische Zeichen einer biochemischen Dekompensation und ist bei Leuzinkonzentrationen >10 mg/dl zu erwarten.

Störungen der Harnstoffsynthese

Die therapeutischen Grundsätze der angeborenen Störungen der Harnstoffsynthese basieren auf folgenden Grundsätzen:

Begrenzung der N-Belastung

Die Begrenzung der exogenen Proteinzufuhr ist an den bestehenden Plasmaammoniakkonzentrationen orientiert. Bei Ammoniakkonzentrationen >200 µmol/l sollte kein Eiweiß mehr zugeführt werden. Bei Ammoniakkonzentrationen <200 µmol/l sollten 0,5 bis 0,7 g Protein/kg/Tag sowie essentielle Aminosäuren entsprechend einem Proteinäquivalent von 0,6 g/kg/Tag verabreicht werden [2].

Bildung ausscheidungsfähiger N-Konjugate

Natriumbenzoat bildet nach Koppelung an Glyzin Hippursäure. Die Ausscheidung von Glyzinstickstoff durch Hippursäure stellt quantitativ eine wertvolle Alternative zur Harnstoffsynthese dar. Hippursäure ist für die renale Elimination gut geeignet, da die renale Clearance 5mal größer als die glomeruläre Filtrationsrate ist. Ein theoretischer Nachteil dieser Reaktion besteht darin, daß die Koppelung von Benzoat an Glyzin ausschließlich in der Leber erfolgt. Bei schwerer Leberschädigung kann diese Behandlung einerseits nicht wirksam sein und andererseits von Natriumbenzoat bei überhöhten Konzentrationen Eigentoxizität ausgehen. Bei der Natriumbenzoattherapie sollten die Serumkonzentrationen von Glyzin > 100 µmol/l und die von Benzoat < 5 mmol/l liegen [2]. Bei Langzeitapplikationen von Natriumbenzoat ist die zusätzliche Zufuhr von Vitamin B_6 notwendig.

Für die spezielle Situation des Argininosuccinatlyasemangels (Argininobernsteinsäureerkrankung) gilt darüber hinaus, daß Argininobernsteinsäure einen effektiven Stickstoffausscheidungsmechanismus darstellt, solange das Ornithinkohlenstoffskelett z. B. aus Arginin in ausreichender Menge zur Verfügung steht [6]. Die Argininzufuhr schafft bei diesen Patienten einen neuen Stickstoffausscheidungsweg, der bei Arginin beginnt und bei Argininobersteinsäure endet, welche z. B. im Gegensatz zu Citrullin sehr gut über die Niere ausgeschieden wird. Auf diesem Weg werden 2 mmol N pro mmol verabreichtes Arginin ausgeschieden [21]. Für das ausreichende Funktionieren dieses Alternativweges zur Stickstoffausscheidung ist ein ausreichendes Aspartatangebot unabdingbar. Wenn Aspartat in nicht genügender Menge zur Verfügung steht, ist dies in einer Überhöhung der Plasmacitrullinkonzentration erkennbar, da für die Argininosuccinatsynthetasereaktion keine Ausgewogenheit der Reaktionssubstrate besteht. Aspartat, welches in diesem Zusammenhang zu einer limitierenden Substanz geworden ist, kann aus Citrat über Malat und Oxalacetat gebildet werden [21]. Nichtessentielle Metabolite können somit in einem neuen Zusammenhang zu essentiellen Substraten werden.

Regulative Beeinflussung der Restharnstoffsynthese [19]

Die Harnstoffsynthese ist innerhalb der Leberzelle kompartimentiert. Die quantitativ bedeutungsvolle Harnstoffsynthese ist in den Zellen des portalen Zustrombereiches lokalisiert, während die Glu-

Störungen des Aminosäure- und Kohlenhydratstoffwechsels 277

taminsynthese im zentralvenösen Abstrombereich des Leberläppchens konzentriert ist. Diese sinnvolle Anordnung reflektiert somit die zunächst grobe Stickstoffentsorgung, die von einer hochspezifischen Nacharbeit durch die Glutaminsynthese gefolgt ist. Die Harnstoffsynthese selbst ist weitgehend durch die Glutaminasereaktion, die zur Bildung von Glutaminsäure und Ammoniumionen führt, reguliert. In diesem Zusammenhang ist die gedankliche Trennung der Leberglutaminase von der Nierenglutaminase notwendig. Die Nierenglutaminase wird durch den Anstrom von Säureäquivalenten (Azidose) aktiviert und ist somit in den renalen Ausscheidungsprozeß von Wasserstoffionen über Ammoniumionen eingeschaltet. Bei einer Azidose ist gleichzeitig die Leberglutaminase abgeschaltet, was bei einer ganzheitlichen Betrachtung des Säure-Basen-Haushalts als Bikarbonatkonservierungsmechanismus zu verstehen ist. Bei einer alkalotischen Stoffwechsellage dagegen kommt es zu einer maximalen Aktivierung der Leberglutaminase bei gleichzeitiger Hemmung der Nierenglutaminase. Die hepatische Glutaminasereaktion ist ein sich selbst stimulierender Prozeß, d.h. die aus dieser Reaktion entstehenden Ammoniumionen stimulieren wiederum die Glutaminase und damit die Harnstoffsynthese. Unter dieser Betrachtungsweise ist die Harnstoffsynthese zusätzlich als Bikarbonateliminationsmechanismus erkennbar. Die daraus für die praktische Führung von Patienten mit einer Störung der Harnstoffsynthese ableitbare Konsequenz ist, die Leberglutaminaseaktivität durch eine leichte Alkalisierung des Patienten maximal zu stimulieren.

Ausgleich entstehender Mangelsituationen

Außer bei der Hyperargininämie führen Störungen der Harnstoffsynthese zu einer ungenügenden Argininbildung [6]. Arginin ist für die Protein-, Kreatin- und Ornithinsynthese notwendig und ist zusätzlich Aktivator der N-Acetylglutamatsynthese, durch welches die Carbamylphosphatsynthese am Beginn des Harnstoffsyntheseweges katalysiert wird. Die Dosierung von Arginin bei Langzeitanwendung beträgt 2 mmol/kg/Tag [3].

Störungen des Kohlenhydratstoffwechsels

Galaktosämie

Die Einsichten der letzten Jahre sind bei Patienten mit Galaktosämie von der desillusionierenden Einsicht geprägt, daß die Langzeitprognose dieser Patienten, besonders hinsichtlich der zentralnervösen Funktionen und der Ovarialfunktion bei Mädchen, auch bei adäquatem Diätverhalten nicht mehr positiv gesehen werden kann [4, 11, 12, 34, 38]. Besonders bedenklich erscheinen der deutliche und kontinuierliche Abfall der Intelligenzquotienten auf Werte zwischen 76 und 83 Punkte zwischen dem 10. und 16. Lebensjahr trotz permanenter Behandlung [38] sowie die offensichtlichen Störungen der Sprachentwicklung [39].

Hinsichtlich eines möglichen therapeutischen Durchbruchs bei Patienten mit Galaktosämie besteht eine aufregende Mitteilung durch die Arbeitsgruppe um Kaufman [23], die über 37 Patienten berichten, die mit einer oralen Uridinsubstitution (150 mg/kg/Tag) behandelt worden waren. Es zeigte sich keine abnormale Erhöhung der erythrozytären Gal-1-P-Konzentration und die UDP-Gal-Spiegel stiegen in den Normbereich an. Durch kraniale NMR-Darstellung konnten nach 1 Jahr keinerlei sichtbare Veränderungen im Bereich des ZNS festgestellt werden, jedoch war eine deutliche Verbesserung der cognitiven Funktionen, gemessen mit der „Woodcock-Johnson Battery", erkennbar.

Die Wirksamkeit einer Uridinsubstitution wird jedoch erst in den nächsten Jahren nachgewiesen werden müssen.

Trotz der Negativberichte über den Langzeiterfolg einer konservativen Galaktoseeliminationsdiät darf deren Bedeutung nicht außer Acht gelassen werden. Neuerdings ist besonders der Galaktosegehalt pflanzlicher Nahrungsmittel ein wesentlicher Diskussionspunkt, nachdem Galaktose in Cerealien [29], Obst [16] und Gemüse [14] nachgewiesen wurde. Es ist bisher noch nicht eindeutig geklärt, ob Galaktose, das in Getreide als Galaktosylrest in alpha-Bindung enthalten ist, durch die Darmenzyme für den Stoffwechsel verfügbar gemacht werden kann. Durch neue Analysen über den Galaktosegehalt von Obst und Gemüse ist jedoch geklärt worden, daß monomere Galaktose in Obst und Gemüsen enthalten ist und in β-1,4-Bindung Galaktosylreste in der Chloroplastenmembran grüner Pflanzen (Galaktolipide) und der Zellmembran (Galaktan) vorliegt. Die von Goss u. Acosta publizierten Analysen [17] zeigen, daß v.a. Tomaten (23,0±2,0; (alle Angaben: mg lösliche Galaktose/100 g Frischgewicht) Papaya (28,6±1,9), Datteln (11,5±0,6), Wassermelonen (14,7±2,0) und Bananen (9,2±0,8) bei der Diätberechnung zusätzlich berücksichtigt werden sollten, da diese an die Zellwand gebundene Galaktose nach Hydrolyse durch β-Galaktosidasen im Darm freigesetzt wird.

Glykogenose Typ I

Mit dem Glukose-6-Phosphatasemangel (Glykogenose Typ I) ist die zentrale Stelle der endogenen Glukosefreisetzung gestört. Das bedeutet, daß eine Glukosebildung weder über die Glukoneogenese aus Protein oder aus Fruktose bzw. Galaktose noch aus Leberglykogen möglich ist. Der Schlüssel zu einer erfolgreichen Therapie der Glykogenose Typ I liegt somit in einer möglichst kontinuierlichen Glukoseapplikation. Dafür haben sich besonders zwei Methoden bewährt:

1. Die nächtliche nasogastrale Dauertropfinfusion [15] mittels einer Pumpe. Als Substrate eignen sich Glukose oder Oligosaccharidlösungen, die in einer durchschnittlichen Dosierung von 10 mg Glukose/kg/min verabfolgt werden.
2. Die Zufuhr nur langsam aufschließbarer Kohlenhydrate z.B. in Form ungekochter Maisstärke [35]. Die Dosis muß individuell angepaßt werden. Die besten Ergebnisse werden mit einer Dosierung von 1,75 bis 2,5 g/kg erzielt. Die Nüchterntoleranz konnte bei eigenen Patienten unter Zufuhr ungekochter Maisstärke auf ca. 7 h ausgedehnt werden. Kinder können somit mit einer Zusatzfütterung über die Nacht gebracht werden. In den letzten Jahren wurde zusätzlich festgestellt, daß ungekochte Maisstärke bereits im ersten Lebenshalbjahr mit Erfolg eingesetzt werden kann.

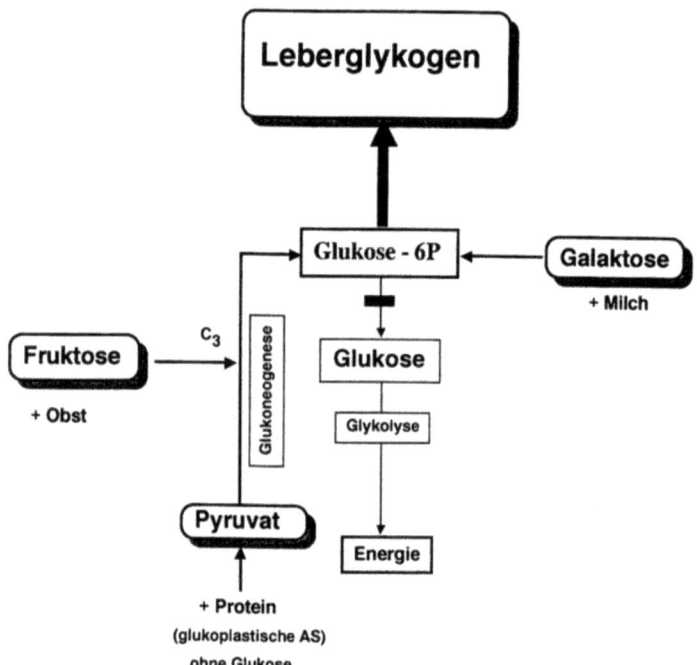

Abb. 2. Einfluß der Nahrungsbestandteile auf die Glykogenspeicherung bei Glykogenose Typ I

Der Schlüssel zum Verständnis der Behandlung der Glykogenose Typ I, die ernährungspathophysiologisch gleichzeitig ein Glukoneogenesedefekt ist, ist in den in Abb. 2 aufgezeichneten Zusammenhängen angegeben. Daraus ergeben sich die 4 folgenden diätetischen Grundsätze:

1. Die Verhinderung der Hypoglykämie korrigiert alle Sekundärprobleme, wie Hyperurikämie und Hyperlipidämie.
2. Alle Kohlenhydrate, außer freier Glukose, führen zu einer Zunahme der Glykogenspeicherung und damit zu einer Vergrößerung von Leber und Niere.

3. Protein sollte immer nur zusammen mit Glukose verzehrt werden, damit die Aminosäuren zum Strukturaufbau verwendet und nicht in die blockierte Glukoneogenese geleitet werden.
4. Die Serumkonzentrationen von Laktat und β-OH-Butyrat sollten nicht vollständig normalisiert werden, da sie für das Gehirn geeignete Ersatzsubstrate des Energiestoffwechsels darstellen.

Störungen der Fettsäureoxidation

Mittelkettiger Acyl-CoA-Dehydrogenasemangel

Dieser Defekt der β-oxidativen Fettsäureoxidation ist durch eine katastrophenartige Energiekrise gekennzeichnet, wenn durch einen protrahierten Nüchternzustand keine adäquate Energiebildung aus Fettsäuren möglich ist. Klinisch ist dieser Zustand durch eine akute Hepatoenzephalopathie mit hypoketotischer Hypoglykämie gekennzeichnet. Das diätetische Therapieprinzip ist die Vermeidung von Nüchternzuständen durch häufige Kohlenhydratmahlzeiten, so daß regulativ die β-Oxidation unterdrückt bleibt.

Mitochondriale Erkrankungen

Störungen der Atmungskette

Mitochondriale Erkrankungen bezeichnen Störungen von in den Mitochondrien gelegenen Stoffwechselreaktionen. Es werden damit v. a. Störungen des Pyruvatstoffwechsels, des Citratzyklus und der Atmungskette bezeichnet. Sie sind klinisch vor allem durch Muskelhypotonie und Laktatazidose gekennzeichnet. Ein wesentliches diagnostisches Merkmal, welches auch direkten Einblick in die Problematik der diätetischen Führung dieser Patienten bietet, ist die Verschlechterung der Laktatazidose nach Glukosezufuhr. Dies ist durch die gestörte Reoxidation von im Rahmen der Glykolyse entstehenden Reduktionsäquivalenten (NADH) zu erklären.

Als Auswegsreaktion wird Pyruvat durch NADH vermehrt zu Laktat reduziert.

Der Elektronentransport von NADH (Oxidation) zum Sauerstoff erfolgt entlang der Atmungskette, die aus 4 Lipoproteinkomplexen besteht. Störungen in diesem Bereich äußern sich, wie alle mitochondrialen Erkrankungen, in Myopathie und Laktatazidose. Die diätetische Behandlungsgrundlage ist die Vermeidung einer übermäßigen Glukosezufuhr. Da die ersten Reaktionen der Atmungskette in Abhängigkeit von FAD verlaufen, ist ein Therapieversuch mit Riboflavin gerechtfertigt.

Ein neuerer gedanklicher Behandlungsansatz besteht in der Applikation künstlicher Elektronenakzeptoren in Form von Menadion (Vitamin K_3), Vitamin C, Koenzym Q_{10} (Ubiquinon) und Methylenblau, durch die sich u. U. eine Unterbrechung des Elektronentransports in den vorderen Atmungskettenkomplexen teilweise überbrücken läßt.

Da bei den meisten Störungen im Bereich der Atmungskette ein sekundärer Carnitinmangel beschrieben wurde, sollte ebenfalls Carnitin in einer Dosierung von 100 mg/kg/Tag verabreicht werden.

Seit dem Bericht der Behandlung eines Kindes mit Phenylketonurie durch H. Bickel im Jahre 1953 entscheidende substratbezogene Therapiestrategien bei angeborenen Stoffwechselstörungen entwickelt. Durch die zwischenzeitlich detaillierten Kenntnisse der chemischen Abläufe und intrazellulären Kompartimentierung des Intermediärstoffwechsels sind neueste Strategien in der Lage, angehäufte toxische Stoffwechselprodukte durch Induktion koenzymabhängiger physiologischer oder alternativ-pharmakologischer Stoffwechselwege zu eliminieren. Die in die Zukunft gerichteten Gedanken werden sich sicherlich zunehmend an den Möglichkeiten der rekombinanten DNA-Technologie orientieren und für die betroffenen Patienten sogar die Chance der Heilung beinhalten.

Störungen des Aminosäure- und Kohlenhydratstoffwechsels 283

Literatur

1. Acosta PB, Fernhoff PM, Warshaw HS, Hambidge KM, Ernest A, McCabe ERB, Elsas LJ (1981) Zinc and copper status of treated children with phenylketonuria. J Parent Ent Nutr 5:406–409
2. Bachmann C (1984) Treatment of congenital hyperammonemias. Enzyme 32:56–64
3. Batshaw ML (1984) Hyperammonemia. Curr Prob Pediatr 14:1–69
4. Böhles H, Wenzel D, Shin YS (1986) Progressive cerebellar and extrapyramidal motor disturbances in galactosaemic twins. Eur J Pediatr 145:413–417
5. Böhles H, Ullrich K, Endres W, Behbehani AW, Wendel U (1991) Inadequate iron availability as a possible cause of low serum carnitine concentrations in patients with phenylketonuria. Eur J Pediatr 150:425–428
6. Brusilow SW, Valle DL, Batshaw ML (1979) New pathways of nitrogen excretion in inborn errors of urea synthesis. Lancet II:452–454
7. Casey CE, Walravens PA, Hambidge KM (1981) Availability of zinc: loading tests with human milk, cow's milk, and infant formulas. Pediatrics 68:394–396
8. Chow CK (1979) Nutritional influences on cellular antoxidant defence systems. Am J Clin Nutr 32:1066–1081
9. Darling G, Mathias P, O'Regan M, Naughten E (1992) Serum selenium levels in individuals on PKU diets. J Inher Metab Dis 15:769–773
10. Davies NT (1982) Effects of phytic acid on mineral availability. In: Vahouny FV, Kritchevsky DI (eds) Dietary fibre in health and disease. Plenum Press, New York, pp 105–116
11. Fishler K, Koch R, Donnell GN, Wenz E (1980) Developmental aspects of galactosemia from infancy to childhood. Clin Pediatr 19:38–44
12. Fraser IS, Russell P, Greco S, Robertson DM (1986) Resistant ovary syndrome and premature ovarian failure in young women with galactosaemia. Clin Reprod Fertil 4:133–138
13. Francois B, Diels M, De la Brassinne M (1989) Iatrogenic skin lesions in phenylketonuric children due to a low tyrosine intake. J Inher Metab Dis 12 [Suppl 2]:332–334
14. Fry SC (1982) Phenolic components of the primary cell wall. Feruloylated disaccharides of D-galactose and L-arabinose from spinach polysaccharide. Biochem J 203:493–504
15. Green HL, Slonim AE, O'Neill JA Jr, Burr IM (1976) Continuous nocturnal intragastric feeding for management of type I glycogen-storage disease. N Engl J Med 294:423–425
16. Gross KC, Sams CE (1984) Changes in cell wall neutral sugar composition during fruit ripening: a species survey. Phytochemistry 23:2457–2461
17. Gross KC, Acosta PB (1991) Fruits and Vegetables are a source of galactose: implications in planning the diets of patients with galactosaemia. J Inher Metab Dis 14:253–258

18. Güttler F, Lou H (1986) Dietary problems of phenylketonuria: effect on CNS transmitters and their possible role in behaviour and neurophysiological function. J Inher Metab Dis 9:169–177
19. Häusinger D, Gerok W (1984) Funktionelle Leberzellheterogenität. Infusionstherapie 11:245–253
20. Hussain R, Walker RB, Layrisse M, Clark P, Finch CA (1965) Nutritive value of food iron. Am J Clin Nutr 16:465–471
21. Iafolla AK, Gale DS, Roe CR (1990) Citrate therapy in argininosuccinate lyase deficiency. J Pediatr 117:102–105
22. Jordan MK, Brunner RL, Hunt MM, Berry HK (1985) Preliminary support for the oral administration of valine, isoleucine and leucine for phenylketonuria. Dev Med Child Neurol 27:33–39
23. Kaufmann FR, Ng WG, Lu YK, Manis F, Colm I (1991) Effect of oral uridine in classic galactosemia. 8. Intern Neonatal Screening Symp; Fairmount Resort, Australia 11–15 Nov
24. Layrisse M, Martinez-Torres C, Roche M (1968) The effect of interaction of various foods on iron absorption. Am J Clin Nutr 21:1175–1183
25. Lombeck I, Kasperek K, Feinendegen IE, Bremer KJ (1975) Serum selenium concentrations – patients with maple syrup urine disease and phenylketonuria under dietotherapy. Clin Chem 64:57–61
26. Longhi R, Rottoli A, Vittorelli A (1987) Trace elements nutriture in hyperphenylalaninaemic patients. Eur J Pediatr 146 [Suppl I]:A32–A37
27. Lou H (1985) Large doses of tryptophan and tyrosine as a potential therapeutic alternative to dietary phenylalanine restriction in phenylketonuria. Lancet II:150
28. McCabe L, Ernest AE, Neifert MR, Yannicelli S, Nord AM, Garry PJ, McCabe ERB (1989) The management of breast feeding among infants with phenylketonuria. J Inher Metab Dis 12:467–474
29. Pomeranz Y (1973) Interaction between glycolipids and wheat flour macromolecules in breadmaking. Adv Food Res 10:153–188
30. Posati LP, Orr ML (1976) Composition of Foods, Dairy and Egg Products. USDA Handbook Nr. 8-1, Washington DC
31. Roe CR, Bohan TP (1982) L-carnitine therapy in propionic acidemia. Lancet I:1411–1412
32. Roesel RA, Mobley E, Kearse C (1982) L-Tryptophan supplementation in untreated phenylkatonuria (PKU). Fed Proc 41:541 (A)
33. Scaglioni S, Zuccotti G, Vedovello M et al (1985) Study of serum ferritin in 58 children with classic phenylketonuria and persistent hyperphenylalaninaemia. J Inherited Metab Dis 8:160
34. Schweitzer S, Shin Y, Jakobs C, Brodehl J (1992) Long-term outcome in 134 patients with galactosemia. Eur J Pediatr
35. Smit GPA, Berger R, Potasnick R, Moses SW, Fernandes J (1984) The dietary treatment of children with type I glycogen storage disease with slow release carbohydrate. Pediatr Res 18:879–881

36. Svanberg U, Gebre-Medhin M, Ljungqvist B, Olsson M (1977) Breast milk compositions in Ethiopian and Swedish mothers. III. Amino acids and other nitrogenous substances. Am J Clin Nutr 30:499–507
37. Thompson GN, Francis DEM, Halliday D (1991) Acute illness in maple syrup urine disease: Dynamics of protein metabolism and implications for management. J Pediatr 119:35–41
38. Waggoner DD, Buist NRM, Donnell GN (1990) Long-term prognosis in galactosaemia: results of a survey of 350 cases. J Inher Metab Dis 13:802–818
39. Waisbren SE (1983) Speech and language deficits in early treated children with galactosemia. J Pediatr 102:75–77
40. Waisman HA, Smith BA, Brown ES, Gerritsen T (1972) Treatment of branched chain ketoaciduria (BCKA) during acute illness. Clin Pediatr 11:360–364
41. Wendel U, Langenbeck U, Lombeck I, Bremer HJ (1982) Maple syrup urine disease – Therapeutic use of insulin in catabolic states. Eur J Pediatr 139:172–175

Phenylketonurie: Praktische Aspekte der Diätetik

B. Szczerbak

Einleitung

Die klassische Phenylketonurie (PKU) ist aus der Gruppe der hereditären Stoffwechselstörungen sicherlich das spektakulärste Beispiel für die Erfolge einer ausschließlichen Ernährungsbehandlung. Unbehandelt zu schwerer progredienter und irreversibler mentaler Retardierung führend, ist die Phenylketonurie dank frühzeitiger Diagnose und konsequenter diätetischer Einstellung sehr gut behandelbar, und für die Patienten ist eine normale geistige Entwicklung möglich.
Ursache der PKU ist ein Mangel an dem Enzym Phenylalaninhydroxylase, das für den Abbau von Phenylalanin zu Tyrosin verantwortlich ist. Durch diesen Stoffwechselblock kommt es zur Anreicherung von Phenylalanin in Blut und Geweben mit den bekannten Folgen für die intellektuelle Entwicklung. Entgegen früherer Einschätzungen, daß sich hohe Phenylalaninblutspiegel nur im Säuglings- und Kindesalter besonders negativ auf die geistige Entwicklung auswirken und man daher die Diät im Schulalter lockern bzw. ganz aufgeben könne, liegen heute Untersuchungsergebnisse vor, die negative Effekte hoher Phenylalaninblutspiegel auch bei jugendlichen und erwachsenen PKU-Patienten dokumentieren. In diesem Zusammenhang werden z. T. reversible, neuropsychologische Veränderungen bis hin zu IQ-Verlusten [8, 13, 15, 17, 19–21] beschrieben. Diese Ergebnisse haben deutsche Stoffwechselexperten zu der Empfehlung veranlaßt, die PKU-Diät lebensbegleitend – ohne Altersbegrenzung – beizubehalten [14].

Aufgrund der Essentialität von Phenylalanin kann die PKU ganz gezielt diätetisch behandelt und der Phenylalaninblutspiegel gesenkt bzw. ein Anstieg vermieden werden. Prinzip der Diät ist die selektive Restriktion der Phenylalaninzufuhr entsprechend der individuellen Phenylalanintoleranz:

– so viel Phenylalanin, wie für die Regenerierung und Neusynthese körpereigener Proteine, d.h. altersentsprechendes Wachstum, nötig ist und
– gerade so wenig Phenylalanin, daß die Phenylalaninblutspiegel im Normbereich bleiben.

Dies bedeutet hinsichtlich der Phenylalaninzufuhr eine individuelle Gratwanderung bei jedem Patienten, die einer regelmäßigen Stoffwechselkontrolle unterliegt. Da Phenylalanin in allen Nahrungsproteinen enthalten ist, heißt dies für die Praxis zunächst eine Reduktion der Zufuhr nativer Proteine, und zwar so drastisch, daß damit gleichzeitig eine mangelhafte Versorgung mit allen anderen essentiellen Aminosäuren und Mikronährstoffen verbunden ist. Mit Proteinreduktion allein sind folglich die Patienten nicht zu behandeln. Für eine optimale Versorgung muß die Diät daher mit einer phenylalaninfreien Aminosäurenmischung supplementiert werden, die mit Vitaminen, Mineralstoffen und Spurenelementen angereichert ist. Mit Ausnahme des Phenylalanins sollen alle übrigen Aminosäuren und Nährstoffe bedarfsgerecht zugeführt werden.

Das Prinzip der Diät ist zwar gut etabliert – hinsichtlich der Ernährung von PKU-Patienten gibt es aber noch eine Fülle offener Fragen, denn das Interesse galt bislang zunächst nur der Kontrolle der Phenylalaninblutspiegel. Vor dem Hintergrund einer lebensbegleitenden Diät gewinnt die Ausgewogenheit und Angemessenheit der Diät und ihre bedarfsgerechte Zusammensetzung immer mehr an Bedeutung. Über den tatsächlichen Nährstoffbedarf von PKU-Patienten weiß man bis heute aus Mangel an gezielten Untersuchungen wenig, und es gibt somit auch noch keine speziellen Empfehlungen für die Nährstoffzufuhr für diese Patienten. Für die Planung, Berechnung und auch die Beurteilung der Zusammensetzung der Diät werden daher die Empfehlungen der Deutschen Ge-

Phenylketonurie: Praktische Aspekte der Diätetik   289

sellschaft für Ernährung (1991) [3] für die entsprechenden Altersgruppen herangezogen, darüber hinaus auch noch im Bedarfsfall die Empfehlungen des National Research Council [10]. Dies geschieht in dem Bewußtsein, daß diese Empfehlungen lediglich für gesunde Personen als Basis für eine vollwertige Ernährung ausgesprochen werden, um vor ernährungsbedingten Gesundheitsschäden zu schützen. Ein durch Krankheit und Stoffwechselstörungen veränderter Bedarf an essentiellen Nährstoffen kann hier natürlich nicht berücksichtigt werden.
Aus aktuellem Anlaß, die 5. Überarbeitung der DGE-Empfehlungen ist Ende 1991 verabschiedet worden, soll im folgenden die Frage nach der wünschenswerten Höhe der Proteinzufuhr bei PKU aufgegriffen werden. Auf die Bedeutung der Diätberatung von jugendlichen PKU-Patienten wird im Anschluß noch kurz eingegangen.

Die wünschenswerte Höhe der Proteinzufuhr bei PKU

Die neuen DGE-Empfehlungen haben eine einschneidende Veränderung, d.h. eine drastische Reduktion der Empfehlungen für die Proteinzufuhr im Vergleich zur 4. Überarbeitung von 1985 [2] erfahren. Letztere hat bislang als Grundlage auch für die Diät bei PKU Anwendung gefunden. Da die Proteinzufuhr bei der PKU-Diät von essentieller Bedeutung ist, soll die Frage diskutiert werden, inwieweit diese neuen Empfehlungen für die Proteinzufuhr bei PKU überhaupt Anwendung finden können und sollen.
Für jeden Patienten gibt es eine individuelle Verordnung für die Zufuhr von Phenylalanin, Protein, Energie und Flüssigkeit, letzteres insbesondere für Säuglinge in den ersten Monaten. Die Verordnung für Phenylalanin orientiert sich an der individuellen Stoffwechselsituation. Woran orientiert sich jedoch die Verordnung der Gesamtproteinzufuhr von PKU-Patienten?

Die neue DGE-Empfehlung

Zunächst besteht sicherlich kein Bedarf an Protein per se, sondern nur an Aminosäuren, insbesondere an essentiellen Aminosäuren, und an Stickstoff für die Proteinsynthese und die Synthese N-haltiger Substanzen, wie z. B. Kreatin, Peptidhormone, einige Neurotransmitter. Die Empfehlungen werden jedoch für Protein ausgesprochen, da in dieser Form die Aminosäuren und der Stickstoff üblicherweise zugeführt werden. Die neuen Empfehlungen der DGE (1991) [3] für die Proteinzufuhr, die sich weitgehend an den internationalen Vorgaben von FAO/WHO/UNU (1985) [4] und RDA (1989) [10] orientieren, weisen eine Reduktion um 20–30% für das Alter jenseits des 4. Lebensmonats bis zum Alter von 10 Jahren auf im Vergleich zu den bisher gültigen Empfehlungen von 1985 [2] (Tabelle 1). Diese Veränderungen betreffen also insbesondere Säuglinge in der 2. Hälfte des ersten Lebensjahres sowie Klein- und Schulkinder.

Für den Proteinbedarf von Säuglingen in den ersten 4 Lebensmonaten gibt es sehr zuverlässige Daten, da hierfür eine Orientierung an Wachstum und N-Retention unter Muttermilchernährung möglich ist. Zuverlässige und vernünftige Daten zum Proteinbedarf

Tabelle 1. Protein – empfohlene Zufuhr pro Tag (in g/kg KG)

Alter[a]	RDA (1980)/DGE (1985)	RDA (1989) DGE (1991)		Veränderung DGE 1991 im Vergleich zu DGE 1985
0< 4 Monate	2,2	2,3 2,1	2,2	±4%
4<12 Monate	2,0	2,0	1,6	−20%
1< 4 Jahre	1,8	1,7	1,2	−30%
4< 7 Jahre	1,5	1,6	1,1	−30%
7<10 Jahre	1,2	1,4	1,0	−30%
10<13 Jahre	1,0	1,1	1,0	−10%
13<15 Jahre	1,0	1,1	1,0	−10%

[a] Altersgruppen entsprechend DGE (1991).

gibt es, nach RDA (1989) [10], auch für junge männliche Erwachsene auf Grund zahlreicher Studien zur N-Bilanz unter proteinfreier Kost (obligatorischer N-Verlust) bzw. zum Erreichen einer ausgeglichenen N-Bilanz unter proteindefinierter Kost. Für andere Altersgruppen, wie Klein-, Schulkinder und Jugendliche gibt es wesentlich weniger Informationen, und der Proteinbedarf wird daher z. T. geschätzt bzw. theoretisch ermittelt. Die Empfehlungen für Kinder und Jugendliche sind mit einer modifizierten faktoriellen Methode berechnet, und zwar durch Interpolation aus den Werten für die ersten 4 Lebensmonate (Muttermilchmodell) und für Erwachsene (experimentell ermittelter Bedarf).
Die modifizierte faktorielle Methode berücksichtigt, ausgehend vom altersabhängigen Erhaltungs- und Wachstumsbedarf, eine Sicherheitszulage für individuelle Schwankungen der Wachstumsgeschwindigkeit, eine Ausnutzungsrate der Nahrungsproteine für Wachstum in Höhe von 70% und einen weiteren Sicherheitszuschlag von +25% (+2SD) für die individuelle Variabilität des Bedarfs. Durch diese faktorielle Berechnung gelangt man nach DGE (1991) [3] zur „empfehlenswerten Zufuhr von biologisch hochwertigem, dem Aminosäurebedarfsmuster weitgehend entsprechenden Referenzprotein, wie Ei- oder Milchprotein. Wegen der Sicherheitszuschläge ist eine zusätzliche Berücksichtigung der Verdaulichkeit hier nicht notwendig".

Proteinqualität und PKU

Beziehen sich die Empfehlungen der DGE (1991) [3] auf biologisch hochwertiges Protein, so ist dies eine Voraussetzung, die bei der PKU-Diät nicht gegeben ist. Nur ein Teil der Gesamtproteinzufuhr wird in Form nativer Proteine angeboten. Wieviel natives Protein gegeben wird, hängt von der individuellen Phenylalanintoleranz ab. Geht man von der durchschnittlichen Phenylalanintoleranz für die jeweilige Altersstufe und davon aus, daß der Phenylalaningehalt in Lebensmitteln durchschnittlich 5% des Proteingehalts ausmacht, so ergibt sich die entsprechende Proteinzufuhr (Tabelle 2). Diese Zufuhr an nativem Protein macht etwa 35 – 40%

Tabelle 2. Durchschnittliche Phenylalanintoleranz von PKU-Patienten und daraus resultierende Zufuhr an nativem Protein

Alter	Phenylalanin [mg/kg KG]	Natives Protein [g/kg KG]
0–2 Monate	45	0,9
3 Monate	40	0,8
6 Monate	35	0,7
1 Jahr	30	0,6
3 Jahre	20	0,4
6 Jahre	15	0,3
10 Jahre	15	0,3
15 Jahre	10	0,2

der Gesamtproteinzufuhr in den ersten 4 Lebensmonaten und später auf Grund der reduzierten Wachstumsgeschwindigkeit nur noch 20–30% der Gesamtproteinzufuhr aus bezogen auf die alten Empfehlungen der DGE von 1985 [2]. Bezieht man die Zufuhr an nativem Protein auf die neuen, niedrigeren Vorgaben, so steigt der Anteil nativen Proteins an der Gesamtproteinzufuhr entsprechend (durchschnittlich um 10% höher).

Die Qualität der angebotenen nativen Proteine kann nicht als biologisch hochwertig bezeichnet werden, abgesehen von Muttermilch bzw. Säuglingsmilchnahrung in den ersten Lebensmonaten, da tierische Proteine auf Grund ihres hohen Phenylalaningehalts so gut wie keinen Eingang in die Diät finden. Wie eine Erhebung im Rahmen der Deutschen-PKU-Verbundstudie zeigte, werden bei Kindern und Jugendlichen mit PKU mindestens 80% des Energiebedarfs über Lebensmittel pflanzlicher Herkunft gedeckt, wobei speziell eiweißarme, diätetische Lebensmittel sowie Limonaden, Süßigkeiten und Fett einen beachtlichen Anteil ausmachen [16].

*Anteil verschiedener Lebensmittelgruppen an der
Energieversorgung von PKU-Patienten (n = 80; 12−29 Jahre)* [16]

	% der Gesamt-energiezufuhr
Eiweißarme diätetische Lebensmittel	22
Süßigkeiten, Limonade	20
Speisefett, Öle	11
Kartoffeln	11
Gemüse, Obst	8
Brot, Backwaren	8
Milchprodukte, Eier	4
Fleisch, Wurst	3
Sonstige	13

Von der Gesamtproteinzufuhr der PKU-Diät werden die verbleibenden 60−70% in Form von phenylalaninfreien Aminosäurenmischungen angeboten, die sich in ihrer Zusammensetzung an biologisch hochwertigen Proteinen orientieren.
Ob das Angebot reiner L-Aminosäuren jedoch mit der Aminosäurenzufuhr aus kompletten Nahrungsproteinen gleichgesetzt werden kann, läßt sich heute noch nicht mit Sicherheit beantworten. Auf jeden Fall ist die Proteinzufuhr von PKU-Patienten durch den Anteil an nativem Protein niedriger Qualität nicht mit den Vorgaben der DGE vergleichbar.

Protein und Energie

Neben der Frage nach Bedarf und Qualität der eingesetzten Proteine ist natürlich auch die Energiezufuhr zu berücksichtigen. Die Empfehlungen für Protein setzen eine adäquate Energiezufuhr voraus. Proteinsynthese und -abbau sind energieabhängig; Protein- und Energiestoffwechsel stehen in enger wechselseitiger Beziehung.
Das angebotene Nahrungsprotein kann nur dann optimal genutzt werden, wenn ausreichend Energie angeboten wird. Dies gilt um so

mehr bei marginaler Proteinzufuhr. Bei mangelhafter Energiezufuhr wird auch immer ein Teil des angebotenen Nahrungsproteins in die Energieversorgung einfließen, geht also in die Katabolie ein, was bei einem etwas knappen Proteinangebot problematisch sein kann.

Einnahmemodus der Aminosäurenmischung

Bei PKU-Patienten spielt auch der Einnahmemodus der Aminosäurenmischung, die ja den größten Teil der Proteinversorgung dieser Patienten ausmacht, eine große Rolle. Empfohlen wird, die Aminosäurenmischung auf mindestens 3 und mehr Portionen zu verteilen und in Kombination mit einer kohlenhydrathaltigen Mahlzeit zu nehmen, um dies der üblichen Proteinzufuhr anzugleichen. Daß die Patienten dieser Vorgabe nur zu einem Teil Folge leisten, zeigen die Daten von Schulz et al. (1992) aus Heidelberg. Untersucht wurden 80 PKU-Patienten im Alter von 12–29 Jahren, von denen sich nur 40% an die Vorgaben hielten (Abb. 1).

Daß die Zufuhr der Aminosäurenmischung nur in einer Portion oder auf 2 Portionen verteilt genommen nicht ganz unproblema-

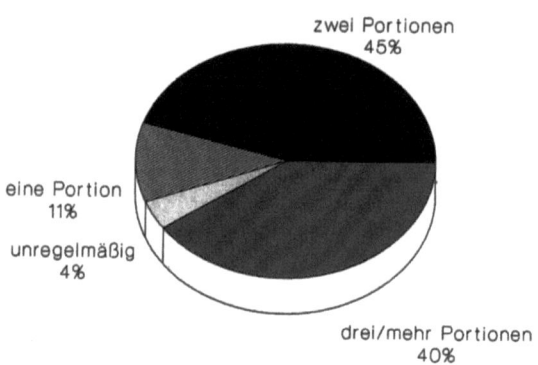

Abb. 1. Einnahmemodus der Aminosäurenmischung bei PKU-Patienten. Empfehlung: Aufteilung auf 3 und mehr Portionen/Tag (n = 80 [16])

tisch ist, haben erste Untersuchungen der Berliner Arbeitsgruppe von Mönch ergeben [5]. PKU-Patienten berichteten über Schwindelgefühl und Übelkeit bei einmaliger Einnahme ihrer gesamten Tagesration an Aminosäurenmischung, was durch eine erhöhte Insulinstimulation und drastisches Absinken der Blutglukose in nachfolgenden Untersuchungen Erklärung fand. Eine derartige Reaktion war bei Aufteilung der Tagesmenge auf mindestens 3 Portionen nicht zu sehen. Der gleichzeitig zu beobachtende Anstieg der Harnstoffproduktion bei einmaliger Verabreichung der Aminosäurenmischung läßt auf eine Fehlverwertung der Aminosäuren schließen. Da Protein bzw. Aminosäuren nicht gespeichert werden können, wird bei einem Überangebot ein Teil in die Energiesynthese fließen. Um den Nachweis zu führen, daß in der Tat das zuviel an Aminosäuren sofort in die Katabolie fließt, wurde bei einer 22jährigen PKU-Patientin ein Atemtest mit ^{13}C-markiertem Leucin durchgeführt [6]. Die Tagesration an Aminosäurenmischung wurde entweder auf einmal bzw. nur ein Drittel davon – wie empfohlen – genommen. Dazu erhielt die Patientin standardisiert 3 mg ^{13}C-markiertes Leucin. Die massenspektrometrische Bestimmung der $^{13}CO_2$-Abatmung und der N-Gehalt im gesammelten 24-h-Urin zeigten eindeutig eine oxidative Fehlverwertung bei einmaliger Zufuhr der gesamten Tagesdosis.

^{13}C-Leucinatemtest zur Beurteilung der anabolen Verwertung von Aminosäurenmischungen bei PKU [6]

Ergebnis:

n = 1	Tagesdosis AS-Gemisch	
	1/3	1/1
Gesamt-N (g/24 h)	4,3	6,9
^{13}C-Eliminationsrate (%)	9,5	19,6

Da Anwendungsfehler der Patienten trotz genauer Anleitung nicht auszuschließen sind, ist dieser Aspekt der Fehlverwertung bei der

Planung der optimalen Proteinzufuhr unbedingt zu berücksichtigen.

Proteinzufuhr und Wachstum

Erfahrungen zur Proteinzufuhr von PKU-Patienten bestehen bislang nur mit den höheren Empfehlungen der DGE von 1985, wie die Ergebnisse der Deutschen-PKU-Verbundstudie zeigen (Tabelle 3) [23]. Für das 1. Lebensjahr entsprach die verordnete Proteinzufuhr den Empfehlungen der DGE von 1985 [2] mit 2,3 g/kg KG. Im Alter von 1–3 Jahren lag die Proteinzufuhr um bis zu 30% über den Empfehlungen der DGE (1985) (2,1 vs. 1,7 g/kg KG) und für die Altersstufe 4–6 Jahre um 20% über DGE (1985) (2,0–1,8 vs. 1,6 g/kg KG). Unter dieser Zufuhr zeigten alle Patienten völlig normale Wachstumsparameter, d.h. normales Längenwachstum, Gewichtszunahme und Zunahme des Kopfumfangs.

Tabelle 3. Verordnete Phenylalanin- und Proteinzufuhr (x ± SD) von PKU-Patienten (Angaben pro kg KG/Tag). (Nach Wendel et al. 1990)

Alter [Monate]	[n]	Phenylalaninzufuhr [mg]	Proteinzufuhr [g]
6	137/136	34 ± 7	2,26 ± 0,47
12	138	28 ± 7	2,17 ± 0,42
18	135	26 ± 6	2,20 ± 0,40
24	137	23 ± 5	2,20 ± 0,38
30	137	22 ± 5	2,17 ± 0,32
36	132	20 ± 5	2,12 ± 0,30
42	133	19 ± 5	2,02 ± 0,30
48	128	18 ± 5	1,98 ± 0,28
54	123	17 ± 5	1,98 ± 0,26
60	108	17 ± 5	1,91 ± 0,33
66	94	16 ± 4	1,88 ± 0,25
72	85	15 ± 5	1,81 ± 0,35

Protein und Mikronährstoffe

Für gesunde Klein- und Schulkinder läßt sich im übrigen, so das Forschungsinstitut für Kinderernährung in Dortmund [7], diese niedrige Proteinzufuhr der neuen DGE-Empfehlungen ebenfalls nicht realisieren, da die Zufuhr der meisten Mikronährstoffe untrennbar mit der Aufnahme von Nahrungsproteinen verknüpft ist.

Mikronährstoffe in Lebensmitteln

Tierische Lebensmittel:

Milch, Milchprodukte, Käse	A, B_2, B_{12}, Folat	Ca, Mg, Zn (J)
Fleisch, Wurst, Geflügel	B_1, B_2, B_6, B_{12}, Folat	Fe, Zn, Mg
Fisch und Fischwaren	D, B_1, B_2, B_6, B_{12}	J, Mg, Zn
Eier	A, D, B_2, B_{12}, Folat	Fe, Zn (J)

Pflanzliche Lebensmittel:

Getreide (Vollkorn) Brot, Back- und Teigwaren	B_1, B_2, B_6, Folat	Fe, Mg, Zn
Kartoffeln	B_1, B_6, C, Folat	Mg
Hülsenfrüchte	B_1, B_6, Folat	Fe, Mg
Obst/Gemüse	B_6, C, Folat, β-Carotin	Fe, Mg

Die Resorption einiger Mikronährstoffe (z. B. Kalzium, Eisen, Zink) ist bei gleichzeitiger Zufuhr qualitativ hochwertiger tierischer Proteine deutlich besser als aus pflanzlichen Lebensmitteln. In den Vorschlägen für eine optimierte Mischkost für Klein- und Schulkinder von Kersting und Schöch (1992), in deren Vordergrund der präventivmedizinische Aspekt (fett-, cholesterinarm) steht, erreicht die Proteinzufuhr bis zu 200% der neuen DGE-Vorgaben, was nicht als problematisch gesehen wird.

Auch bei PKU-Patienten ist die Aufnahme von Mikronährstoffen untrennbar mit der Proteinzufuhr verbunden. Da über die im Rahmen der Diät geeigneten Lebensmittel eine Bedarfsdeckung für Vitamine und Mineralstoffe nicht erreicht werden kann, geschieht dies zu 80–100% über die Aminosäurenmischung. Die Zusammensetzung der Aminosäurenmischungen ist im Hinblick auf fast alle bekannten Mikronährstoffe für verschiedene Altersstufen gesetzlich geregelt (Diät-Verordnung § 14b, Anlage 7) [11]. Da der

Proteinbedarf Basis für die zu verabreichende Menge an Aminosäurenmischung ist, beziehen sich auch alle Vorgaben des Gesetzgebers für die Mikronährstoffe auf eine definierte Proteinmenge (1 g). Basis für diese Vorgaben waren die früher üblichen, höheren Empfehlungen. Würde man den neuen Empfehlungen der DGE (1991) in der PKU-Diät folgen, wäre eine ausreichende Versorgung der Patienten mit Vitaminen, Mineralstoffen und Spurenelementen nicht mehr gewährleistet.

Zusammenfassende Beurteilung zur Proteinzufuhr

Da es sich bei der PKU-Diät um eine individuelle Gratwanderung hinsichtlich einer angemessenen Phenylalaninzufuhr und Stoffwechselkontrolle handelt, kann vor dem Hindergrund

- der nur theoretisch ermittelten Angaben zum Proteinbedarf gesunder Kinder und Jugendlicher,
- des noch ungeklärten Proteinbedarfs von PKU-Patienten,
- der von den Vorgaben der DGE (1991) differierenden Proteinqualität,
- einer nicht immer sichergestellten Energiezufuhr,
- möglichen Anwendungsfehlern
- und einer mangelhaften Versorgung mit Mikronährstoffen

die Anwendung der aktuellen DGE-Empfehlungen für Protein im Rahmen der PKU-Diät nicht empfohlen werden. Hierzu sind erst entsprechende Untersuchungen notwendig.

Diätberatung von jugendlichen PKU-Patienten

Nach diesen grundsätzlichen Überlegungen zur Proteinzufuhr, die fraglos eine große praktische Relevanz haben, soll noch kurz ein zweiter, vor dem Hintergrund der „diet for life" sehr wichtiger Aspekt angesprochen werden. Bei PKU-Patienten wird die Compliance mit der Diät mit zunehmendem Alter deutlich schlechter, es kommt zu einem fast proportionalen Anstieg des Phenylalaninblutspiegels mit dem Alter [22]. Ursache hierfür ist u.a. sicher auch das alarmierend geringe Wissen der Patienten um ihre Erkrankung und Diät. Daraus leiten sich dann Probleme der jugendlichen Patienten ab, die Diät selbständig ohne elterliche Hilfe zu bewerkstelligen, und ihre negative Einstellung zur Diät [22]. 77% der befragten Patienten fanden es sehr schwer, die Diät einzuhalten, 95% würden am liebsten die Diät sofort beenden. Dies zeigt deutlich den ungeheuren Bedarf, nicht nur die Eltern, sondern künftig auch die Patienten intensiv zu schulen und ihnen neben Grundkenntnissen über die Erkrankung auch v.a. Informationen über die Diät zu vermitteln und Anleitungen für die praktische Umsetzung im Alltag zu geben. Zum Basiswissen über die Diät gehört:

1. die Kenntnis der geeigneten und ungeeigneten Lebensmittelgruppen sowie der Vielfalt an eiweißarmen, diätetischen Lebensmitteln. Zu Beginn der Behandlung vor über 20 Jahren gab es nur die Möglichkeit, aus Maisstärke Brot und Gebäck mühselig selbst herzustellen, mit z.T. entmutigendem Ergebnis;
2. die Kenntnis des Phenylalaningehalts der für die Diät geeigneten Lebensmittel.

Lebensmittelauswahl in der PKU-Diät

- *Vermeiden von proteinreichen Lebensmitteln, wie z.B.*
Fleisch, Wurst, Geflügel, Fisch, Milch, Milchprodukte, Käse, Eier, Getreide, Brot, Backwaren, Teigwaren, Hülsenfrüchte;

- *nur proteinarme Lebensmittel, d.h.*
Kartoffeln, Gemüse, Obst,
Streichfett, Öl, Marmelade, Sirup, Zucker, Fruchtsaft, Limonaden, Tee, Mineralwasser
und eiweißarme diätetische Lebensmittel, wie z.B.:
Brot (verschiedene Sorten), Brötchen, Kuchen, Feinbackwaren, Kekse, Teigwaren, Mehl- und Backmischungen, Paniermehl, Fertigbrei, Grieß, Ei-Ersatz, Milchersatz, vegetarische Brotaufstriche.

Gab es früher nur einige wenige Angaben zum Phenylalaningehalt einzelner Lebensmittel wie Kartoffeln, Äpfel, Möhren etc., für Süßigkeiten und Naschwerk gab es keine Werte, so ist die Liste der verfügbaren Daten heute doch bedeutend umfangreicher. Der Arbeitskreis „Pädiatrische Diätetik" hat eine Nährwerttabelle speziell für die Diät bei hereditären Aminosäurenstoffwechselstörungen zusammengestellt, die seit Ende 1992 in erweiterter und aktualisierter Form vorliegt [9]. In dieser Tabelle sind nicht nur alle verfügbaren Angaben zum Phenylalaningehalt aus verschiedenen Nährwerttabellen wie Souci et al. [18], McCance u. Widdowson's [12] oder dem Bundeslebensmittelschlüssel (BLS) [1] zusammengestellt, sondern darüber hinaus auch Herstellerangaben zu den meisten, im Rahmen der PKU-Diät geeigneten Fertigprodukten zu finden, so daß mittlerweile zu über 1000 Lebensmitteln entsprechende Daten zur Verfügung stehen, und zwar nicht nur zu Obst, Gemüse und eiweißarmen diätetischen Lebensmitteln, sondern z. B. auch zu Fertigsuppen, Kartoffelprodukten, Ketchup, Süßigkeiten, Eis, Chips, Knabberartikeln etc. Die Tabelle enthält neben Angaben zum Energie-, Eiweiß-, Fett- und Kohlenhydratgehalt Daten zu 4 Aminosäuren (Phe, Leu, Tyr, Met) und ist sicherlich ein hervorragendes Arbeitsmittel für die Schulung nicht nur der Eltern, sondern insbesondere auch der jugendlichen Patienten, um letzteren den Einstieg in den eigenverantwortlichen Umgang mit der Diät zu erleichtern.

Trotz aller Einschränkung, die die Diät mit sich bringt, ist das Angebot an geeigneten Lebensmitteln mittlerweile so vielfältig, daß man mit etwas Know-how und Phantasie eine sehr abwechslungsreiche, schmackhafte Kost zusammenstellen und auch zur PKU-Diät eine positive Einstellung entwickeln kann.

Phenylketonurie: Praktische Aspekte der Diätetik 301

Literatur

1. Bundeslebensmittelschlüssel BLS II (1989): herausgegeben vom Bundesgesundheitsamt Berlin
2. Deutsche Gesellschaft für Ernährung DGE (1985) Empfehlungen für die Nährstoffzufuhr. 4. erweiterte Überarbeitung. Umschau, Frankfurt
3. Deutsche Gesellschaft für Ernährung DGE (1991) Empfehlungen für die Nährstoffzufuhr. 5. Überarbeitung. Umschau, Frankfurt
4. FAO/WHO//UNU (1985) Energy and protein requirements. Report of a Joint FAO/WHO/UNU Expert Consultation. WHO Technical Reports Series 724
5. Herrman M-E, Mönch E, Reinbacher E, Kohlen W, Brösicke H (1991) Phenylalaninfreie Aminosäurenmischung: Stoffwechselwirkung in Abhängigkeit von der Einzeldosis. Monatsschr Kinderheilkd 139:670–675
6. Herrmann M-E, Brösicke H, Keller M, Mönch E, Helga H (1992) ^{13}C-Leucin-Atemtest zur Beurteilung der anabolen Verwertung von diätetischen Aminosäurengemischen bei Phenylketonurie. Vortrag 4. Jenaer Ernährungssymposium 1–3 Oktober 1992, Jena (im Druck)
7. Kersting M, Schöch G (1992) Wie lassen sich die neuen Empfehlungen für die Nährstoffzufuhr der Deutschen Gesellschaft für Ernährung (DGE) bei Kindern und Jugendlichen realisieren? Vortrag 4. Jenaer Ernährungssymposium 1–3 Oktober 1992, Jena (im Druck)
8. Lou HC, Güttler F, Lykkelund C, Bruhn P, Niederwieser A (1985) Decreased vigilance and neurotransmitter synthesis after discontinuation of dietary treatment for phenylketonuria in adolescents. Eur J Pediatr 144:17–20
9. Nährwerttabelle für die Ernährung bei angeborenen Störungen des Aminosäurenstoffwechsels (1992) Arbeitskreis „Pädiatrische Diätetik" im Verband Deutscher Diätassistenten (VDD) e.V. Düsseldorf
10. National Research Council (1989) Recommended Dietary Allowances RDA, 10th edn. National Academy of Sciences, Washington DC
11. Neufassung der Diätverordnung 2125-4-41 (1988) Bundesgesetzblatt Teil I, Nr. 45, ausgegeben zu Bonn am 7. September 1988: 1718–19 und 1737
12. Paul AA, Southgate DAT, Russell J (1980) McCance and Widdowson's: The composition of foods, 1st Suppl. HMSO Elsevier/North-Holland, Amsterdam Oxford
13. Pietz J, Benninger CH, Schmidt H, Scheffner D, Bickel H (1988) Long-term development of intelligence (IQ) and EEG in 34 children with phenylketonuria treated early. Eur J Pediatr 147:361–367
14. Schaub J (1990) Diätetische Behandlung der Phenylketonurie – Stellungnahme der Arbeitsgemeinschaft für pädiatrische Stoffwechselstörungen. Kinderarzt 21:1495
15. Schmidt H, Mahle M, Michel U, Pietz J (1987) Continuation vs discontinuation of low-phenylalanine diet in PKU adolescents. Eur J Pediatr 146 [Suppl 1]:A17–A19

16. Schulz B, Schmidt H, Müller E, Bremer HJ (1992) Bedeutung der Proteinsupplementierung in der Diät von Jugendlichen und jungen Erwachsenen mit Phenylketonurie (PKU). Vortrag 4. Jenaer Ernährungssymposium 1–3 Oktober 1992, Jena (im Druck)
17. Smith I, Beasley MG, Wolff OH, Ades AE (1988) Behavior disturbance in 8-year-old children with early treated phenylketonuria. J Pediatr 112:403–408
18. Souci SW, Fachmann W, Kraut H (1989) Die Zusammensetzung der Lebensmittel, Nährwerttabellen 1989/90, 4. ergänzte Aufl. Wissenschaftliche Verlagsgesellschaft, Stuttgart
19. Thompson AJ, Smith I, Brenton D et al. (1990) Neurological deterioration in young adults with phenylketonuria. Lancet 336:602–605
20. Thompson AJ, Smith I, Kendall BE, Youl BD, Brenton D (1991) Magnetic resonance imaging changes in early treated patients with phenylketonuria. Lancet 337:1224
21. Villasana D, Butler IJ, Williams JC, Ronongta SM (1989) Neurological deterioration in adult phenylketonuria. J Inher Metab Dis 12:451–457
22. Weglage J, Fünders B, Wilken B, Schubert D, Schmidt E, Burgard P, Ullrich K (1992) Psychological and social findings in adolescents with phenylketonuria. Eur J Pediatr 151:522–525
23. Wendel U, Ullrich K, Schmidt H, Batzler U (1990) Six-year follow up of phenylalanine intakes and plasma phenylalanine concentrations. Eur J Pediatr 149 [Suppl 1] S 13–S 16

Primär genetische Hyperlipoproteinämien im Kindesalter

B. Koletzko

Das Behandlungsziel bei Kindern und Jugendlichen mit primär genetischen Hyperlipoproteinämien ist die Langzeitprävention sekundärer Organschäden mit geringstmöglichem Nebenwirkungsrisiko. Dabei ist für die große Mehrzahl der Patienten eine konsequente Modifikation der Ernährung die grundlegende und wichtigste Therapiemaßnahme [25, 29]. Medikamentöse Lipidsenker werden bei pädiatrischen Patienten zurückhaltend und nur bei strenger Indikation eingesetzt, ihre Anwendung erfolgt stets ergänzend zu einer Diättherapie [27, 30, 50]. In diesem Beitrag werden ernährungstherapeutische Aspekte der im Kindesalter praktisch wichtigen schweren Hyperlipoproteinämieformen diskutiert.

Schwere Hypertriglyzeridämie durch Lipoproteinlipasemangel oder Apoprotein-CII-Defekt

Beim autosomal rezessiv vererbten Defekt der Lipoproteinlipase (McKusick # 23860) und beim phänotypisch gleichen Defekt des für die Enzymaktivierung erforderlichen Kofaktors Apoprotein CII (McKusick # 20775) ist die Spaltung der Triglyzeride in Chylomikronen und in Very-low-density-Lipoproteinen (VLDL) gestört [5]. Nach Zufuhr fetthaltiger Nahrung kommt es von der Neugeborenenperiode an zur Chylomikronämie mit milchiger Trübung des Plasmas und exzessiver Erhöhung der Triglyzeride über 1000 mg/dl (über 11 mmol/l) [25]. Die Triglyzeridakkumulation führt zur Hepatosplenomegalie und zu eruptiven Xanthomen. Bei sehr hohen Triglyzeridwerten kommt es zu episodenartigem Auftreten von Pankreatitisschüben mit heftigen Oberbauchschmerzen, durch schwere Pankreatitisverläufe droht eine vitale Gefährdung. Die Reduktion der Triglyzeride im Plasma auf Werte unter 1000 mg/dl schützt vor einer Pankreatitis und wird durch eine konsequente, fast vollständige Fettelimination aus der Nahrung erreicht. Meist können täglich nur etwa 15–20 g natürliche Fette gegessen werden, aus denen der Bedarf an essentiellen Fettsäuren der omega-6- und der omega-3-Reihen und sowie der fettlöslichen Vitamine A, E und K gedeckt werden muß [25]. Mittelkettige Triglyzeride (Ceres-Öl, Ceres-Margarine) werden in größeren Mengen toleriert, da sie ohne Bildung von Chylomikronen aufgenommen werden; ihr Einsatz kann die Diät wesentlich akzeptabler gestalten. Die notwendige Diät mit minimalen Mengen natürlicher Fette weist eine niedrige Energiedichte auf und ist geschmacklich wenig attraktiv. Deshalb ist diese Ernährungsform besonders von älteren Kindern nur schwer durchzuhalten und erfordert eine hohe Motivation und eine engmaschige ärztliche Betreuung.

Familiäre Hypercholesterinämie

Die familiäre Hypercholesterinämie (McKusick # 14389) ist eine der häufigsten angeborenen Erkrankungen überhaupt, die in der heterozygoten Form bei etwa 1 von 500 Neugeborenen vorliegt [13]. Durch den heterozygoten Gendefekt ist die Funktion der LDL-Rezeptoren an Zelloberflächen bzw. die Bindungsfähigkeit des Apoprotein B an den LDL-Rezeptor auf etwa die Hälfte der Norm reduziert, so daß LDL-Cholesterin von früher Kindheit an auf das zwei- bis dreifache der Norm erhöht ist. Ohne Behandlung kommt es zu rasch progredienter atherosklerotischer Gefäßschädigung, frühzeitig auftretenden Herzinfarkten und einer deutlich eingeschränkten Lebenserwartung [13, 46].
Bei der sehr seltenen homozygoten Form der familiären Hypercholesterinämie (etwa 1 auf 250000–1000000 Kinder), die durch einen vollständigen Ausfall der LDL-Rezeptorfunktion gekennzeichnet ist, kommt es ohne Therapie meist vor dem Alter von 20 Jahren zum Tod durch koronare Herzerkrankung. Hier kann allein

mit Diät und Medikamenten keine wirksame Senkung des LDL-Cholesterins erreicht werden, so daß eine invasive Behandlung mit extrakorporaler LDL-Apherese notwendig ist [13, 25].
Bei beiden Formen der familiären Hypercholesterinämie sollte die Diagnosestellung und der Therapiebeginn unbedingt bereits im Kindesalter erfolgen, um das spätere Herzinfarktrisiko effektiv vermindern zu können [28]. Therapeutisch ist bei der häufigeren heterozygoten Erkrankungsform die Ernährungsmodifikation die Grundlage der Behandlungsmaßnahmen. Der frühzeitige Beginn der Diättherapie ist nicht nur wegen der bereits im Kindesalter auftretenden Gefäßläsionen [39, 49] und des zu erwartenden größeren präventiven Effekts bei längerer Interventionsdauer [28] erwünscht. Darüber hinaus ist nach den vorliegenden Erfahrungen bei einem Therapiebeginn im ersten Lebensjahrzehnt auch die Langzeitcompliance mit einer cholesterinsenkenden Diät deutlich besser als bei einer Umstellung der Ernährungsweise erst im späteren Lebensalter [8, 29, 55], denn offenbar werden Lebensgewohnheiten schon sehr früh geprägt.

Cholesterinzufuhr mit der Nahrung

Als wichtigste diätetische Maßnahmen zur Beeinflussung des Lipoproteincholesterins wird oft eine Reduktion der Cholesterinzufuhr angesehen. Tatsächlich konnte in zahlreichen Studien nachgewiesen werden, daß eine hohe alimentäre Cholesterinzufuhr die Serumspiegel des Cholesterins und des atherogen wirksamen LDL-Cholesterins erhöht, die LDL-Rezeptoraktivität supprimiert und bei Primaten atherosklerotische Gefäßläsionen induziert [16, 20, 24, 51]. Deshalb ist bei Hypercholesterinämie eine Begrenzung der Cholesterinzufuhr unbedingt sinnvoll. Noch wesentlich bedeutsamer ist aber die Beeinflussung der Qualität der alimentären Fettsäurezufuhr, welche den quantitativ weitaus wichtigsten Einflußfaktor für den Cholesterinspiegel darstellt [20, 24].

Gesättigte Fettsäuren

In zahlreichen Untersuchungen wurde gezeigt, daß LDL-Cholesterin im Plasma mit zunehmendem Konsum gesättigter Fettsäuren ansteigt [1, 20, 24, 36]. Dieser Effekt scheint auf einer Hemmung des rezeptorabhängigen Abbaus des LDL-Cholesterins durch gesättigte Fettsäuren zu beruhen [40, 44, 48]. Unsere Nahrung enthält gesättigte Fettsäuren mit sehr unterschiedlicher Kettenlänge, die sich in ihrer Wirkung auf den Cholesterinstoffwechsel deutlich unterscheiden. Es überwiegen Fettsäuren mit 12, 14, 16 und 18 Kohlenstoffatomen.

Die gesättigte Stearinsäure (18:0) scheint den Cholesterinspiegel nicht zu erhöhen, wie schon in den 50er Jahren durch Ahrens et al. beschrieben [1] und später durch weitere eingehende Untersuchungen bestätigt wurde [4, 14, 21]. Die gezielte Verwendung von Stearinsäure anstelle anderer gesättigter Fettsäuren in der Lebensmittelherstellung könnte also den Cholesterinspiegel des Konsumenten günstig beeinflussen. Die quantitativ wichtigste gesättigte Fettsäure der Nahrung in Westeuropa ist Palmitinsäure mit 16 Kohlenstoffatomen, die zu einem Anstieg von LDL- und Gesamtcholesterin im Serum führt [4, 15]. Noch deutlich stärker ist offenbar der cholesterinsteigernde Effekt der Myristinsäure (14:0) [19, 20], deren größter Anteil an der in Westeuropa üblichen Nahrungszufuhr aus Kuhmilchfett stammt [47]. In nennenswerten Mengen wird Myristinsäure, ebenso wie Laurinsäure (12:0), auch mit den verbreitet verwandten tropischen Ölen (Kokosöl, Palmkernöl) aufgenommen.

Ungesättigte Fettsäuren

Ungesättigte Fettsäuren mit Doppelbindungen in *trans*-Stellung sind hinsichtlich des Lipoproteinprofils mindestens so ungünstig wirksam wie gesättigte Fette, da sie nicht nur Cholesterin und LDL-Cholesterin in etwa gleichem Ausmaß erhöhen, sondern auch das protektiv wirksame HDL-Cholesterin senken [38, 53]. *Trans*-Fettsäuren in unserer Nahrung werden v. a. durch technisch gehärtete Fette beigetragen, ein kleinerer Anteil stammt aus Milch- und Körperfetten von Wiederkäuern (Kuhmilchfett) [26]. Mehrfach ungesättigte Fettsäuren der Omega-6-Reihe (Linolsäure) haben einen deutlich senkenden Effekt auf Cholesterin und LDL-Cholesterin [17], offenbar durch eine Steigerung der LDL-Rezeptoraktivität [7, 31]. Hohe Anteile mehrfach ungesättigter Fettsäuren an der Nahrungszufuhr senken allerdings auch das protektive HDL-Cholesterin [12, 22, 54] und erhöhen die für die Atherogenese bedeutsame Oxidationsanfälligkeit des LDL-Cholesterins [3]. Langkettige Omega-3-Fettsäuren aus Fischölen haben eine ausgeprägte triglyzeridsenkende Wirkung. Dagegen beeinflussen sie den LDL-Cholesterinspiegel kaum, während HDL-Cholesterin leicht zunimmt [18]. Die bei Erwachsenen berichtete stark protektive Wirkung eines regelmäßigen Fischkonsums auf die Herzinfarktmortalität scheint wesentlich durch die antithrombotische und wahrscheinlich auch eine antiarrhythmische Wirkung der Omega-3-Fettsäuren bedingt zu sein [32, 43].

Die einfach ungesättigte Ölsäure (in Olivenöl und Rapsöl) senkt LDL-Cholesterin etwa gleich effektiv wie mehrfach ungesättigte Fettsäuren, aber im Gegensatz zu diesen ohne HDL-Cholesterin abzusenken und die LDL-Oxidation zu fördern [3, 12, 36, 37]. Deshalb empfiehlt sich aus heutiger Sicht bei einer Hypercholesterinämie die bevorzugte Zufuhr von einfach ungesättigten Fetten, besonders des zu etwa 75% aus Ölsäure bestehenden Olivenöls.

Begrenzte Fettzufuhr bei Hypercholesterinämie?

Vielfach wird zur Beeinflussung hoher Serumcholesterinwerte eine generelle Begrenzung der Fettzufuhr auf höchstens 30% der zugeführten Nahrungsenergie empfohlen, da dies als die praktisch effektivste Maßnahme zur Begrenzung der Zufuhr gesättigter Fette angesehen wird [11, 52, 57]. Die Umsetzung solcher Empfehlungen stößt aber auf große Probleme, da in der westlichen Ernährung Fette traditionell um etwa 40% der Kalorienzufuhr beitragen und eine deutliche Fettreduktion Geschmack und Palatibilität der Nahrung wesentlich beeinträchtigt. Für das Kindesalter ist außerdem zu bedenken, das eine sehr fettarme Nahrung auch eine niedrige Energiedichte hat und damit das Risiko birgt, den hohen Energiebedarf eines wachsenden Kindes nicht zu decken.

Tatsächlich ist eine Begrenzung der Fettzufuhr nicht erforderlich, wenn eine hochwertige Fettqualität zugeführt wird. Dies belegten beispielsweise Ginsberg et al. in einer 20wöchigen Doppelblindstudie bei 36 jungen Erwachsenen [12]. Die Probanden erhielten entweder eine für die westliche Ernährungsweise typische fettreiche Nahrung mit 38 der Kalorien als Fett und hohem Gehalt an gesättigten Fetten (18 kal%; zusätzlich je 10 kal% einfach und mehrfach ungesättigte Fettsäure), oder die von der American Heart Association und anderen Gremien empfohlene fettarme Diät (30 kal% Fett mit je 10 kal% gesättigter, einfach und mehrfach ungesättigter Fettsäuren) oder eine an einfach ungesättigten Fettsäuren reiche Ernährung mit 38 kal% Fett (je 10 kal% gesättigte und mehrfach ungesättigte, 18 kal% einfach ungesättigte Fettsäuren). Im Vergleich zur westlichen Durchschnittsernährung führte die fettarme Diät zu einer effektiven Senkung der Plasmacholesterinkonzentration um durchschnittlich 0,37 mmol/l. Die an Fett und Monoenfettsäuren reiche, der Ernährungsweise der Mittelmeerländer angenäherte Diät bewirkte aber sogar eine noch deutlich stärkere Cholesterinsenkung von durchschnittlich 0,46 mmol/l, wobei ein günstigeres Verhältnis zwischen LDL- und HDL-Cholesterin vorlag.

Zufuhr an antioxidativ wirksamen Vitaminen

Die Entwicklung atherosklerotischer Gefäßläsionen beginnt mit der Lipiddeposition in der Gefäßintima durch Einwanderung von Low-density-Lipoproteinen. Von entscheidender Bedeutung für die Atherogenese ist dabei die oxidative Veränderung von LDL-Partikeln, die *in vitro* durch Antioxidanzien gehemmt werden kann [10, 23, 41]. In jüngerer Zeit mehren sich Hinweise dafür, daß eine gute Versorgung mit antioxidativ wirksamen Vitaminen auch *in vivo* einen protektiven Effekt hinsichtlich atherosklerotisch bedingter Erkrankungen hat. Riemersma et al. [42] fanden bei Erwachsenen in Schottland mit Plasmaspiegel für antioxidative Vitamine in der untersten Quintile im Vergleich zur höchsten Quintile ein 1,7- bis 2,6fach höheres Risiko für eine symptomatische koronare Herzerkrankung (110 Patienten mit Angina pectoris und 394 Kontrollpersonen):

	Relatives Risiko	(95%-Vertrauensbereich)
Vitamin A (<1,93 vs. >2,69 µmol/l)	1,67	(0,86–3,26)
β-Karotin (<0,26 vs. >0,68 µmol/l)	2,64	(1,32–5,29)
Vitamin C (<13,1 vs. >57,4 µmol/l)	2,35	(1,16–4,78)
Vitamin E (<18,9 vs. >28,2 µmol/l)	2,51	(1,24–5,10)

In der Prospective U.S. Nurses Health Study, mit der 1976 bei 87245 amerikanischen Krankenschwestern eine Ernährungserhebung durchgeführt wurde, war die Wahrscheinlichkeit einer koronaren Herzerkrankung bei Vitamin-E-Plasmaspiegeln in der obersten Quintile im Vergleich zur untersten Quintile auf 0,66 vermindert (95%-Vertrauensbereich 0,50–0,87) [6]. Die ebenfalls prospektiv angelegte Massachusetts Elderly Cohort Study ergab bei *β*-Karotinspiegeln in der obersten im Vergleich zur untersten Quintile ein erniedrigtes Risiko für eine koronare Herzerkrankung (relatives Risiko 0,57, 95%-Vertrauensbereich 0,35–0,94, p = 0,016) und für einen tödlich verlaufenden Herzinfarkt (relatives Risiko 0,32, 95%-Vertrauensbercich 0,12–0,88, p = 0,020) [6]. Diese ersten Ergebnisse lassen es wünschenswert erscheinen, bei Patienten mit erhöhtem kardiovaskulären Risiko eine gute Versorgung mit antioxidativen Vitaminen zu erreichen.

Sind zusätzliche Restriktionen der Ernährungsweise sinnvoll?

Gerade im Kindesalter muß bei restriktiven Ernährungsempfehlungen sorgfältig zwischen Nutzen und Belastung abgewogen werden. Dabei ist auch zu berücksichtigen, daß ein potentiell nütz-

licher Faktor im Alltag durch eine zusätzliche Erschwerung der Diätpraxis die Compliance mit der Ernährungsempfehlung insgesamt verschlechtern und damit letztlich einen nachteiligen Effekt ausüben kann. Unter diesen Aspekten ist der Autor skeptisch gegenüber Empfehlungen zur Begrenzung der Zuckerzufuhr bei kindlicher Hypercholesterinämie. Ein konsequenter Austausch rasch resorbierbarer Kohlenhydrate (vorwiegend Mono- und Disaccharide) in der Nahrung gegen Kohlenhydrate mit hohem glykämischen Index (vorwiegend Stärke) bewirkt eine gute Senkung erhöhter Triglyzeride (bei Hyperlipidämie Typ IV), aber erhöhte Cholesterinwerte werden nur mäßig beeinflußt. Gerade für Kinder sind aber süße Speisen meist außerordentlich attraktiv. Ein Zuckerverbot bedeutet deshalb eine wesentliche und wahrscheinlich unnötige Erschwernis der Diät und wird in der Regel vermehrtes heimliches Naschen provozieren. Es erscheint sinnvoller, zuckerhaltige Süßigkeiten wie Bonbons nicht zu verbieten, sondern im Gegenteil als Alternative zu Süßigkeiten mit hohem Gehalt an den wesentlich ungünstiger wirkenden gesättigten Fetten anzubieten.
Vielfach wird für Patienten mit Hypercholesterinämie die Empfehlung einer allgemein ballaststoffreichen Ernährung ausgesprochen, die kritisch diskutiert werden muß. Nicht lösliche Ballaststoffe wie Lignin, Cellulose, Weizen- und Maiskleie haben keine senkende Wirkung auf den Serumcholesterinspiegel. Einen mäßig stark ausgeprägten Effekt haben lediglich gelbildende Ballaststoffe wie Pektin, Guar und Teile der Haferkleie, wobei für einen deutlichen Effekt aber sehr große Mengen aufgenommen werden müssen [34]. Bei Erwachsenen senkt die Zufuhr von täglich 10 g Pektin, das in etwa 2,5 kg Äpfeln enthalten ist, den Cholesterinwert um 8% [9]. Die tägliche Einnahme von 98 g (oder 21 Eßlöffeln!) Haferkleie vermindert den Cholesterinspiegel um 19,3% [2]. Mit für Kinder akzeptablen und attraktiven Nahrungsmitteln können solche Größenordnungen an Ballaststoffzufuhren nicht erreicht werden.
Es gibt überzeugende Hinweise auf einen günstigen Effekt des Austausches tierischer Eiweiße gegen Sojaprotein auf das Gesamt- und LDL-Cholesterin im Plasma [33, 45, 56], wobei ein Teil dieses Effekts anscheinend auf einer mit der Reduktion tierischer Nah-

rungsmittel verbundenen Verbesserung der zugeführten Fettqualität beruht [45]. Eine überwiegend vegetabile Nahrungszusammensetzung kann für betroffene Familien, die diese Ernährungsform akzeptieren, durchaus empfohlen werden, sie ist aber nur eine von mehreren alternativen Möglichkeiten für eine effektive Diättherapie der Hypercholesterinämie.

Praxis der Ernährungstherapie bei hypercholesterinämischen Kindern und Jugendlichen

Voraussetzung für eine erfolgreiche Diättherapie ist eine sehr intensive und wiederholte Aufklärung des Patienten und seiner Familie und eine wiederkehrende praktische Diätberatung und Schulung. Hier bewährt sich eine enge Zusammenarbeit von Ärzten und Diätassistenten. Elterngruppen sind nach unserer Erfahrung sehr hilfreich, indem sie gegenseitige Unterstützung bieten und Ängste und Sorgen auffangen, den Austausch praktischer Erfahrungen fördern und die Motivation und Compliance ganz erheblich verbessern können.

Grundsätze der erwünschten Diät bei kindlicher Hypercholesterinämie

1. Gesättigte (v. a. 12:0, 14:0 + 16:0) plus *trans*-ungesättigte Fettsäuren $\leq 10\%$ der Kalorien;
2. Omega-6-Polyenfettsäuren (Linolsäure) ca. 7–10% der Kalorien, einfach ungesättigte Fettsäuren (Ölsäure) $\geq 10\%$ der Kalorien;
3. Cholesterin ≤ 100 mg/1000 kcal;
4. erwünscht: reichlich Antioxidanzien (Vitamin E, C+A, β-Karotin);
5. eine überwiegend vegetabile Ernährung kann empfohlen werden, wenn für Patient und Familie akzeptabel;
6. keine strikten Empfehlungen für Kohlenhydrate und Ballaststoffe;
7. altersgemäße Energie-/Nährstoffzufuhr.

Eine Begrenzung der Zufuhr gesättigte Fette erreicht man durch Verzehr fettreduzierter Milch (1,5% Fettgehalt) und fettarmer

Milchprodukte. Fette Fleischwaren und Käsesorten, Butter und tropischer Fette (Palmkern- und Kokosfett) werden gemieden. Die Aufnahme an *trans*-Fettsäuren reduziert man durch die begrenzte Zufuhr an Kuhmilchfett und den weitgehenden Verzicht auf die in Deutschland deklarationspflichtigen gehärteten Fette (z. B. in harter Margarine, Fritierfetten und in vielen Fertigprodukten wie Backwaren, Saucen und Snacks). Die eingesparten gesättigten und *trans*-isomeren Fettsäuren werden durch mehrfach ungesättigte Fette (z. B. Sonnenblumenöl, Maiskeimöl, Sojaöl, weiche Margarine ohne gehärtete Fette, Becel Pflanzencreme Bratfett) und bevorzugt durch einfach ungesättigte Fette (Olivenöl, Rapsöl) ersetzt. Die erwünschte Reduktion der Cholesterinaufnahme stellt in der Praxis kein Problem dar. Durch Verzicht auf Eier, die beim Kochen und Backen durch ein cholesterinfreies Produkt auf Pflanzenölbasis (Becel Dotterfrei) ersetzt werden können, und die Begrenzung von Fleischwaren und Innereien liegt die Zufuhr bei den betroffenen Kindern meist sehr deutlich unter 100 mg Cholesterin pro 1000 kcal. Eine hohe Zufuhr an antioxidativen Vitaminen ergibt sich durch den bevorzugten Konsum pflanzlicher Fette, die durchweg reich an Vitamin E sind, und durch einen bevorzugten Verzehr an Obst und Frischgemüse. Der Autor gibt seinen Patienten keine strikten Empfehlungen für die Zufuhr von Kohlenhydraten und Balaststoffen.

Von großer Bedeutung ist es, die Ernährung kindgerecht und altersentsprechend attraktiv zu gestalten, wobei auf eine ausreichende Energie- und Nährstoffzufuhr geachtet werden sollte. Bei der individuellen Diätberatung ist es hilfreich, in regelmäßigen Abständen über einige Tage häusliche Nahrungsprotokolle führen zu lassen, aus denen die Energie- und Nährstoffzufuhr berechnet werden kann. Bei der Durchführung der Diätbehandlung ist eine gewisse Gelassenheit angemessen. Entscheidend ist, bei der Lebensmittelauswahl bestimmte Grundsätze einzuhalten, genaues Wiegen und Rechnen ist dagegen im Alltag nicht erforderlich und wird im wesentlichen nur für Schulungszwecke erforderlich sein. Angestrebt wird eine langfristige Senkung des mittleren Cholesterinspiegels, gelegentliche Diätfehler (z. B. beim Kindergeburtstag, bei Ausflügen o. ä.) sind dabei kein ernstes Problem.

Primär genetische Hyperlipoproteinämien im Kindesalter 313

Die Effektivität der Diättherapie bei primär genetischer Hypercholesterinämie überprüften wir bei 35 über durchschnittlich 18 Monate (Bereich 4–70 Monate) ambulant behandelten Kindern und Jugendlichen mit dominant erblicher Hypercholesterinämie im mittleren Alter von 7,9 Jahren (Bereich 2–18 Jahre) [29]. Die häusliche Ernährungstherapie bewirkte eine Senkung des Serumcholesterins um $11{,}7 \pm 1{,}9\%$ (M±SE, $p < 0{,}0001$) und des LDL-Cholesterins um $17{,}3 \pm 3{,}5\%$ ($p < 0{,}0001$) (Abb. 1). HDL-Cholesterin und Triglyzeride blieben unverändert, Nebenwirkungen wurden nicht beobachtet, und die Längen- und Gewichtsentwicklung verlief unter der Diätbehandlung ungestört (Tabelle 1).

Das mit der Diättherapie erreichte Ausmaß der Cholesterinsenkung führt bei einer familiären Hypercholesterinämie nicht zu einer Normalisierung der erhöhten Werte. Bei erwachsenen Männern würde nach den Ergebnissen der Lipid Research Clinics Study aber die hier erreichte mittlere Cholesterinreduktion das Herz-

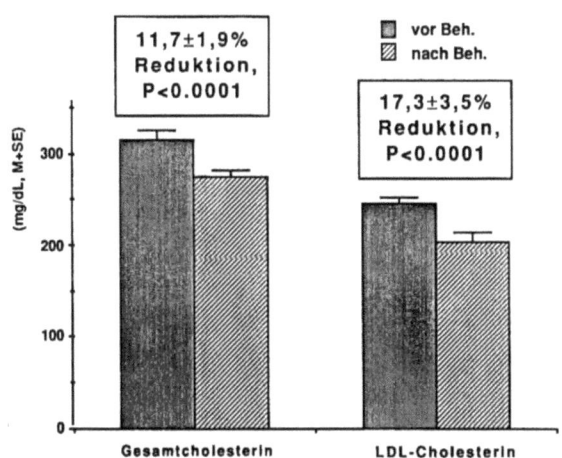

Abb. 1. Effekt einer ambulant durchgeführten Diättherapie auf die Serumcholesterin- und LDL-Cholesterinkonzentration bei 35 Kindern und Jugendlichen (Alter 2–18 Jahre) mit primär genetischer Hypercholesterinämie während einer mittleren Beobachtungsdauer von 18 Monaten. (Nach Koletzko et al. [29])

Tabelle 1. Längen- und Gewichtsentwicklung unter langfristiger Diättherapie bei 33 Kindern und Jugendlichen mit primär genetischer Hypercholesterinämie (Mittelwert ± SE. Ein Abfall der Gewichtsperzentile um mehr als 5 Prozentpunkte trat nur bei 3 übergewichtigen Patienten auf, bei keinem dieser Patienten fiel das Gewicht unter die 50. Perzentile. (Nach Koletzko et al. [29])

	Perzentile vor Therapie	Perzentile unter Therapie
Länge	44,1 ± 5,3	44,8 ± 5,3
Gewicht	68,3 ± 4,2	69,5 ± 4,0

infarktrisiko um etwa ein Viertel vermindern [35]. Ein früher Beginn der Ernährungsmodifikation im Kindesalter und ihre längere Dauer läßt einen noch wesentlich größeren präventiven Effekt erwarten. Die Ernährungstherapie bei kindlicher Hypercholesterinämie ist bei adäquater Betreuung der Patienten wirksam, sicher und wird von den Patienten und ihren Familien gut akzeptiert, sie sollte deshalb konsequent eingesetzt werden.

Literatur

1. Ahrens EH, Hirsch J, Insull W, Tsaltas TT, Blomstrand R, Peterson ML (1957) The influence of dietary fats on serum-lipid levels in man. Lancet I:943–953
2. Anderson JW, Story L, Sieling B, Chen WJ, Petro MS, Story J (1984) Hypocholesterolemic effects of oat-bran or bean intake for hypercholesterolemic men. Am J Clin Nutr 40:1146–1155
3. Berry EM, Eisenberg S, Haratz D, Friedlander Y, Norman Y, Kaufmann NA, Stein Y (1991) Effects of diets rich in monounsaturated fatty acids on plasma lipoproteins – the Jerusalem nutrition study: high MUFAs vs high PUFAs. Am J Clin Nutr 53:899–907
4. Bonanome A, Grundy SM (1988) Effect of dietary stearic acid on plasma cholesterol and lipoprotein levels. N Engl J Med 318:1244–1248
5. Brunzell JD (1989) Familial lipoprotein lipase deficiency and other causes of the chylomicronemia syndrome. In: Scriver CR, Beaudet AL, Sly WS, Valle D (eds) The metabolic basis of inherited disease. McGraw-Hill, New York, pp 1165–1180
6. Buring JE, Gaziano JM, Manson JE, Hennekens CH (1993) Current and future epidemiologic perspectives on cardiovascular disease. In: Gotto AM, Mancini M,

Schwandt P (eds) Treatment of severe dyslipoproteinemia in the prevention of coronary heart disease. Karger, Basel (im Druck)
7. Connor WE, Hodges RE, Bleiler RE (1961) The serum lipids in men receiving high cholesterol and cholesterol-free diets. J Clin Invest 40:894–901
8. Deckelbaum RJ (1990) Nutrition, the child and atherosclerosis. Acta Paediatr Scand [Suppl] 365:7–12
9. Durrington PN (1993) Hyperlipidemia. Diagnosis and management. Wright, London, pp 1–308
10. Esterbauer H, Dieber-Rotheneder M, Waeg G, Striegl G, Jurgens G (1990) Biochemical, structural and functional properties of oxidized low-density lipoprotein. Chem Res Toxicol 279:402–405
11. The Expert Panel Report of the National Cholesterol Education Program (1988) Expert Panel on detection, evaluation and treatment of high blood cholesterol in adults. Arch Int Med 148:36–69
12. Ginsberg HN, Barr SL, Gilbert A, Karmally W, Deckelbaum R, Kaplan K, Ramakrishan R, Holleran S, Dell RB (1990) Reduction of plasma cholesterol level in normal men on an American Heart Association step 1 diet or a step i diet with added monounsaturated fat. N Engl J Med 322:574–579
13. Goldstein JL, Brown MS (1989) Familial hypercholesterolemia. In: Scriver CR, Beaudet AL, Sly WS, Valle D (eds) The metabolic basis of inherited disease. McGraw-Hill, New York, pp 1215–1250
14. Grande F, Anderson JT, Keys A (1970) Comparison of effects of palmitic and stearic acids in the diet on serum cholesterol in man. Am J Clin Nutr 23:1184–1193
15. Grundy SM, Vega GL (1988) Plasma cholesterol responsiveness to saturated fatty acids. Am J Clin Nutr 47:822–824
16. Grundy SM, Menke MA (1990a) Dietary influences on serum lipids and lipoproteins. J Lipid Res 31:1149–1172
17. Grundy SM, Menke MA (1990b) Dietary influences on serum lipids and lipoproteins. J Lipid Res 31:1149–1172
18. Harris WS (1989) Fish oils and plasma lipid and lipoprotein metabolism in humans: a critical review. J Lipid Res 30:785–807
19. Hayes KC, Pronczuk A, Diersen-Schade D (1991) Dietary saturated fatty acids (12:0, 14:0, 16:0) differ in their impact on plasma cholesterol and lipoproteins in nonhuman primates. Am J Clin Nutr 53:491–498
20. Hegsted DM, McGandy RB, Myers ML, Stare FJ (1965) Quantitative effects of dietary fat on serum cholesterol in man. Am J Clin Nutr 17:281–295
21. Horlick L, Craig BM (1957) Effect of long-chain polyunsaturated and saturated fatty acids on the serum lipids of man. Lancet II:566–569
22. Jackson RL, Kashyap ML, Barnhart RL, Allen C, Hogg E, Glueck CJ (1984) Influence of polyunsaturated and saturated fats on plasma lipids and lipoproteins in man. Am J Clin Nutr 39:589–597
23. Jialal I, Grundy SM (1992) Effect of dietary supplementation with alpha-tocopherol on the oxidative modification of low density lipoprotein. J Lipid Res 33:899–906

24. Keys A, Anderson JT, Grande F (1965) Serum cholesterol response to changes in the diet. Metabolism 14:776–787
25. Koletzko B (1990) Störungen des Fettstoffwechsels. In: Reinhardt D, von Harnack GA (Hrsg) Therapie der Krankheiten des Kindesalters. Springer, Berlin Heidelberg New York Tokyo, S 104–110
26. Koletzko B (1991) Zufuhr, Stoffwechsel und biologische Wirkungen trans-isomerer Fettsäuren bei Säuglingen. Nahrung – Food 35:229–283
27. Koletzko B (1993) Behandlung von Fettstoffwechselstörungen im Kindesalter. Pädiatr Praxis (im Druck)
28. Koletzko B. Screening auf Hypercholesterinämie im Kindesalter. Pädiatrische Praxis (im Druck)
29. Koletzko B, Kupke I, Wendel U (1992) Treatment of hypercholesterolemia in children and adolescents. Acta Paediatr 81:682–685
30. Koletzko B, Kupke I, Wendel U (1992) Efficacy of treatment in children and adolescents with inherited hypercholesterolemia. In: Gotto AM, Mancini M, Schwandt P (eds) Treatment of severe dyslipoproteinemia in the prevention of coronary heart disease. Karger, Basel, p 299–304
31. Kovanen PT, Brown MS, Basu SK, Bilheimer DW, Goldstein JL (1981) Saturation and suppression of hepatic lipoprotein receptors: a mechanism for the hypercholesterolemia of cholesterol-fed rabbits. Proc Natl Acad Sci USA 78:1396–1400
32. Kromhout D, Bosschieter EB, de Lezenne Coulander C (1985) The inverse relation between fish consumption and 20-year mortality from coronary heart disease. N Engl J Med 312:1205–1209
33. Laurin D, Jacques H, Moorjani S, Steinke FH, Gagne C, Brun D, Lupien P-J (1991) Effects of a soy-protein beverage on plasma lipoproteins in children with familial hypercholesterolemia. Am J Clin Nutr 54:98–103
34. Leadbetter J, Ball MJ, Mann JI (1991) Effects of increasing quantities of oat brain in hypercholesterolemic people. Am J Clin Nutr 54:841–842
35. Lipid Research Clinics Program (1984) The Lipid Research Clinics coronary prevention trial results: II. The relationship of reduction in incidence of coronary heart disease to cholesterol lowering. J Am Med Assoc 251:365–373
36. Mattson FH, Grundy SM (1985) Comparison of effects of dietary saturated, monounsaturated, and polyunsaturated fatty acids on plasma lipids and lipoproteins in man. J Lipid Res 26:194–202
37. Mensink RP, Katan MB (1989) Effect of a diet enriched with monounsaturated or polyunsaturated fatty acids on levels of low density and high density lipoprotein cholesterol in healthy man and women. N Engl J Med 321:436–441
38. Mensink RP, Katan MB (1990) Effect of dietary trans fatty acids on high-density and low-density lipoprotein cholesterol levels in healthy subjects. N Eng J Med 323:439–445
39. Newman WP, Freedman DS, Voors AW, Gard PD, Srinivasan SR, Cresanta JL, Williamson GD, Webber LS, Berenson GS (1986) Relation of serum lipoprotein levels and systolic blood pressure to early atherosclerosis. N Engl J Med 314:138–144

40. Nicolosi RJ, Stucchi AF, Kowala MC, Henessy LK, Hegsted DM, Schaefer EJ (1990) Effect of dietary fat saturation and cholesterol on LDL composition and metabolism. Arteriosclerosis 10:119–128
41. Princen HMG, van Poppel G, Vogelezang C, Buytenhek R, Kok FJ (1992) Supplementation with vitamin E but nor beta-carotene in vivo protects low density lipoprotein from lipid peroxidation in vitro. Effect of cigarette smoking. Arterioscler Thromb 212:554–562
42. Riemersma RA, Wood DA, Macintyre CCA, Elton RA, Gey KF, Oliver MF (1991) Risk of angina pectoris and plasma concentrations of vitamin A, C and E and carotene. Lancet 337:1–5
43. Schacky C (1987) Prophylaxis of atherosclerosis with marine omega-3 fatty acids. Ann Intern Med 107:890–899
44. Shepherd JC, Packard CJ, Grundy SM, Yeshurun D, Gotto AM jr, Taunton OD (1980) Effects of saturated and polyunsaturated fat diets on the chemical composition and metabolism of low density lipoproteins in man. J Lipid Res 21:91–99
45. Sirtori CR, Agradi E, Conti F, Mantero O, Gatti E (1977) Soybean-protein diet in the treatment of type-II hyperlipoproteinaemia. Lancet I:275–277
46. Slack J (1969) Risks of ischaemic heart disease in familial hyperlipoproteinaemic states. Lancet II:1380–1382
47. Souci SW, Fachmann W, Kraut H (1989) Die Zusammensetzung der Lebensmittel. Nährwert Tabellen 1989/90, 4. Aufl. Wissenschaftliche Verlagsgesellschaft, Stuttgart, S 1–1028
48. Spady DK, Dietschy JM (1985) Dietary saturated triacylglycerols suppress hepatic low density lipoprotein receptors in the hamster. Proc Natl Acad Sci USA 82:4526–4530
49. Stary HC (1989) Evolution and progression of atherosclerotic lesions in coronary arteries of children and young adults. Arteriosclerosis 9 [Suppl 1]:I-19–I-32
50. Stein EA (1989) Treatment of familial hypercholesterolemia with drugs in children. Arteriosclerosis [Suppl 1]:145–151
51. Strong JP, McGill HC (1967) Diet and experimental atherosclerosis in baboons. Am J Pathol 50:669–690
52. Study Group European Atherosclerosis Society (1987) Strategies for the prevention of coronary heart disease: a policy statement of the European Atherosclerosis Society. Eur Heart J 8:77–88
53. Troisi R, Willett WC, Weiss ST (1992) Trans-fatty acid intake in relation to serum lipid concentrations in adult men. Am J Clin Nutr 56:1019–1024
54. Weisweiler P, Janetschek P, Schwandt P (1985) Influence of polyunsaturated fats and fat restriction on serum lipoproteins in humans. Metabolism 34:83–87
55. West RJ, Lloyd JK, Leonard JV (1980) Long term follow-up of children with familial hypercholesterolemia treated with cholestyramine. Lancet II:873–875
56. Widhalm K (1987) Pediatric guidelines for lipid reduction. Eur Heart J 8 [Suppl E]:65–70
57. Wynder EL, Berenson GS, Strong WB, Williams C (1989) Coronary artery disease prevention: cholesterol, a pediatric perspective. An American Health Foundation Monograph. Prev Med 18:323–409

Anhang: Empfehlungen zum Nährstoffbedarf für gesunde Kinder und Jugendliche

B. Koletzko

In den hier wiedergegebenen Tabellen werden die aktuellen Empfehlungen der Deutschen Gesellschaft für Ernährung sowie des wissenschaftlichen Lebensmittelausschusses der Kommission der Europäischen Gemeinschaft zur empfohlenen Nährstoffzufuhr für gesunde Kinder und Jugendliche dargestellt. Bei der Interpretation dieser Empfehlungen ist zu berücksichtigen, daß die angegebenen Werte nicht dem durchschnittlichen Bedarf einer gesunden Population entsprechen. Vielmehr ist die empfohlene Nährstoffzufuhr die Menge, von der angenommen wird, daß sie den Bedarf von mindestens 96% aller gesunden Individuen in einer Population (Mittelwert + 2 Standardabweichungen) deckt. In der Regel ist deshalb die empfohlene Nährstoffzufuhr weitaus höher als der durchschnittliche Bedarf. Des weiteren ist zu berücksichtigen, daß der Bedarf chronisch kranker Kinder u. U. stark vom Nährstoffbedarf gesunder Kinder abweichen kann.

Literatur

1. Deutsche Gesellschaft für Ernährung (1991) Empfehlungen für die Nährstoffzufuhr, 5. überarb. Aufl. Umschau, Frankfurt/Main
2. Report of the scientific committee for food on nutrient and energy intakes for the European Community (1992) Kommission der Europäischen Gemeinschaften, Brüssel, CS/RDA 15, Rev. 2

Tabelle 1. Durch die Deutsche Gesellschaft für Ernährung (1991) für gesunde Kinder und Jugendliche empfohlene Nährstoffzufuhr pro Tag

Altersgruppe	Protein (g/kg)[a]		g m	w	Ess. Fettsäuren w (% der Energie)	Kalzium (mg) m/w	Magnesium (mg) m	w	Eisen (mg) m	w	Jod (µg)	Zink (mg) m	w
0 bis unter 4 Monate	2,2		11	13	4,5	500	40			6 [b,c]	50		5
4 bis unter 12 Monate	1,6				3,8	500	60			8	80		5
1 bis unter 4 Jahre	1,2		16		3,5	600	80			8	100		7
4 bis unter 7 Jahre	1,1		21		3,5	700	120			8	120		10
7 bis unter 10 Jahre	1,0		27		3,5	800	170			10	140		11
10 bis unter 13 Jahre	1,0		38	39	3,5	900	230	250	12	15	180	12	12
13 bis unter 15 Jahre	1,0		51	50	3,5	1000	310	310	12	15	200	15	12
15 bis unter 19 Jahre	0,9	0,8	60	47	3,5	1200	400	350	12	15	200	15	12

Altersgruppe	Vit. A mg RÄ[d] m w	Vit. D µg	Vit. E mg TÄ[e]	Vit. K µg m w	Thiamin mg m w	Riboflavin mg m w	Niacin mg NÄ[f] m w	Vit. B$_6$ mg m w	Folsäure µg g h	Vit. B$_{12}$ µg	Vit. C mg
0 bis unter 4 Monate	0,5	10	3	5	0,3	0,3	5	0,3	–	0,5	40
4 bis unter 12 Monate	0,6	10	4	10	0,4	0,5	6	0,6	80	0,8	50

Anhang: Empfehlungen zum Nährstoffbedarf 321

Alter												
1 bis unter 4 Jahre	0,6	5	6	15	0,7	0,8	9	0,9	120	60	1,0	55
4 bis unter 7 Jahre	0,7	5	8	20	1,0	1,1	12	1,2	160	80	1,5	60
7 bis unter 10 Jahre	0,8	5	9	30	1,1	1,2	13	1,4	200	100	1,8	65
10 bis unter 13 Jahre	0,9 0,9	5	10	40 40	1,2 1,2	1,4 1,3	15 14	1,6 1,5	240	120	2,0	70
13 bis unter 15 Jahre	1,1 1,0	5	12	50 50	1,4 1,2	1,5 1,4	17 15	1,8 1,6	300	150	3,0	75
15 bis unter 19 Jahre	1,1 0,9	5	12	70 60	1,6 1,3	1,8 1,7	20 16	2,1 1,8	300	150	3,0	75

[a] Sollgewicht.
[b] Ausgenommen Unreifgeborene.
[c] Ein Eisenbedarf besteht infolge der der dem Neugeborenen von der Plazenta als Hb-Eisen mitgegebenen Eisenmenge erst ab dem 4. Monat.
[d] 1 mg Retinol-Äquivalent = 6 mg all-*trans*-β-Carotin = 12 mg andere Provitamin A-Carotinoide = 1,15 mg all-*trans*-Retinylacetat = 1,83 mg all-*trans*-Retinylpalmitat.
[e] 1 mg RRR-α-Tocopherol-Äquivalent = 1,1 mg RRR-α-Tocopherylacetat = 2 mg RRR-β-Tocopherol = 4 mg RRR-γ-Tocopherol = 100 mg RRR-δ-Tocopherol = 3,3 mg RRR-α-Tocotrienol = 1,49 mg all-*rac*-α-Tocopherylacetat.
[f] 1 mg Niacin-Äquivalent = 60 mg Tryptophan.
[g] Berechnet auf „Gesamtfolat" (Summe folatwirksamer Verbindungen in üblicher Nahrung).
[h] Folat-Äquivalente bzw. freie Folsäure (Pteroyl-monoglutamat).

Tabelle 2. Durch den wissenschaftlichen Lebensmittelausschuß der Kommission der Europäischen Gemeinschaft (1992) empfohlene Nährstoffzufuhr für gesunde Kinder und Jugendliche

Altersgruppe	Protein (g/kg Körpergewicht)	Vitamin A (µg)	Thiamin (µg/MJ)	Riboflavin (mg)	Niacin (mg/MJ)	Vitamin B$_6$ (µg/g Protein)	Folsäure (µg)	Vitamin B$_{12}$ (µg)	Vitamin C (mg)
6–11 M.	1,6	350	100	0,4	1,6	15	50	0,5	20
1–3 J.	1,0	400	100	0,8	1,6	15	100	0,7	25
4–6 J.	1,0	400	100	1,0	1,6	15	130	0,9	25
7–10 J.	1,0	500	100	1,2	1,6	15	150	1,0	30
Männlich									
11–14 J.	1,0	600	100	1,3	1,6	15	180	1,3	35
15–17 J.	0,9	700	100	1,6	1,6	15	200	1,4	40
≥18 J.	0,75	700	100	1,6	1,6	15	200	1,4	45
Weiblich									
11–14 J.	0,95	600	100	1,2	1,6	15	180	1,3	35
15–17 J.	0,85	600	100	1,3	1,6	15	200	1,4	40
≥18 J.	0,75	600	100	1,3	1,6	15	200	1,4	45

Tabelle 2 (Fortsetzung)

Altersgruppe	Kalzium (mg)	Phosphor (mg)	Kalium (mg/Tag)	Eisen (mg)	Zink (mg)	Kupfer (mg)	Selen (µg)	Jod (µg)
6–11 M.	400	300	800	6	4	0,3	8	50
1–3 J.	400	300	800	4	4	0,4	10	70
4–6 J.	450	350	1100	4	6	0,6	15	90
7–10 J.	550	450	2000	6	7	0,7	25	100
Männlich								
11–14 J.	1000	775	3100	10	9	0,8	35	120
15–17 J.	1000	775	3100	13	9	1,0	45	130
≥18 J.	700	550	3100	9	9,5	1,1	55	130
Weiblich								
11–14 J.	800	625	3100	22* / 18**	9	0,8	35	120
15–17 J.	800	625	3100	21* / 17**	7	1,0	45	130
≥18 J.	700	550	3100	20* / 16** / 8***	7	1,1	55	130

Tabelle 3. Durch den wissenschaftlichen Lebensmittelausschuß der Kommission der Europäischen Gemeinschaft (1992) für gesunde Kinder und Jugendliche empfohlene Zufuhr an Nährstoffen, deren Bedarf vom Körpergewicht bzw. von der Energie- oder Proteinzufuhr abhängt

Altersgruppe	Protein (g)	n-6-MUFS[a] (g)	n-3-MUFS[a] (g)	Thiamin (mg)	Niacin (mg)	Vitamin B_6 (mg)
6–11 M.	15	4	0,5	0,3	5	0,4
1–3 J.	15	4	0,7	0,5	9	0,7
4–6 J.	20	4	1	0,7	11	0,9
7–10 J.	29	4	1	0,8	13	1,0
Männlich						
11–14 J.	44	5	1	1,0	15	1,3
15–17 J.	48	6	1,5	1,2	18	1,5
≥ 18 J.[b]	56	6	1,5	1,1	18	1,5
[c]	45	3	0,6	0,8	15	1,3
Weiblich						
11–14 J.	42	4	1	0,9	14	1,1
15–17 J.	51	5	1	0,9	14	1,1
≥ 18 J.[b]	47	4,5	1	0,9	14	1,1
[c]	37	2,5	0,5	0,6	11	1,0

[a] MUFS: mehrfach ungesättigte Fettsäuren.
[b] Empfohlene Nährstoffzufuhr.
[c] Durchschnittlicher Bedarf.

Sachverzeichnis

Abwehrschwäche 221 ff.
Acyl-CoA-Dehydrogenasemangel, mittelkettiger 281
Adipositas 225, 256
Ahornsiruperkrankung 274
Aktivitätsgrad 249
Albumin 172, 178
Aldosteronantagonisten 144
Alkalose, hypochlorämische 175
Alkohol 258, 263
Allergien
– hypoallergene Diät 131
– Nahrungsmittel- 151 ff.
– α-Linolensäure 174
Aluminiumintoxikation 214
Aminosäuren 51
– verzweigtkettige 146
Aminosäurenmischungen, phenylalaninfreie 293
Aminosäurenstoffwechsel 267 ff.
Anämie 13, 172, 174
– Eisenmangelanämie 22, 236
Anorexie 144
Anthropometrie 55, 176, 215
Antimetabolite 5
Apoprotein-CII-Defekt 303
Appetitlosigkeit 208
Arginin 53
Argininobernsteinsäureerkrankung 276
Argininosuccinatlyasemangel 276
Arteriosklerose 240
Aspartam 264, 265

Asthma 29
Aszites 144
Atmungskettendefekte 281
Aufholwachstum 35, 208, 249

Ballaststoffe 70, 114, 125, 127, 310, 311
– Faserballaststoffe 264
BE (Broteinheit) 260
Beikost 180
Beriberikrankheit 233, 235
β-Karotin 309, 311
Bilanz, Energie- 169
bioelektrische Impedanzmessung 59
Blutdruck und Body-mass-Index 257
body electrical conductivity, total (TOBEC) 60
Body-mass-Index 256
– und Blutdruck 257
BPD (bronchopulmonale Dysplasie) 191
bronchopulmonale Dysplasie (BPD) 29, 191
Broteinheit (BE) 260
Broviac-Katheter 87

Carnitin 197, 198, 269, 272, 282
Chemotherapie 223
Cholestase 145, 174, 182, 185
Cholesterin 240, 259, 263, 312
– familiäre Hypercholesterinämie 304
– LDL- 263

Cholesterin (Forts.)
- Zufuhr 305
chronisch(e)
- entzündliche Darmerkrankungen 121 ff.
- Lungenerkrankungen 191 ff.
Cisaprid 77, 183
Colitis ulcerosa 121
Compliance 97 ff., 310
Cyclamat 264
Cytokine 47

D-Laktatazidose 71
darmassoziiertes Lymphgewebe (GALT) 152
Darmerkrankungen, chronisch entzündliche 121 ff.
Dehydratation 16
Diabetes mellitus 30, 97, 183, 255 ff.
Dialyse 207, 211
Diarrhöe 5, 29
- intraktable 109
Diät
- Compliance 97 ff.
- Diättherapie 311
- Einhalten von Diäten 100
- Elementardiäten 130, 133, 134, 162
- Eliminationsdiäten 156, 160, 161
- Empfehlungen 100
- Formeldiäten 67, 68
- hypoallergene 131
- Krebsdiäten 230
- makrobiotische 229
- Psyche 97 ff.
- Semielementardiät 133
- Trennkost 229
- Verhalten 97 ff.
Diuretika 144
doubly labelled water method 62
Dumping Symptome 71, 80
Dünndarm
- Dünndarmmukosa 109, 111
- Resektion 111
Durchfälle, osmotische 71

Dystrophie 141, 247

Eigenverantwortlichkeit 104
Eisen 21, 48, 63, 136, 268, 269, 297, 320, 322
- Mangel 51
Eisenmangelanämie 22, 236
Eiweißaufnahme 258
Eiweißbedarf 258
Eiweißmangel 233
Eiweißtoleranzstörung 145
Elementardiäten 130, 162
Elementarnahrungen 72
Eliminationsdiät 156, 160, 161
Eltern
- elterliches Unterstützungsverhalten 105
- Ernährungsgewohnheiten 105
Energiebedarf 35, 170, 238
- Malnutrition 171
- täglicher (TEB) 179
Energiebilanz 169
Energiesupplementierung 209
Energieumsatz, täglicher (TEU) 180
Energieverluste 169
Energiezufuhr 170, 181
enterale Nahrungszufuhr 199
Erbrechen, zytostatisch bedingtes 223
erkrankungsbezogene Ernährungstherapie 107 ff.
Ernährung 5
- /Adaptionsmechanismen der Dünndarmmukosa, Interaktion 115
- alternative 5
- enterale 67 ff.
- hyperkalorische 145
- keimreduzierte Kost 228
- Mangelernährung 209, 233, 236
- nichtnutritive Versorgung 114
- parenterale, totale (TPE) 19, 109, 147, 227
- Proteinmangelernährung 195

Sachverzeichnis

- Sondenernährung (s. dort) 67 ff., 133
- sterile Kost 227
- Unterernährung (s. auch dort) 3, 24
- Unverträglichkeiten 151 ff.

Ernährungsgewohnheiten, Eltern 105
Ernährungsprotokoll 177
Ernährungspumpen 79
Ernährungssonden 74
Ernährungstherapie 107 ff., 175, 311
- erkrankungsbezogene 107 ff.
Ernährungstherapie 182

familiäre Hypercholesterinämie 304
Fanconi-Syndrom 5, 26
Farb- und Konservierungsstoffe 161
Faserballaststoffe 264
Fasten, Heilfasten 230
fettarme Nahrung 308
Fettausscheidung 169, 177
Fette
- gehärtete 129
- gesättigte 259
- ungesättigte 259, 312
Fettelimination 304
fettfreie Körpermasse (FFM) 58
Fettleber 13
Fettsäuren
- essentielle 35, 50, 52, 70, 129, 168, 174, 201, 320
- Fettsäureoxidation 281
- gesättigte 206
- n-3- 129, 307
- Omega-3- 129, 307
- trans-Fettsäuren 306, 312
- ungesättigte 113, 146, 174, 179, 195, 198, 306, 307, 311
Fibrose, zystische 29, 167 ff.
Fischöle 129, 307
Flüssigkeitsbedarf 247
Flüssigkeitsrestriktion 194
Flüssigkeitszufuhr 193, 194, 198, 214
Folsäure 215
Formeldiäten 67, 68

Fruktose 262
- hereditäre Fruktoseintoleranz 267

Galaktosämie 267, 278
Gallengangsatresie 142, 146
Gallensäuren 169
Gallensäureverlust 182
Gallenwegsatresie 30
Gastroenteritis 109
gastroösophagealer Reflux 26, 29, 183
Gastrostoma 250
Gastrostomie, perkutan endoskopische (PEG) 78, 183
Gedeihstörung 177, 178, 181
Gerinnung 11
Gesamtkörperleitfähigkeit (TOBEC) 60
Gewicht
- Normalgewicht 176
- Untergewicht 176
Gewichtszunahme 249
Glukose-6-Phosphatasemangel 279
Glukoseoxidationsrate 274
Glukoseverwertungsstörung 145
Glutamin 6, 51, 53, 137
Glutaminsynthese 277
Glutarazidurie 272
Glutathionperoxidase 270
glykämischer Index 261
Glykogen 6
Glykogenose Typ I 279
Glyzin 272
Granulozytenzahl 226
Grundumsatz 170

Haferkleie 310
Hämosiderose 236
Harnsäure 179
Harnstoffsynthese, Störungen 275
Hautfaltendicke 56
Heilfasten 230
Herzfehler, kongenitale 233 ff.
Herzinsuffizienz 10, 29
Herzkrankheit, koronare (KHK) 309

Herztransplantation 233 ff., 240
Hickman-Katheter 87
Hirndruck 173
HIV-Infektion 28
hochkalorische Nahrungen 68
Hydrolysatnahrungen 72, 160, 164
Hyperalimentation 144
Hypercholesterinämie, familiäre 304
Hyperkaliämie 235
hyperkalorische Ernährung 145
Hyperkalzämie 235
Hyperkapnie 183
Hyperlipoproteinämien 303 ff.
Hypermagnesämie 236
hyperosmolare Nahrungen 71
Hypertriglyzeridämie 303
Hypoalbuminämie 9, 168, 172
hypochlorämische Alkalose 175
Hypoglykämie 16
Hypokalzimie 16, 235
Hypomagnesiämie 211, 236

IGF-1 7
Ileus, Mekoniumileus 173
Immundefekte 28, 30, 45
– Malnutrition 171
Immundefizienz, sekundäre 45
Immunfunktion 14
Immunsystem, Mangelernährung 45
Impedanzmessung, bioelektrische 59
Impedanzmessungen 215
implantierbare Kathetersysteme 87 ff.
Inappetenz 171
– Malnutrition 171
Infektionen 5, 12, 144
– HIV- 28
– Salmonellen- 227
Inositol 193 ff.
Insulin 7
Insulingabe 275
Intoxikation, Aluminium- 214
intrauterine Dystrophie 5
Isoleukin 146
Isotope, stabile 62, 117
Isovalerianazidämie 273

Jod 320, 322
Jodversorgung 270

Kachexie 5
Kalium 212
Kalorien- und Flüssigkeitsbedarf 247
Kalorienaufnahme 124
Kalorienzufuhr 255
Kalzium 175, 297, 320, 322
Kalziumsupplementierung 159
Kasai-Operation 146
Katabolie 143, 144
Katheter
– Broviac- 87
– Hickmann- 87
– implantierbare Kathetersysteme 87 ff.
– Infektion 91, 92
– Okklusion 92
– Venen- 87
Kaustörungen 245
keimreduzierte Kost 228
Keshan-Krankheit 236
KHK (koronare Herzkrankheit) 309
Klassifikation, Wellcome- 15
Kleinwuchs 25, 167
Knochenmineralisation 6
Kobalt 236
Kochsalzersatzmittel 213
Kochsalzreduzierung 213
Koenzym Q10 282
Kohlenhydrate 114, 127, 260
Kohlenhydratstoffwechsel 267 ff.
– Störungen 278
Komplement 47
Konservierungsstoffe 161
koronare Herzkrankheit (KHK) 309
Körperzusammensetzung 55
– Messung 56
Kortikosteroide 5
Kost (s. Ernährung)
Krebsdiäten 230
Kuhmilch 157
Kuhmilchallergie 153, 155
Kuhmilchproteintoleranz 72

Sachverzeichnis

Kupfer 35, 198, 201
- Mangel 51, 236
Kurzdarmsyndrom 5, 71, 109 ff., 117, 182
Kwashiorkor 6, 7, 9, 13, 14, 233

Lactulose 146
Laktatazidose 282
- D-Laktatazidose 71
LCT (langkettige Triglyzeride) 113
LDL-Cholesterin, 263
Lebererkrankungen / Leberinsuffizienz 28, 141 ff., 172
- chronische 143
Lebertransplantation 141 ff.
- prognostische Faktoren 142
- Transplantationsüberleben 142
Leberzirrhose 141
Leukämie 225
Leukin 146
Leukotriene 129
Linolsäure 113, 125, 174, 311
Lipidzufuhr, intravenöse 200
Lipoproteinlipasemangel 303
Lungenerkrankungen, chronische 191 ff.
Lungenfunktion 7
Lungenfunktionsschädigung, Malnutrition 171
Lymphgewebe, darmassoziiertes 152
Lymphozyten 47

Magnesium 175, 224, 320
Magnesiummangel 235
makrobiotische Diät 230
Malabsorption 5, 27, 109 ff., 132, 144
Maldigestion 144, 169
Malnutrition 171, 174, 176, 182, 207
- Folgen 171
- Protein-Energie- (PEM) 3, 12
- sekundäre 24
Maltodextrine 114, 209
Mangan 198, 201
Mangelernährung 209, 233, 236
- und Immunsystem 45 ff.
- proteinkalorische 46
Mannit 262
Marasmus 6, 7, 9, 14
MCT (mittelkettige Triglyzeride) 68, 113, 145, 146, 182
Mekoniumileus 173
Menadion 282
Methylenblau 282
Methylmalonazidurie 272
Milchproteinunverträglichkeit 29
Mineralien 175
mitochondriale Erkrankungen 281
Morbus Crohn 121
Mukositis 226
Mukoviszidose 27
Münchhausen-Syndrom 161
Mundmotorik 244
Mundpflege 224
Muskelaktivitätsgrad 249
Muskelatrophie, Malnutrition 171
Muskelhypotonie 6
Muskelschwund 6
Muskeltonus 249
Muttermilch 12, 52, 117, 172, 180, 268
Muttermilchverstärker 199

n-3-Fettsäuren 129, 307
Nachtblindheit 173
Nährstoffbedarf 5, 319 ff.
- Phenylketonurie (PKU) 288
Nährstoffe
- Verluste 25, 26
- Zufuhr 25, 62
Nahrung
- Aufbau 18
- Elementar- 72
- Ernährung (s. dort)
- fettarme 308
- hochkalorische 68
- Hydrolysatnahrung 72, 113, 160
- hyperosmolare 71
- Säuglings- 72
- Semielementarnahrung 113

Nahrung (Forts.)
– Supplementnahrung 182
– Trinknahrungen 211
Nahrungsaufnahme 26
Nahrungsbedarf bei Erkrankungen 31
Nahrungsmittelallergene 152, 156
Nahrungsmittelallergie 151
– orale Toleranzentwicklung 154
– Sensibilisierung 154
Nahrungsmittelaversion 151
Nahrungsmittelunverträglichkeiten 151 ff.
Nahrungsproteintoleranz 27
Nahrungsverweigerung 246
Nahrungszufuhr, enterale 199
Nährwerttabelle, pädiatrische Diätetik 300
Nasenolive 77
Nasenpolypen 183
nasogastrische Sonde 144, 146
Natrium 212
Natriumbenzoat 275, 276
Natriumzufuhr 239
Neoplasmen 30
nephrotisches Syndrom 26, 211
Nervensystem 11
neurologische Erkrankungen 243 ff.
Nierenerkrankungen 207 ff.
Niereninsuffizienz 207 ff.
Normalgewicht 176
Nukleotide 53

Ödeme 9, 13, 14
Olivenöl 307
Ölsäure 113
Omega-3-Fettsäuren 129, 307
onkologische Erkrankungen 221 ff.
Operation 5
Organoazidurien 272
oropharingeale Dysfunktion 243, 244
osmotische Durchfälle 71
Osteomalazie 174

pädagogische Führung 104
Pankreas 109
Pankreasenzymsubstitution 146
Pankreasinsuffizienz 169, 172, 177, 179
parenterale Ernährung, totale (TPE) 19, 109, 147, 227
PEG (perkutan endoskopisch gelegte Gastroskopie) 78, 183
PEM (Protein-Energie-Malnutrition) 3, 12
Phenylalanin 264, 268
phenylalaninfreie Aminosäurenmischungen 293
Phenylketonurie (PKU) 264, 268, 287 ff.
Phosphatasemangel, Glukose-6- 279
Phosphor 175, 211, 212
– Mangel 21
– Zufuhr 209, 213
PKU (Phenylketonurie) 268, 287 ff.
– Nährstoffbedarf 288
– Proteinzufuhr 289
Polyamine 137
Polyole 262
Polyurie 212
Ports 88
Präalbumin 172
Protein-Energie-Malnutrition (PEM) 3, 12
Proteine 113, 169, 172, 320, 322, 324
– Mangel 10
– Mangelernährung 195
proteinkalorische Mangelernährung 46
Proteinrestriktion 209, 210
Proteinsynthese 7
Proteinurie 211
Proteinzufuhr 209 ff.
– Phenylketonurie (PKU) 288
Pseudo-Bartter-Syndrom 175

Rachitis 174

Sachverzeichnis 331

Reflux, gastroösophagealer 26, 29, 183
Rehydratationslösungen 17
renaler Minderwuchs 207
respiratorische Insuffizienz 5
Riboflavin 272

Saccharin 264
Saccharose 262
Salmonelleninfektionen 227
Salzmangel 207
Säuglingsnahrungen 72
Schluckstörungen 244, 245
Selbständigkeit 104
Selbstzubereitung, Sondennahrung 74
Selen 175, 198, 201, 236, 270
– Mangel 51
Semielementarnahrung 113
Sensibilisierung, Nahrungsmittelallergien 154
Shoshin-Krankheit 235
Sojamilch 172
Sojamilchformeln 72
Sojanahrung 157
Sojaprotein 310
Sonde 208, 239, 243, 246, 274
– nasogastrische 144, 146
Sondenernährung 239, 247, 250, 251
Sondenlage 83
Sondennahrung / Sondenernährung 67 ff., 133, 134, 183, 184
– Durchführung 80
– gastrointestinale Probleme 82
– metabolische Probleme 83
– psychische Probleme 81
– Selbstzubereitung 74
Sondierung 134, 183, 184
– transpylorische 80
Sorbit 262
Spurenelemente 13, 35, 48, 136, 172, 175, 198,
Stärke 169
Steatorrhöe 169, 174 ff.
sterile Kost 227

Stoffwechselerkrankungen / Stoffwechselstörungen 28, 267 ff.
Streptokinase 94
Stuhlfettausscheidung 181
Sufactantsystem 198
Supplementnahrungen 182
Süßstoffe 263
Syndrome
– Beriberi- 233, 235
– Fanconi- 5, 26
– Keshan- 236
– Kurzdarmsyndrom 5, 71, 117, 182
– Münchhausen- 161
– nephrotisches 26, 211
– Pseudo-Bartter- 175
– Shoshin- 235

Taurin 169, 175, 182
TEB (täglicher Energiebedarf) 179
TEU (täglicher Energieumsatz) 180
TOBEC (total body electrical conductivity) 60
Toleranzentwicklung, orale, Nahrungsmittelallergien 154
TPE (totale parenterale Ernährung) 19, 109
trans-Fettsäuren 306, 312
Transplantation
– Herz 233 ff., 240
– Leber 141 ff.
– Transplantationsüberleben 142
transpylorische Sondierung 80
Trauma 5
Trennkost 230
Triglyceride
– langkettige (LCT) 113
– mittelkettige (MCT) 68, 113, 145, 146, 182
Trinkmenge 214
Trinknahrungen 67, 211
Tryptophan 270
tubuläre Funktionsstörungen 26
Tumor 5
– Tumorkachexie 221

Tyrosin 270, 271

Ubiquinon 282
Unterernährung 3, 133, 195 ff.
– sekundäre 24
Untergewicht 176
Urämie 207
Uridinsubstitution 278
Urokinase 94
Ursodesoxycholsäure 146

Valin 146
Venenkatheter 87
– Okklusion 92
venöser Zugang 89
Vitamine 172, 179, 184, 214 ff., 224
– Mangel 14, 233
– Vitamin A 21, 48, 145, 147, 168, 173, 178, 184, 193, 194, 311, 320, 322
– – Mangel 18
– Vitamin B1 235
– Vitamin B6 50, 215, 276
– Vitamin B12 132, 136, 172, 178, 272, 320, 322
– Vitamin C 282, 309, 311, 320
– – Mangel 49
– Vitamin D 21, 145, 147, 168, 173, 184, 207, 215, 320
– – Mangel 173
– Vitamin E 21, 49, 145, 147, 168, 173, 174, 178, 193 ff., 236, 309, 311, 320
– – Mangel 49

– Vitamin K 145, 147, 174, 178, 320
– – Mangel 185
– Vitamin K3 282
Vollwertkost 229

Wachstum 7
– Aufholwachstum 35, 208, 249
– Geschwindigkeit 135
– Kleinwuchs 25, 167
– renaler Minderwuchs 207
– Verzögerung 133
Wachstumshormon 7
Wachstumskurven 56
Wachstumsretardierung 233, 236
Wasser 214
water method, doubly labelled 62
Wellcome-Klassifikation 15

Xerophthalmie 13
Xylit 262

Zerebralparese, Kalorienbedarf 249
Zink 6, 35, 115, 132, 136, 175, 198, 201, 224, 268, 297, 320, 322
– Mangel 50, 136
Zöliakie 27, 29, 109 ff.
Zottenatrophie 153
Zucker 127, 262
– Austauschstoffe 262
– Ersatzstoffe 264
– Zufuhr 310
zystische Fibrose 167 ff.

Springer-Verlag und Umwelt

Als internationaler wissenschaftlicher Verlag sind wir uns unserer besonderen Verpflichtung der Umwelt gegenüber bewußt und beziehen umweltorientierte Grundsätze in Unternehmensentscheidungen mit ein.

Von unseren Geschäftspartnern (Druckereien, Papierfabriken, Verpackungsherstellern usw.) verlangen wir, daß sie sowohl beim Herstellungsprozeß selbst als auch beim Einsatz der zur Verwendung kommenden Materialien ökologische Gesichtspunkte berücksichtigen.

Das für dieses Buch verwendete Papier ist aus chlorfrei bzw. chlorarm hergestelltem Zellstoff gefertigt und im ph-Wert neutral.

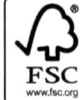

MIX
Papier aus verantwortungsvollen Quellen
Paper from responsible sources
FSC® C105338

If you have any concerns about our products,
you can contact us on
ProductSafety@springernature.com

In case Publisher is established outside the EU,
the EU authorized representative is:
**Springer Nature Customer Service Center GmbH
Europaplatz 3, 69115 Heidelberg, Germany**

Printed by Libri Plureos GmbH
in Hamburg, Germany